# SCHLAU
## MIT DARM

GLÜCKLICH UND VITAL DURCH EIN GESUNDES DARMHIRN

FÜR MEINE FANTASTISCHE FAMILIE

Prof. Dr. Michaela Axt-Gadermann
mit Regina Rautenberg

# SCHLAU
# MIT DARM

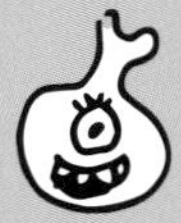

GLÜCKLICH UND VITAL DURCH EIN GESUNDES DARMHIRN

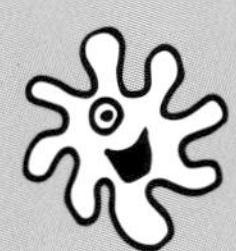

HEYNE

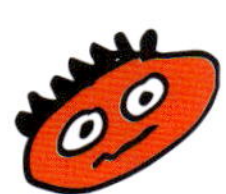

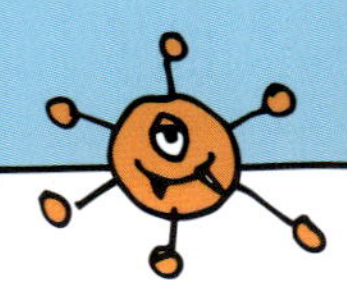



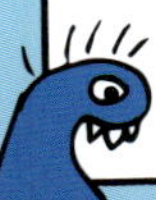

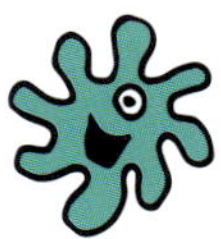

# VORWORT

Der Darm und seine Bakterien sind die neuen Superstars unter den Organen. Inzwischen gilt als sicher: Wer die richtigen Darmbakterien besitzt, hat gute Chancen, schlank zu bleiben, keine Allergien zu bekommen und nicht zuckerkrank zu werden. Doch in den letzten Jahren hat eine wahre Flut von Studien gezeigt, dass die Darmflora nicht nur unseren Körper gesund hält. Auch das Gehirn profitiert, wenn im Darm alles rundläuft.

Darm und Gehirn – auf den ersten Blick haben die beiden so gar nichts gemeinsam. Doch neue Forschungen zeigen, dass der eine nicht ohne den anderen kann. Nur wenn es unserem Darm gut geht, kann auch das Gehirn Zufriedenheitssignale aussenden und uns Angst und Anspannung nehmen. Und ein entspanntes Gehirn und ein niedriger Stresshormonspiegel sorgen andererseits dafür, dass auch im Darm alles wie am Schnürchen funktioniert. Erst seit wenigen Jahren werden diese Zusammenhänge näher untersucht und fast wöchentlich kommen neue Erkenntnisse dazu, die vieles, was wir bisher über Darm und Hirn zu wissen glaubten, auf den Kopf stellen. Nicht nur unser Gehirn, sondern auch unser Darm entscheidet darüber, ob wir optimistisch, konzentriert, gut gelaunt und entspannt durchs Leben gehen oder unter Depressionen, Ängsten, Stress, Autismus oder einem Aufmerksamkeitsdefizit (ADHS) leiden. Selbst bei der Entstehung von Parkinson, Demenz oder multipler Sklerose ist der Darm nicht unbeteiligt. Im Folgenden möchte ich Ihnen dieses absolut spannende Forschungsfeld näherbringen und Ihnen Tipps geben, wie Sie Ihren Darm pflegen und somit auch ein aufgewühltes, gestresstes Gehirn beruhigen können. Oder – wenn es Ihnen im Moment gut geht – wie Sie dazu beitragen können, diesen Zustand möglichst lange zu erhalten und vielleicht auch noch zu optimieren. Im ersten Teil des Buches lernen Sie Ihren Darm mit seinen Bewohnern und die schützende Darmbarriere

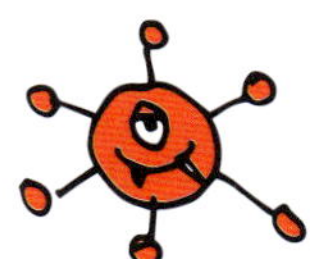

näher kennen. Im zweiten Teil erfahren Sie, wie eng die Verbindung zwischen Darm und Hirn ist und wie Emotionen, Psyche und Verhalten aus der Körpermitte heraus gesteuert werden. Im dritten Abschnitt können Sie Ihren Darm testen und Sie erfahren, wie Sie ein freundliches Klima im Gedärm schaffen. Im Rezeptteil finden Sie schließlich leckere Gerichte, mit denen Sie Darm und Hirn verwöhnen können.

Auch wenn ich versuche, dieses komplizierte Thema so einfach, verständlich und unterhaltsam wie möglich darzustellen, und teilweise während meiner Arbeit an dem Buch eine fast freundschaftliche Beziehung zu den Darmbakterien und den Gehirnzellen aufgebaut habe, so beruhen alle Erkenntnisse und Empfehlungen doch auf wissenschaftlichen Studien von hochrangigen Forschungsinstituten.

Ich wünsche Ihnen viel Freude beim Lesen und einen glücklichen Darm!

Michaela Axt-Gadermann
Petersberg im November 2016

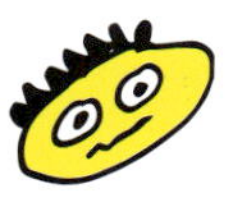

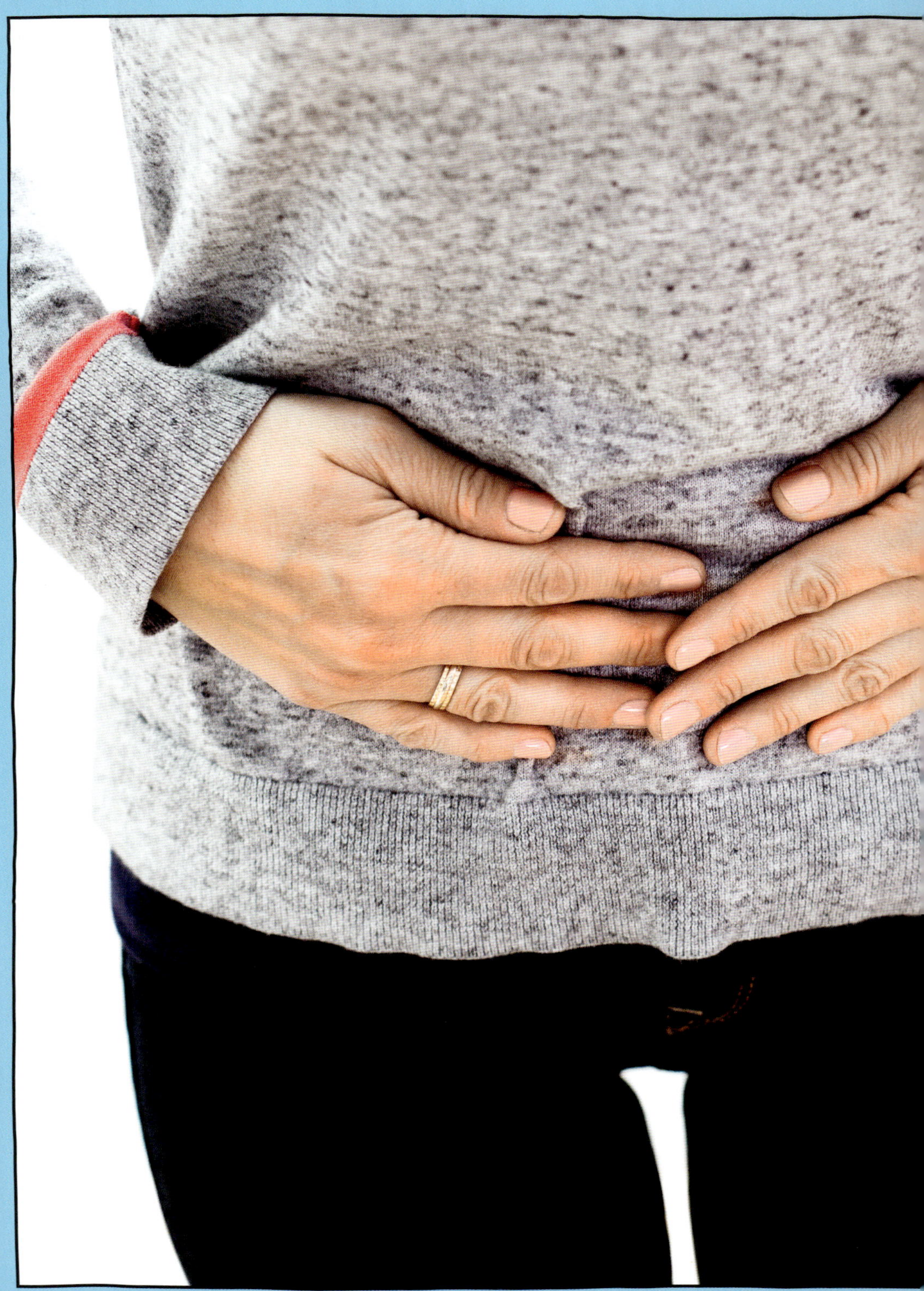

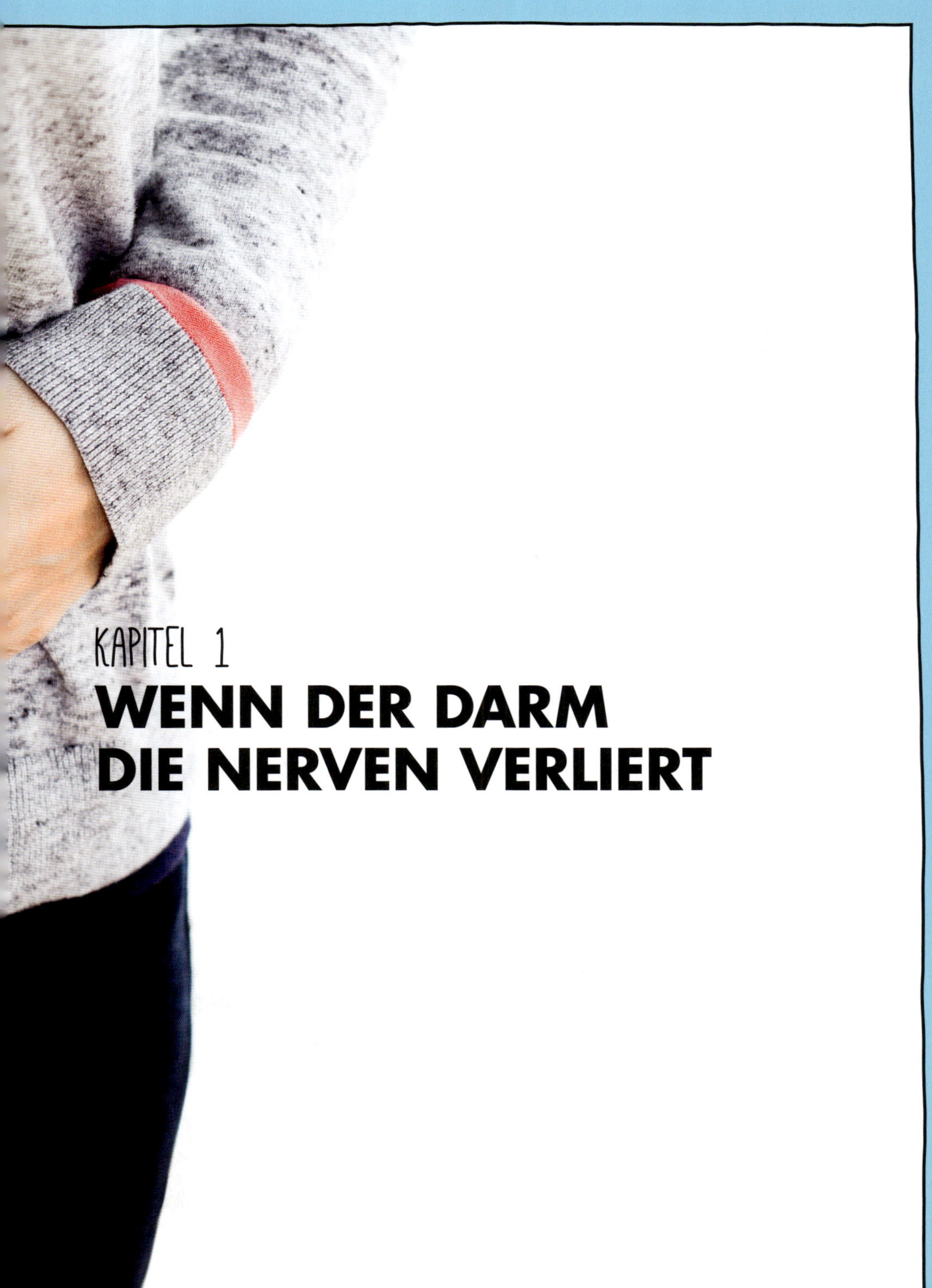

KAPITEL 1

# WENN DER DARM DIE NERVEN VERLIERT

## GUTES BAUCHGEFÜHL

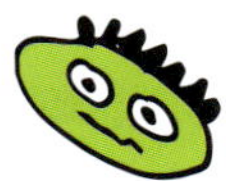

Der Darm hat sich in den vergangenen Jahren vom Tabuthema zum Superorgan entwickelt. Wöchentlich entdecken Wissenschaftler neue Fähigkeiten dieses bisher unterschätzen Körperteils. Die Darmflora entscheidet – da sind sich die Forscher inzwischen einig – häufig über schlank oder dick und oft auch über gesund oder krank. Doch was wäre, wenn der Verdauungstrakt nicht nur unsere Gesundheit beeinflusst, sondern auch Auswirkungen auf unsere Persönlichkeit hätte? Wenn uns die richtigen Keime schlauer, glücklicher und zufriedener machen könnten, die falschen Mikroorganismen aber Depressionen, Stress und Ängstlichkeit fördern? Aktuelle Untersuchungen scheinen genau das zu belegen.

Denn ob Sie es glauben oder nicht, die gute Laune steckt im Darm! Genauso wie die miese Stimmung, die Ängste und die schlechten Gefühle. Der Volksmund weiß das schon lange: Wenn wir uns freuen, haben wir „Schmetterlinge im Bauch" und die „Liebe geht durch den Magen". Sind wir ängstlich, haben wir „Schiss". Wir hören auf unser „Bauchgefühl", aber manche Entscheidungen „bereiten uns Bauchschmerzen". Bei Stress und Ärger bekommen wir einen „nervösen Magen" und müssen schlechte Nachrichten „erst einmal verdauen". Sind wir sauer, haben wir eine ordentliche „Wut im Bauch" und manchmal ist alles einfach nur „zum Kotzen". Dass unsere Eingeweide sich mit uns freuen, wenn wir unsere Liebsten sehen, bei Prüfungen mitzittern oder sich vor Angst und Furcht zusammenziehen, weiß wahrscheinlich jeder aus eigener Erfahrung. Tagtäglich nutzen wir diese „Kompetenz" unseres Bauchhirns und nennen das Ergebnis Intuition oder Bauchentscheidung. Wer öfter auf sein Bauchgefühl hört, der trifft vielleicht manchmal einsame Entscheidungen, doch er ist dabei nicht alleine, denn Billionen Bakterien reden da ein Wörtchen mit.

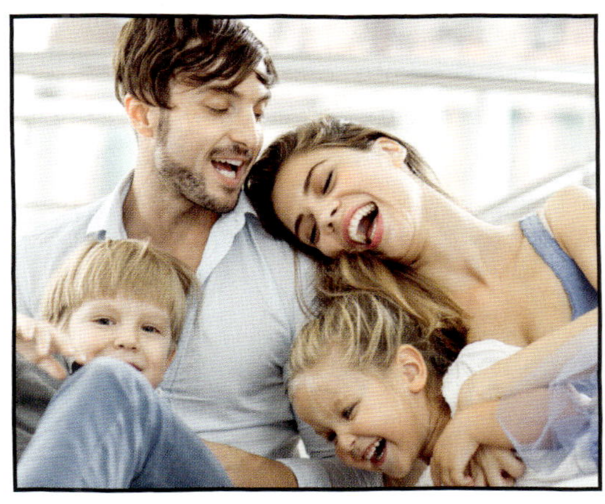

Gut gelaunt? Vielleicht liegt es an den richtigen Darmkeimen.

Doch dass unser Gedärm auch verantwortlich sein könnte, wenn wir unter Depressionen leiden, uns über unsere Ängstlichkeit und Zurückhaltung ärgern oder dem Stress einfach nicht mehr so gut gewachsen sind wie früher, das ist neu. Über die Ursachen von Aufmerksamkeitsstörungen (ADHS) und Autismus bei Kindern herrschte lange Zeit Unsicherheit. Inzwischen hat man jedoch herausgefunden, dass auch hier ein Teil des Problems im Darm zu finden ist. Für eine enge Verbindung zwischen Emotionen und Verdauung spricht auch, dass eine Magen-Darm-Erkrankung nicht selten aufs Gemüt schlägt. Jeder zweite Reizdarmpatient leidet gleichzeitig unter Depressionen oder Angststörungen. Ebenso scheinen Erkrankungen, die wir bisher ausschließlich dem Gehirn im Kopf zugeordnet haben wie Alzheimer, Parkinson oder multiple Sklerose zumindest teilweise durch das Gehirn im Bauch begünstigt oder verhindert zu werden. Diese Erkenntnisse lassen uns den Darm und seine Bewohner mit neuen Augen sehen und es eröffnen sich ganz unerwartete Perspektiven zur Behandlung verschiedener Erkrankungen.

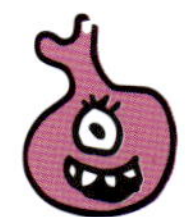

## EIN FLUGHAFEN IN UNSEREM BAUCH

Der Darm scheint für unseren Körper das zu sein, was der Frankfurter Flughafen für den Luftverkehr in Europa ist: ein wichtiger Dreh- und Angelpunkt, an dem Informationen sowohl eingehen als auch in den ganzen Körper versendet werden. Eine besonders wichtige Zieldestination für Mitteilungen aus dem Gedärm ist das Gehirn. Immer wieder schickt der Darm Informationen auf die Reise zu den grauen Zellen. Unser Oberstübchen wird von den Keimen und den Zellen des Magen-Darm-Trakts also immer gut darüber informiert, wie es dem Körper geht.

Doch wie können Darmbakterien, die am anderen Ende des Körpers agieren, Einfluss auf unser Gehirn, auf unsere Psyche, unser Empfinden und Wohlbefinden nehmen? Bauch und Hirn stehen nach neuesten Erkenntnissen in einem engen Dialog, den wir für unsere Zwecke nutzen können. Es existieren mindestens drei Wege, über die sich Darm und Hirn austauschen können. Zum einen gibt es eine direkte Verbindung zwischen dem Darm und dem Gehirn, den Nervus vagus, über den Sie später noch mehr erfahren. Daneben zirkulieren spezielle Immunzellen im gesamten Körper, die im Darm „ausgebildet“ wurden und dann auf dem Blutweg durch den Organismus strömen und so auch bis zu den grauen Zellen gelangen. Sie vermitteln zwischen Gehirn und Darmflora. Und schließlich kommuniziert der Darm über Botenstoffe mit dem Gehirn und kann dadurch unser Befinden beeinflussen. Beispielsweise gibt es Stoffe, die von Darmbakterien produziert werden und die in der Lage sind, Ängste hervorzurufen. Injiziert man diese Substanzen ansonsten gesunden Mäusen, werden die Nager plötzlich scheu und ängstlich. Offensichtlich stellen auch die Mikroben-Moleküle eine Möglichkeit dar, um eine Brücke zwischen Bauch und Hirn zu schlagen.

Im Darm werden zudem wichtige Weichen für unsere geistige Entwicklung gestellt und die Darmflora macht wahrscheinlich einen bedeutenden Teil unserer geistigen Erfahrungen aus. Wir Menschen treffen unsere Entscheidungen demnach nie ganz unabhängig von den Helfern im Gedärm. Dieser Einfluss kann sich sowohl positiv als auch negativ auswirken, je nachdem, aus welchen Zutaten unser individueller Bakteriencocktail gemixt ist. Inzwischen ist es wissenschaftlich gut belegt: Unsere Gemütslage ist viel stärker von der Darmflora und der Gesundheit des Magen-Darm-Traktes abhängig, als wir es uns bisher vorstellen konnten. Aktuelle Studien zeigen, dass enge Verbindungen existieren zwischen unserem Mikrobiom, also der Gesamtheit der Keime, die auf unserer Haut, den Schleimhäuten und vor allem im Darm leben, und unseren Emotionen.

Auch bei unserer geistigen Leistungsfähigkeit, der Durchlässigkeit der Blut-Hirn-Schranke und Entzündungen der Nervenzellen reden die Kerle im Darm gerne das eine oder andere Wort mit. Der kalifornische Gastroenterologe Emeran Mayer, Leiter des Zentrums zur Erforschung der Neurobiologie von Stress und Resilienz in Los Angeles, hält es, angesichts der vielen neuen Erkenntnisse für „undenkbar, dass der Darm keine entscheidende Rolle für unsere geistige Verfassung spielt."

## DAS BAUCHHIRN

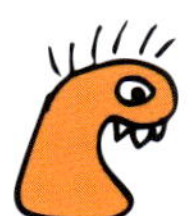

Der Darm ist in der Hierarchie der Organe in den letzten Jahren ganz weit nach oben gestiegen. Hat man ihn jahrelang nur als Schlauch, der Abfälle durch unseren Körper leitet, betrachtet, spricht man von ihm inzwischen ehrfurchtsvoll als „zweites Hirn" oder „Steuerzentrale im Bauch".

Bauch und Kopf kommunizieren pausenlos miteinander und diese Konversation sorgt offensichtlich für einen unterschwelligen Stimmungsteppich, der sich oft unbewusst, aber dennoch spürbar auf unser Befinden auswirkt. Die Verständigung ist nicht einseitig. Der Darm macht mithilfe von Nervenverbindungen und Botenstoffen Meldung ans Oberstübchen und der Kopf teilt bei Stress, Aufregung und Freude seine Emotionen mit den Eingeweiden. Noch sind nicht alle Details dieser Unterhaltung bekannt, wahrscheinlich, weil die NSA noch kein Ohr an die Telefonleitung zwischen Kopf und Bauch, den Nervus vagus gelegt hat. Doch inzwischen ist gut belegt, dass sich mentale Probleme wie Stress und Ängste auf das Verdauungsorgan auswirken können und umgekehrt Aufruhr im Gedärm auch zu Chaos im Kopf führen kann.

Das Ganze funktioniert aber nicht nur im negativen, sondern auch im positiven Sinne. Ist der Darm zufrieden, verschafft uns das ein wohliges Gefühl. Wenn wir gerade gut gegessen haben, gemütlich beim Griechen um die Ecke sitzen und noch auf den Ouzo warten, ist auch für unser Gehirn alles im grünen Bereich. Dann kann es sich beruhigt anderen Aufgaben zuwenden, gibt Entwarnung und uns angenehme Empfindungen. Läuft alles gut, fühlt sich das für uns auch gut an. Kein anderes Organ im Körper reagiert so empfindlich auf Signale aus der Körpermitte und auf Veränderungen der Darmflora wie unser Gehirn.

Unsere Gefühle und Empfindungen werden demnach nicht alleine von unseren Lebensumständen bestimmt. Vielmehr hängt unsere Stimmung oft davon ab, ob die Darmbakterien die richtigen Hormone ausschütten und der Verdauungstrakt im entscheidenden Moment den richtigen Nervenimpuls an unser Gehirn sendet. Das Schöne daran ist: Wie zufrieden unser Bauch und wie optimistisch unsere Gedanken sind, können wir zu einem guten Teil selbst beeinflussen. Denn wenn der Darm okay ist, entspannt sich häufig auch der Kopf.

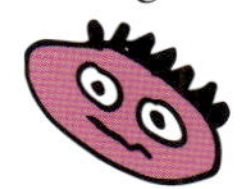

## DER PAPST DES RUMPFES

Fragen Sie einen Chirurgen nach dem Bauchhirn und er wird Ihnen antworten, er habe noch nie eines gesehen. Natürlich haben wir im Bauchraum keine gefurchte, walnussartige Struktur wie im Kopf. Doch mit rund 100 Millionen Nervenzellen befindet sich dort die zweitgrößte Ansammlung dieser Leitungsbahnen in unserem Körper. Die 100 Millionen Nervenzellen umspinnen unsere Darmwände in einem dichten Netz. Sie sind wichtig für die Bewegung der Darmmuskulatur und für eine geregelte Verdauung, aber die Zellen registrieren auch sehr aufmerksam, was im Darm so alles passiert. Obwohl beide Organe anatomisch weit voneinander entfernt liegen, stehen sie dennoch in enger Verbindung. Das Darmnervensystem ist ja schließlich ein wichtiger Kontaktmann, der unser Oberstübchen immer wieder darüber informiert, was in der Mitte des Körpers so alles los ist.

In der Hirnrinde eines Hundes arbeiten ebenfalls rund 100 Millionen Nervenzellen. Und wie clever ein solch treuer Begleiter sein kann, weiß jeder Tierhalter. Mit der gleichen Anzahl an Denkverbindungen, die unserem Magen-Darm-Trakt zur Verfügung steht, hüten Hunde selbstständig große Herden, wachen über Haus und Hof, helfen bei der Jagd, ersetzen Blinden das Augenlicht und finden Sprengstoff, Drogen und Lawinenopfer.

Würde unser Körper diese Rechnerkapazität nur zum Verdauen nutzen, wäre das ein riesiger Luxus, den sich ein Organismus normalerweise nicht leistet. Unser Körper erhält nur das, was er wirklich benötigt. Gebrauchen wir unsere Muskeln zu wenig, bilden diese sich zurück. Werden die Knochen nicht belastet, beginnen sie porös und brüchig zu werden. Wenn unser Organismus dem Darm also eine so reichliche Ausstattung mit Nervenzellen genehmigt, tut er das nicht ohne Grund. Denn der Darm hat zahlreiche Aufgaben, die über die Verwertung von Nahrung hinausgehen. Er ist in der Lage, eine Menge Informationen zu verarbeiten und die Steuerung für eine große Anzahl an Vorgängen zu übernehmen – ganz ähnlich wie sein Pendant im Schädel. Er arbeitet selbstständig, regelt seine Arbeit und kommuniziert mit dem Körper und dem Gehirn. Dabei ist der Darm sein eigener Chef. Ohne dass das Gehirn ihm ständig reinredet, wickelt er seine Aufgaben ab. Dass der Darm nicht unbedingt auf das Gehirn angewiesen ist, zeigen Untersuchungen an Rattendärmen. Entfernt man diese aus dem Körper der Nager und legt sie in eine Nährflüssigkeit, dann arbeitet der Verdauungstrakt munter weiter, verdaut, kontrahiert seine Muskeln und produziert Stuhl. Der Darm ist das einzige Organ im Körper, das keine Steuerung vom Gehirn benötigt. Wir haben im Gehirn zum Beispiel eine Sehrinde, ein Sprachzentrum, Bereiche, die unsere Beine oder Finger bewegen. Aber für die Verdauung und andere Darmtätigkeiten ist hier keine offizielle Steuerungseinheit vorgesehen. Das Hirn lässt dem Darm also weitgehend freie Hand und verlässt sich darauf, dass er sich schon selber um seine Angelegenheiten kümmert. Der Darm arbeitet dabei so selbstständig, fast schon „unfehlbar", dass der US-amerikanische Komiker Stephen Colbert ihn nicht umsonst als den „Papst des Rumpfes" bezeichnet.

## IMMER MITTEN IM GESCHEHEN

Der Darm bekommt mit, was in unserer Umwelt los ist. Bei kleinen Kindern, die noch alles in den Mund stecken, wandern täglich neue Keimarten in den Verdauungstrakt. Im Frühjahr atmen wir Pollen ein und schlucken sie herunter, im Herbst sind es Schimmelpilzsporen. In der Weihnachtszeit schmeckt das Essen anders als im Sommerurlaub und löst auch andere Empfindungen aus. Das Gehirn hingegen lebt zurückgezogen wie ein Fürst in einem knöchernen Palast, einem Hochsicherheitstrakt, der es schützt. Viele Stoffe aus der Umwelt oder aus unserem Organismus dürfen nie in die nähere Umgebung dieses vielleicht lebenswichtigsten Organs kommen. Die Sicherheit des Gehirns hat absoluten Vorrang. So werden Stoffe, die über den Blutweg ins Zentrum der Macht gelangen wollen, noch mal gründlich durchgecheckt. Denn nicht alles, was an der Tür des Gehirns anklopft, ist auch „liquorgängig", das heißt, nicht jedes dahergelaufene Medikament, jeder Nahrungsbestandteil oder Botenstoff darf einfach mal so durch die Blut-Hirn-Schranke in die Steuerzentrale des Körpers latschen. Dennoch muss das Gehirn wissen, was im Körper passiert. Der Darm ist deshalb einer seiner wichtigsten Informanten, denn er ist mitten im Geschehen, schlängelt sich durch den ganzen Körper und bekommt mit, was wir essen, ob wir Stress haben oder Entzündungen und Infektionen drohen. Für den geschützten „König Hirn" ist es deshalb sicherer, wenn er seinen Vorkoster – den Darm – fragt, was los ist, anstatt seine eigenen Nervenzellen mit allem, was in den Körper gelangt, zu konfrontieren und dadurch vielleicht Schaden zu nehmen. Das Gehirn kann sich dabei auf seinen engen Mitarbeiter unterhalb der Gürtellinie verlassen. Nur wirklich wichtige Informationen werden vom gesunden Darm an die Hirnzentrale weitergeleitet. Das entlastet auch unseren Zentralrechner im Kopf, der dadurch wenig Kapazität für die Verdauungsarbeit verschwenden muss und sich anderen wichtigen Dingen zuwenden kann. Nur durch diese Arbeitsteilung war das Hirn in der Lage, das Rad zu erfinden, Mobiltelefone zu entwickeln oder sich weltverändernde TV-Serien wie *Big Brother* oder *Dschungelcamp* auszudenken. Alle unwichtigen Informationen aus dem Darm würden das Oberstübchen nur von der Entwicklung neuer, bahnbrechender Erfindungen ablenken.

Anders sieht es zum Beispiel beim Reizdarm aus – dazu kommen wir später noch mal ausführlich. Hier reagiert der Darm mimosenhaft und bombardiert den Kopf mit einer Informationsflut, der sich das Oberstübchen nicht immer gewachsen sieht. Irgendwann wird dadurch auch das Gehirn nervös und sendet einfach mal sinnlose, aber lästige Schmerzinformationen zum Bauch, die den Betroffenen dann das Leben schwer machen.

## DER VAGUSNERV, DER HEISSE DRAHT ZUM GEHIRN

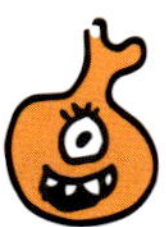

Neben den Signalen aus dem Verdauungstrakt und den Botenstoffen der Darmkeime, die das Gehirn fluten, gibt es auch eine nervale Verbindung zwischen Hirn und Bauch. Ein Großteil der 100 Millionen Nervenzellen der Darmwand mündet in den Vagusnerv. Dieser stellt eine exklusive Datenautobahn zum Gehirn dar. Er verbindet den Lebensraum der Bazillen direkt mit den grauen Zellen und über diese Standleitung sendet der Darm ständig seine Informationen nach oben und das Gehirn gibt ab und zu auch mal einen Befehl in Richtung Verdauungstrakt. Der Vagusnerv übermittelt dem Gehirn das, was der Volksmund als „Bauchgefühl" bezeichnet. Er leitet die Informationen direkt in das limbische System, also an den Ort, an dem sich unsere Emotionen abspielen. Negative Signale aus dem Darm schlagen demnach gleich mitten in unserem Gefühlszentrum ein.

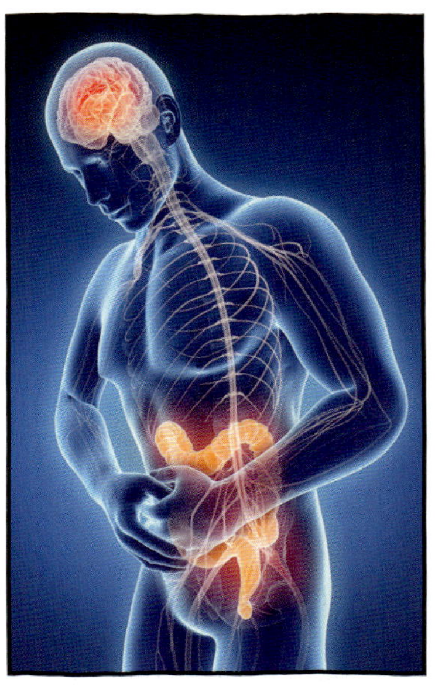

Über den Nervus vagus sind Bauch und Kopf miteinander verbunden.

Der Nervus vagus ist der zehnte Hirnnerv. Hirnnerven sind spezielle Nerven, die im Gehirn ihren Anfang nehmen. Insgesamt gibt es davon zwölf, aber nur der Nervus vagus wagt sich weit vom Kopf weg. Alle anderen versorgen vor allem den Kopf- und Halsbereich, steuern zum Beispiel die Augenbewegungen, die Gesichtsmimik oder leiten Riecheindrücke zum Gehirn. Doch der Vagus ist der Vagabund unter den Hirnnerven. Das lässt schon sein Name vermuten: „Vagus" kommt vom lateinischen Wort *vagare*, was so viel bedeutet wie „umherschweifen". Aus der Mitte des Gehirns, schlängelt er sich entlang der Speiseröhre hinab bis zum Magen. Mit seinen vielen Seitenarmen umfasst er dort auch den Darm. Interessanterweise laufen fast 90 Prozent der Nervenfasern vom Bauch nur in eine Richtung, nämlich Richtung Gehirn. Lediglich 10 Prozent der Informationen sendet der Kopf über den Vagusnerv an den Darm. Das bedeutet, dass vor allem der Darm diese gut ausgebaute Datenautobahn nutzt, um dem Oberstübchen zu sagen, was da unten los ist. Nur wenn Gefahr droht, greift der Kopf ein, zum Beispiel wenn wir etwas Giftiges oder Unverträgliches gegessen haben. Sobald das Gehirn davon erfährt, drückt es den „roten Knopf". Es „erlaubt" dem Bauch, den Brechreflex auszulösen, um möglichst viel Ungenießbares wieder nach draußen zu befördern. Die Tatsache, dass uns manchmal das Frühstück wieder aus dem Gesicht fällt, zeigt sehr gut, dass Hirn und Verdauungstrakt auf Gedeih und Verderb miteinander verbunden sind. Denn das Übelkeitsgefühl und der Brechreiz kommen nicht aus dem Darm, sondern entstehen im Gehirn. Dort, im Hirnstamm befindet sich ein eigenes „Brechzentrum", das Übelkeit und Erbrechen verursacht. Der Magen-Darm-Trakt führt dann den „Brechbefehl" aus.

Über seine Äste, die sich um den Verdauungstrakt schlingen, leitet der Nervus vagus Signale zum Gehirn. „Signale" im Nervensystem werden zum einen Teil in Form von Botenstoffen weitergegeben, zum anderen Teil in Form von schwachen elektrischen Impulsen. Bringt man deshalb Strom an einen Nerv, dann löst das eine Reaktion aus. Vielleicht haben Sie von Ihrem Physiotherapeuten schon mal ein sogenanntes TENS-Gerät mit nach Hause bekommen. Klebt man die Elektroden des Gerätes auf die Haut und leitet einen schwachen Strom durch, beginnen die Muskeln zu zucken. Der Strom reizt nämlich die Nerven, die normalerweise den Muskeln den Befehl geben, sich zu bewegen. Auch der „heiße Draht" vom Darm zum Hirn lässt sich von außen beeinflussen. Dazu werden in einem kleinen operativen Eingriff Elektroden an den Vagus gesetzt. Darüber kann der Nerv dann mit elektrischen Reizen stimuliert werden. Diese ähneln den Impulsen, die auch der Darm an den Nerv abgibt. Das Verfahren der elektrischen Vagusstimulation wird schon sehr lange zur Behandlung von Epilepsien eingesetzt. Bei diesen Therapien stellte man fest, dass sich dadurch nicht nur die Krampfanfälle besserten, sondern sich bei den behandelten Patienten auch die Stimmung aufhellte und Depressionen verschwanden. In Studien konnte man nachweisen, wie sich durch die Reizung des Nervs nämlich auch Empfindungen verursachen ließen. Je nach Frequenz des Stroms, mit dem man den Nerv traktierte, schossen Impulse zum Gehirn, die die Versuchsteilnehmer entweder zufrieden und glücklich stimmten oder sie traurig und ängstlich machten. Seit 2001 ist deshalb die Vagusnervstimulation als Verfahren gegen Depressionen zugelassen. Auch wenn das Verfahren nicht jedem hilft, bei immerhin rund 30 Prozent der behandelten Depressionspatienten bessern sich die Symptome dadurch merklich. Sendet das Darmhirn nicht die gewünschten positiven Impulse zum Kopfhirn, dann lassen sich mit diesem Verfahren angenehme Empfindungen und wohlige Gefühle auch durch elektrischen Strom von außen hervorrufen. Doch dieser Eingriff ist teuer und wie jede Operation auch mit einem gewissen Risiko und Nebenwirkungen verbunden. Da ist es doch besser, erst einmal den Darm auf Vordermann zu bringen und seine Bewohner friedlich zu stimmen. Dann läuft vielleicht auch im Kopf alles wie am Schnürchen. Wie das geht, erfahren Sie auf den nächsten Seiten.

Wie wichtig dieser Hirnnerv für die Kommunikation über die Darm-Hirn-Achse ist, zeigt sich auch in Tierversuchen. Ängstliche Mäuse wurden durch die Gabe von bestimmten Milchsäurebakterien zu „Superhelden-Mäusen", die deutlich mutiger und draufgängerischer waren als ihre Artgenossen, die diesen Zaubertrunk nicht erhalten hatten. Doch wurde die Vagus-Verbindung gekappt, war es mit dem Hirndoping vorbei: Trotz Bakterienunterstützung im Darm gelangten die Mutmacher-Impulse nicht zu den grauen Zellen. Die Nager blieben scheu und ängstlich. Ohne den Vagusnerv funktionierte die Kommunikation zwischen unten und oben nämlich nicht mehr richtig.

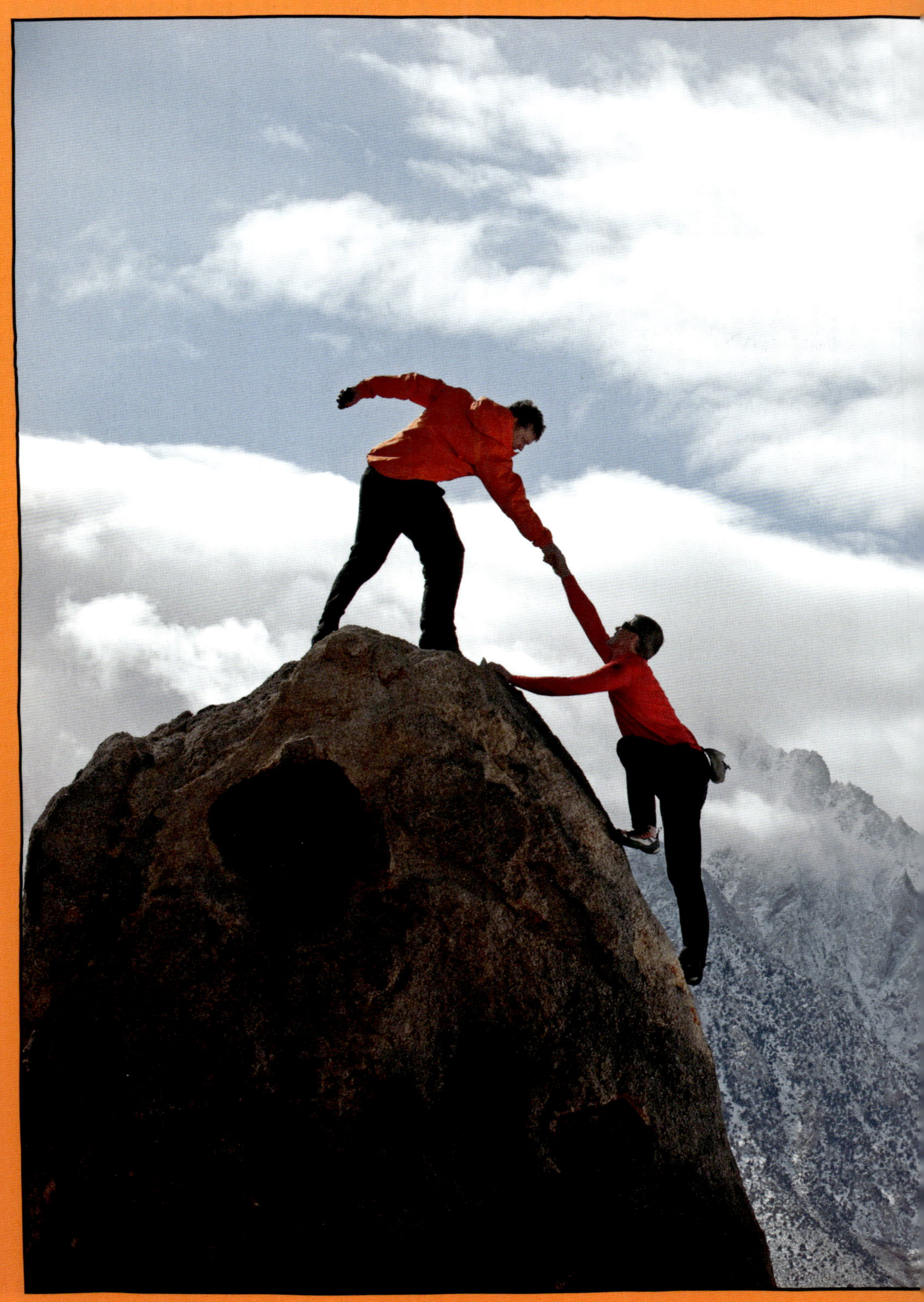

KAPITEL 2

# BAUCH UND HIRN – VON ANFANG AN EIN STARKES TEAM

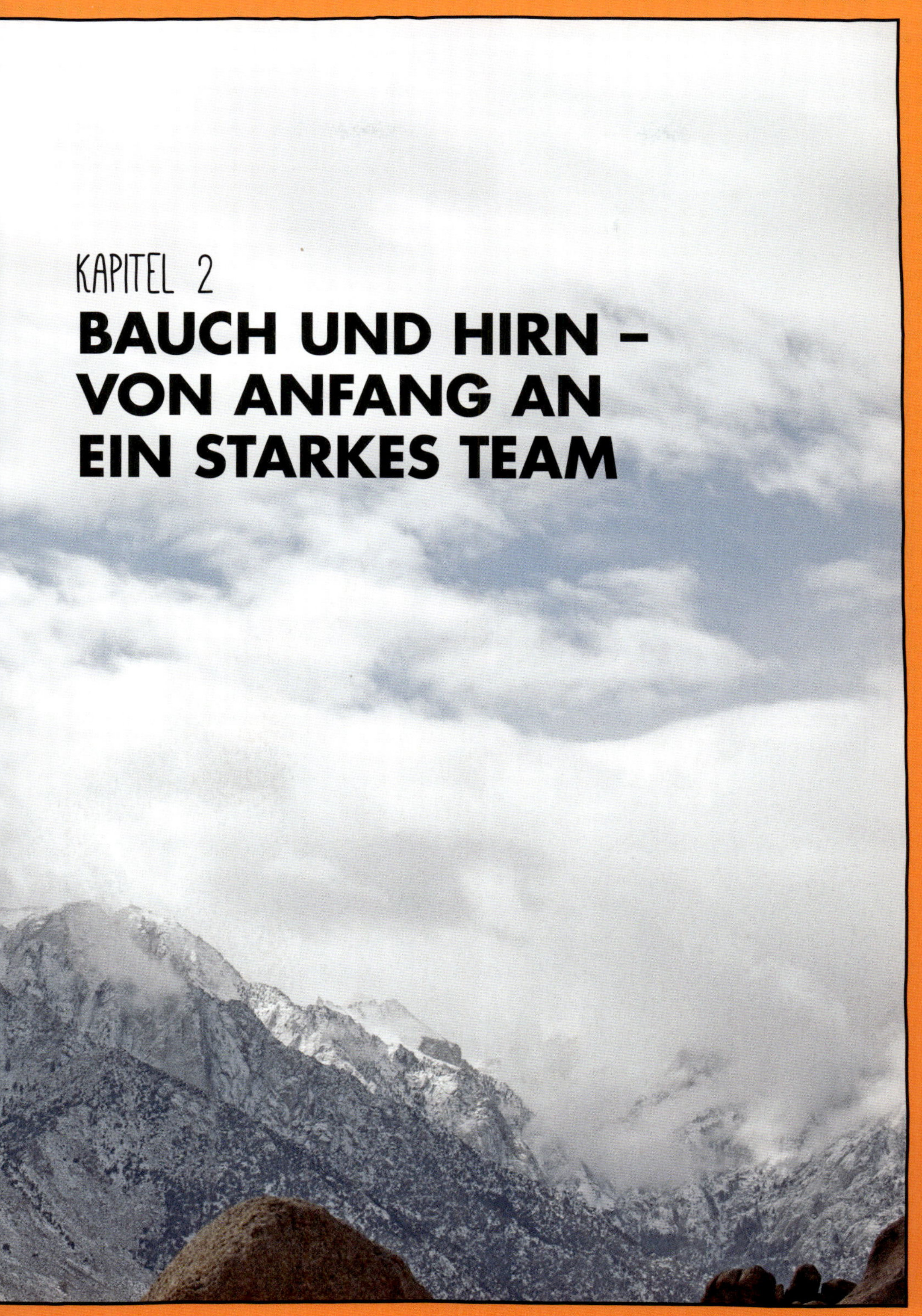

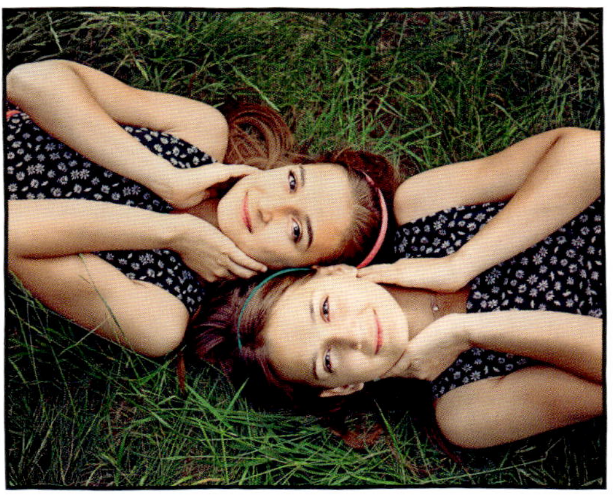

Darm und Hirn – ein Leben lang eng verbunden.

## BAUCHHIRN UND DARMHIRN – DIE GETRENNTEN ZWILLINGE

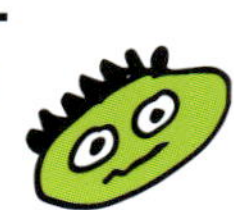

Von Geburt an sind Darm und Hirn ziemlich beste Freunde. Der eine kann nur schwer ohne den anderen. Doch warum gerade diese beiden? Warum kooperieren nicht Herz und Hirn oder Darm und Niere ähnlich eng? Nicht umsonst sagt man ja: „Gleich und Gleich gesellt sich gern", und der Verdauungstrakt hat – auch wenn es auf den ersten Blick überhaupt nicht so aussieht – mit unserem Oberstübchen einiges gemeinsam und von Geburt an entwickeln sie sich zusammen und zum gegenseitigen Nutzen. Bei der Entwicklung des Embryos im Mutterleib wird der Darm als eines der ersten Organe gebildet. Seine Nervenzellen ähneln stark den Nervenzellen im Gehirn. Kein Wunder, denn die Nervenzellen im Kopf und die Nervenzellen im Bauch entwickeln sich während der Schwangerschaft aus ein und demselben Gewebe. Während der Schwangerschaft wandert ein Teil des Ausgangsgewebes, aus dem später die Nerven gebildet werden, zum Gehirn. Einen anderen Teil davon zieht es Richtung Bauch, und daraus entsteht dann das Nervensystem des Darms. Bauchhirn und Kopfhirn sind also wie Zwillinge, die schon früh getrennt wurden, aber ein Leben lang über den Nervus vagus miteinander Kontakt halten. Ähnlich wie im Kopf werden auch die Neuronen im Bauch von sogenannten Gliazellen bei ihren Aufgaben unterstützt. Die Gliazellen bilden ein Stützgerüst für die Nervenzellen. Sie sind für die Verarbeitung und Weiterleitung von Informationen wichtig. Studien zeigen, dass diese wichtigen Hirnzellen sich nur dann optimal entwickeln können, wenn die Mikroben im Darm auf Zack sind.

Doch der Darm hilft auch ein Leben lang, das Gehirn vor Schäden zu bewahren. Um die Nervenzellen vor Giftstoffen, gefährlichen Keimen oder ungeeigneten Nahrungsbestandteilen zu bewahren, besitzt das Gehirn die bereits erwähnte Blut-Hirn-Schranke. Diese ist notwendig, um das Gleichgewicht im Gehirn aufrechtzuerhalten. Sie stellt einen wichtigen Wachposten dar, der nur schwer zu überwinden ist. So gelangt auch nicht jedes Arzneimittel, das verabreicht wurde, bis zu den grauen Zellen. Im Tierversuch konnte jetzt gezeigt werden, dass es nur mit einer intakten Darmflora eine intakte Blut-Hirn-Schranke geben kann. Keimfreie Mäuse, die über keinerlei Darmflora verfügen, da sie steril von der Mäusemutter entbunden wurden, in keimfreien Käfigen leben und gereinigtes Futter fressen, wiesen eine stark erhöhte Durchlässigkeit der Blut-Hirn-Schranke auf – verglichen mit Nagern, deren Darmflora ganz normal entwickelt war. Verabreichte man den keimfreien Tieren jedoch Darmbakterien, dann wurde die Blut-Hirn-Schranke wieder zu einer sicheren Festung für die Nervenzellen. Das belegt, wie gut sich unsere Darmflora ein Leben lang um das Wohlergehen des Gehirns kümmert.

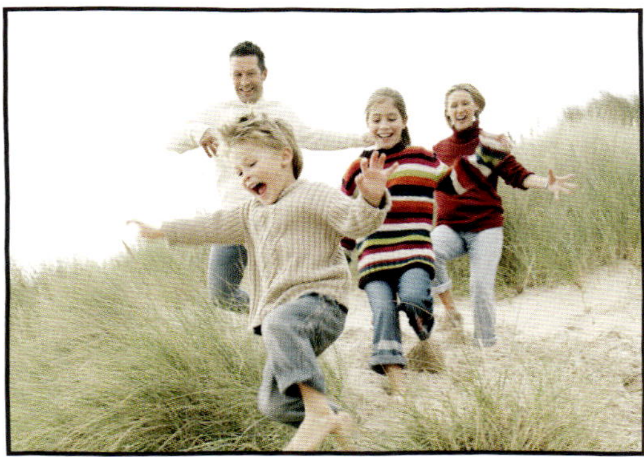

Von unseren Eltern bekommen wir mehr mit als gute Gene und gute Manieren.

## GUTE GABEN VON ELTERN UND DARMKEIMEN

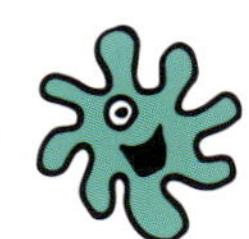

Unsere Kinder bekommen zwei Arten genetischer Informationen von ihren Eltern: Zum einen die Erbanlagen von Mama und Papa, zum anderen aber die unzähligen genetischen Informationen von Billionen Darmkeimen, die nicht nur während des Geburtsvorgangs, sondern bei jedem engen Kontakt ausgetauscht werden.

Insgesamt rund 22.000 Erbanlagen (Gene) geben Eltern ihrem Nachwuchs mit auf den Lebensweg. Diese legen zum Beispiel fest, ob wir blonde oder schwarze Haare, die Neigung zu Herzerkrankungen oder Kleinwuchs haben. Auch auf den Charakter und die Intelligenz nehmen sie einen gewissen Einfluss. Dass der Mensch bei seinem Denken und Handeln auf 22.000 Gene zurückgreifen kann, hört sich ja zunächst mal recht komfortabel an. Das sind ja auch immerhin doppelt so viele wie beim Regenwurm oder bei der Taufliege. Zu denken geben sollte uns aber die Tatsache, dass ein Wasserfloh mehr als 30.000 Gene besitzt. Und dass die eher unscheinbare japanische Einbeere – laut botanischem Lexikon eine „krautig wachsende Giftpflanze mit einer Wuchshöhe von 30 bis 80 Zentimetern" – 50-mal mehr Erbinformationen aufweist als wir Menschen. Es muss deshalb noch etwas geben, was uns Menschen mit zusätzlichem genetischen Material versorgt.

Und tatsächlich: Eltern geben ihren Kindern noch mehr mit als magere 22.000 Gene. Forscher konnten feststellen, dass bei einjährigen Kindern Bakterien beider

Elternteile im Darm zu finden sind. Und diese Keime verfügen über einen riesigen Genpool, der so manche Lücke, die das menschliche Genom nicht schließen kann, füllt. Die Darmbakterien verfügen über sage und schreibe 8 Millionen Gene, die die Vorlage für wichtige Eiweißstoffe liefern, welche für die Herstellung von Enzymen, Nervenfasern, Botenstoffen, Organen und anderen eiweißhaltigen Bestandteilen unseres Körpers notwendig sind. Die Menge an Erbinformationen, die unsere Darmkeime mitbringen, lässt sich auf den Inhalt von 1,8 Millionen Bibeln hochrechnen. Das ist gigantisch! Darmbakterien produzieren zudem mehr als ein Drittel der kleinen Moleküle, die sich in unserem Blut befinden.

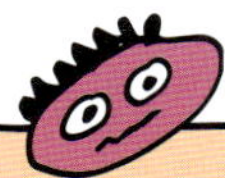

## DAS LEISTEN DIE DARMBAKTERIEN FÜR UNSERE GESUNDHEIT

Die Symbiose zwischen den Darmkeimen und uns Menschen ist beeindruckend. Viele Vorgänge im Körper würden ohne bakterielle Unterstützung nur halb so gut funktionieren.

**Die Darmbakterien**

* kommunizieren über Botenstoffe mit dem Nervensystem,
* sind an der Bildung von „Glücks- und Appetitzüglerhormonen" beteiligt,
* beeinflussen unsere Emotionen,
* sind für eine gesunde Hirnentwicklung unerlässlich,
* bilden kurzkettige Fettsäuren, die Energie für Abwehrzellen im Gehirn liefern,
* sind wichtig für den Erhalt der Blut-Hirn-Schranke,
* produzieren Vitamine (zum Beispiel Vitamin K und B-Vitamine) und fördern die Aufnahme von Mineralstoffen (zum Beispiel Kalzium),
* versorgen Darmzellen mit Energie und Nährstoffen und sorgen für deren Regeneration,
* erneuern die Schleimschicht der Darmbarriere,
* helfen bei der Verdauung von Nahrung,
* sind dafür verantwortlich, wie viele Kalorien aus der Nahrung in den Körper gelangen und entscheiden somit auch über unser Gewicht,
* wehren unerwünschte oder feindliche Keime ab,
* trainieren die Abwehrzellen und
* können die Wirksamkeit von Arzneimitteln fördern oder hemmen.

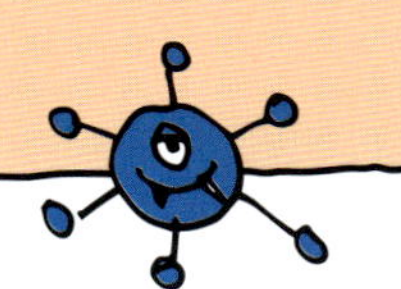

Das zeigt, welch riesiges Stoffwechselpotenzial die Darmflora bereithält. Ein riesiger Bioreaktor, in dem tagein, tagaus lebensnotwendige Zutaten für unsere Gesundheit zusammengebrodelt werden. Die Darmkeime vergrößern die Anzahl der Zellen im menschlichen Körper beträchtlich und steuern zu unserem Gedeihen ein Vielfaches der Erbanlagen, die wir selber nicht besitzen, bei.

## GROSSES RENNEN UM DIE BESTEN PLÄTZE

Die Mikroorganismen mit ihrer Vielzahl genetischer Informationen tragen auch zur Entwicklung des jungen Gehirns bei. Entscheidend dafür, wie sich im Laufe unseres Lebens die Kommunikation zwischen dem Oberstübchen und dem Verdauungssystem gestaltet, ist nämlich auch die Zusammensetzung der Darmflora in der frühen Kindheit. Die Entscheidung, welche Bakterien die erste Chance bekommen, über unsere lebenslange psychische Gesundheit und unser Befinden zu bestimmen, fällt im Kreißsaal oder kurz davor. Noch vor wenigen Jahren glaubte man, dass Babys im Mutterleib in einem völlig keimfreien Universum leben. Doch aktuelle Studien zeigen, dass das kindliche Immunsystem bereits in dieser Phase mit Bakterien konfrontiert und dadurch gut auf die ersten Keimkontakte nach der Entbindung vorbereitet wird. Eine Forschungsgruppe der Universität Madrid verabreichte schwangeren Mäusen bestimmte Bakterien, die genetisch so verändert waren, dass man sie später wieder gut identifizieren konnte. Wurden die Mäuse steril, also ohne Kontakt zu den mütterlichen Keimen des Geburtstraktes oder zu Keimen aus der Umgebung, entbunden, konnte man dennoch die markierten Bakterien im ersten Stuhl der Mäusekinder nachweisen. Auch bei Menschenbabys finden sich im Nabelschnurblut schon einzelne Keime. Doch das große Rennen um die besten Plätze im Darm des neuen Erdenbürgers findet während und kurz nach der Geburt statt. Welche Keime nun die Oberhand gewinnen und sich dauerhaft in uns ansiedeln, hängt von mehreren Faktoren ab. Kinder, die per Kaiserschnitt geboren werden, haben im Darm andere Bakterien als die, die vaginal entbunden werden. Erblicken Kinder auf natürlichem Weg das Licht der Welt, dann sichern sich Keime aus der Scheidenflora der Mutter oder auch Darmkeime, die sich in der Umgebung befinden, die besten Plätze. Vor allem gutmütige Milchsäure- und Bifidobakterien ziehen dann als Erste in die Darm-WG ein. Bei Kaiserschnittkindern machen Bakterien, die sich auf den medizinischen Instrumenten, der Haut der Eltern oder des medizinischen Personals befinden, das Rennen und beginnen schnell, ihr Territorium im Verdauungstrakt abzustecken. Leider sind das dann oft potenziell schädliche Bakterien oder zumindest solche, die im Darm nicht die Oberhand gewinnen sollten. Auch die wichtige Vielfalt der Darmbakterien ist nach einer Kaiserschnittentbindung häufig geringer. Werden die Kinder gestillt, festigt das den Status der Schutzkeime. Vor allem die nützlichen Bifidobakterien haben bei Stillkindern die Nase vorn. Diese Pionierbakterien bauen schon früh einen wirkungsvollen Schutzwall auf gegen miese Keime, die sich im Darm breitmachen wollen und legen den Grundstein für ein lebenslang stabiles Ökosystem.

Die ersten Minuten unseres Lebens stellen also schon mal wichtige Weichen dafür, wer später unser Gedärm besiedelt und mit wem sich unsere grauen Zellen im Kopf, die jetzt, direkt nach der Geburt, anfangen, sich wie wild zu entwickeln und zu verknüpfen, später austauschen dürfen. Eine langweilige, wenig abenteuerlustige und sehr sterile Umgebung schadet der Entwicklung von Darmhirn und Kopfhirn gleichermaßen. Beide brauchen in den ersten Lebensjahren Anregungen: der Verdauungstrakt durch neue, spannende Keime, das Gehirn durch neue, spannende Erlebnisse. Beide sind in dieser Phase anfällig für schädliche Einflüsse. Eine einseitige Ernährung wirkt sich jetzt besonders ungünstig auf beide aus. Die Entwicklung einer stabilen Darmflora in den ersten 1.000 Lebenstagen ist ein wichtiger Prozess und wird stark durch die Ernährung in den ersten Lebensjahren beeinflusst – im positiven wie im negativen Sinne. Auch das Gehirn macht in den ersten drei Jahren die größten Entwicklungsschritte. Starke Stressbelastungen durch Krankheit oder traumatische Erlebnisse können in dieser frühen Lebensphase den Informationsfluss zwischen Darm und Gehirn beeinträchtigen. Wird in jungen Jahren die Entwicklung der noch zarten Bande zwischen Bauch und Kopf gestört, können dadurch psychische Probleme und neurologische Erkrankungen in späteren Jahren begünstigt werden. Trennt man Rattenbabys direkt nach der Geburt von ihren Müttern, ist das für die Kleinen mit furchtbarem Stress verbunden, der nicht ohne Folgen bleibt. Nicht nur der Stresshormonspiegel steigt dann an, sondern auch die Darmflora verändert sich nachhaltig und die Tiere können ihr Leben lang Stress schlecht verarbeiten.

Mit welchen Keimen wir dann in den nächsten Jahren in Kontakt kommen, ist hingegen reine Glückssache. Jeder Mensch ist aktuellen Studien zufolge von einer individuellen Keimwolke umgeben – ähnlich wie Pig Pen von den Peanuts, der sich ständig in einer Staubwolke bewegt. Jede Stunde geben wir etwa eine Million Keimpartikel an die Umwelt ab, die von Kindern und anderen Mitmenschen aufgeschnappt werden. Die uns umschwirrenden Keime sind so individuell, dass es Forschern gelungen ist, Mikrobenwolken in unterschiedlichen Räumen eindeutig ihrem Besitzer zuzuordnen. Man denkt inzwischen schon darüber nach, diesen Mikroben-Fingerabdruck zukünftig in der Forensik einzusetzen und Täter anhand der Keimspuren, die sie unvermeidlich am Tatort zurücklassen, zu identifizieren. Ob wir in der U-Bahn fahren, in einem Konzert oder im Großraumbüro sitzen – immer kreuzen sich unsere Keimwolken mit denen unserer Mitmenschen, wodurch es zu einem – außer vielleicht in der Grippesaison – meist nützlichen Austausch von Mikroben kommt.

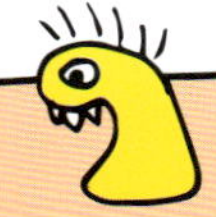

## SO ÄHNLICH SIND SICH BAUCH- UND KOPFHIRN

| | **Bauchhirn** | **Kopfhirn** |
|---|---|---|
| *Anzahl Nervenzellen:* | 100 Mio. | 100 Mrd. |
| *Wichtige Botenstoffe:* | u. a. Serotonin, Dopamin | u. a. Serotonin, Dopamin |
| *Komplexität des Nervengeflechts:* | gering | hoch |
| *Schutz vor Schäden durch:* | Darmbarriere | Blut-Hirn-Schranke |
| *Arbeitet:* | eigenständig | eigenständig |

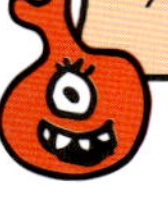

## DIE FANTASTISCHE WELT DER DARMBAKTERIEN

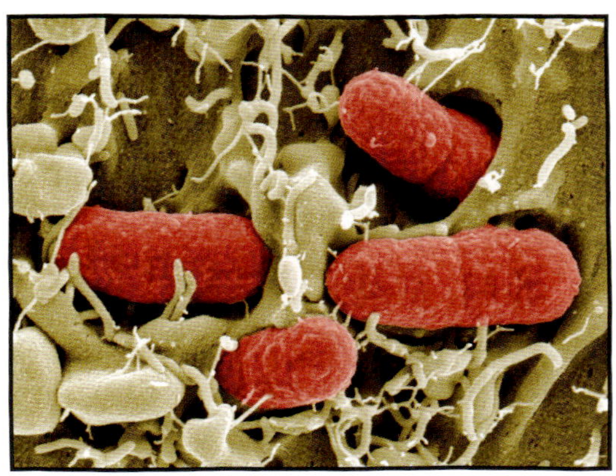

Neue Untersuchungsmethoden ermöglichen Einblicke in die faszinierende Welt der Darmbakterien.

Noch vor einigen Jahren hat man den Darmbakterien vor allem Verdauungsaufgaben zugestanden. Mehr hat man den Jungs, die sich in der dunklen Wärme mitten in unserem Körper Tag für Tag abrackern, nicht zugetraut. Ja, man hat jahrhundertelang die meisten Keime vor allem als Feinde betrachtet. Und man hat sich deshalb in der Vergangenheit vor allem mit den gefährlichen Keimen beschäftigt, denn die Tatsache, dass diese nur 0,000000000001 Gramm leichten Keime einen 110.000 Gramm schweren Mann ins Jenseits befördern können, macht verständlicherweise Angst. Die schlimmsten Epidemien in der Geschichte der Menschheit waren bakteriellen Ursprungs. So tötete das Pestbakterium (Yersinia pestis) innerhalb von nur vier Jahren (1347 bis 1351) 25 Millionen Menschen in Europa und rottete damit ein Drittel der Bevölkerung aus. Kein Wunder also, dass wir Bakterien zunächst einmal mit einer gesunden Skepsis und Zurückhaltung begegnen.

Ein weiteres Problem war, dass von unseren Mitbewohnern bis vor ein paar Jahren die meisten unbekannt waren. Sie haben unseren Darm bewohnt, ohne auf irgendeiner Liste aufzutauchen. Vor zehn Jahren wusste man wahrscheinlich mehr über den Mond als über die Zusammensetzung der Darmflora zu berichten. Der Grund: Früher musste man Stuhlproben auf Nährböden auftragen, um herauszufinden, wer sich da tummelt. Manche Keime wuchsen sehr rasch auf den Nährmedien, manche zögerlich und sehr viele gar nicht. Denn die meisten Darmbakterien sind „obligate Anaerobier", das heißt, sie benötigen eine sauerstofffreie oder sauerstoffarme Umgebung, um sich zu vermehren. Deshalb war der größte Teil der Mikroorganismen schon von einer Überdosis Sauerstoff getötet worden, wenn der Stuhl auf den Laborplatten ausgestrichen wurde.

Diese große Gruppe der Darmkeime flog also unter dem Radar der Labormediziner und wurde deshalb nie wahrgenommen. Doch neue technische Möglichkeiten zur Analyse des Darmmikrobioms brachten den Durchbruch in der Erforschung der Darmflora. Gensequenzierungen, Bioinformatik und Methoden zur Erbgutentschlüsselung ermöglichen seit Kurzem, auch Keime, die auf den Nährstoffplatten partout nicht wachsen wollten, zu erfassen und so mehr über sie zu erfahren. Dadurch können selbst kleinste Erbgutschnipsel identifiziert und den unterschiedlichen Keimen zugeordnet werden. In den vergangenen fünf bis zehn Jahren – das ist in der Wissenschaft eine extrem kurze Zeit – gewann man auf diese Weise erstaunliche Erkenntnisse über Darmkeime und deren Bedeutung für Gesundheit, Krankheit und psychisches Wohlbefinden.

Und plötzlich erkennt man, dass die Mikroorganismen lebenswichtig für uns Menschen und auch für die meisten Tiere sind. Denn nur ein ausgewogenes Verhältnis der Keime, die auf und in uns leben, macht uns gesund und psychisch stabil. In unseren Därmen wuselt ein Heer von Lebewesen, die mit bloßem Auge nicht sichtbar sind, ohne die wir aber nicht gut leben würden. Von diesen Darmbakterien haben wir eine unvorstellbar große Anzahl, die den Verdauungstrakt eines Menschen zu dem am dichtesten besiedelten Ökosystem der Erde macht.

Auf der Darmoberfläche tummeln sich etwa $10^{12}$ Bakterien. Das sind 100 Billionen. In Worten: hundert Billionen! Diese Zahl ist unvorstellbar groß, ausgeschrieben lautet sie 1.000.000.000.000. Das sind tausendmal mehr Bakterien, als unsere Galaxie Sterne hat! In einem Gramm Stuhl sind mehr Keime enthalten, als Menschen auf der Erde leben, und in ihrer Gesamtheit bringen die Darmbakterien immerhin 1 ½ bis 2 Kilo Biomasse auf die Waage. Unser Stuhl besteht zu einer Hälfte aus Resten unserer Nahrung und zur anderen Hälfte aus Keimen. Wir sind also nie alleine. Und wir sind in unserem eigenen Körper sogar in der Unterzahl. Immerhin leben in unserem Verdauungstrakt zehnmal mehr Mikroorganismen, als der menschliche Körper Zellen besitzt. Wir bestehen im Prinzip zu 10 Prozent aus menschlichem Gewebe und zu 90 Prozent aus Bakterien. Hört sich gruselig an, ist aber im Prinzip eine gute Sache.

Während der gesamten Menschheitsgeschichte standen Menschen und Darmbakterien miteinander in engem Kontakt, haben sich zusammen weiterentwickelt und festgestellt, dass ein Zusammenleben für beide Seiten von Vorteil sein kann. Hier gilt: Eine Hand wäscht die andere. Die Mikroben übernehmen Aufgaben, die der Körper selber nicht leisten kann. Dafür bietet der Mensch ihnen ein Zuhause, in dem es Nahrung im Überfluss gibt. Dort, in der Wärme und der Dunkelheit des Verdauungstraktes, fühlen sie sich wohl. Aufgrund seiner Stoffwechselleistung, die größer ist als die der Leber, bezeichnen Experten die Gesamtheit des Mikrobioms auch als ein eigenständiges Organ, das uns seine Leistungsfähigkeit gerne zur Verfügung stellt. Wenn alles glattgeht und Mensch und Mikrobe gut miteinander harmonieren, kann man von einer klassischen Win-win-Situation sprechen.

Die Zusammensetzung der Lebensgemeinschaft im Darm variiert dabei in Abhängigkeit von unserer Ernährung und unserem Gesundheitszustand. Und umgekehrt entscheidet die Komposition der Keime wiederum über unsere Gesundheit, unseren Gemütszustand und sogar über unsere Vorlieben und Abneigungen beim Essen.

Aus den mehr als 1.000 unterschiedlichen Keimarten, die inzwischen bekannt sind – gerade hat man mal wieder ein paar Hundert neue entdeckt –, besitzen wir „zivilisierten" Menschen etwa 150 bis 200. Menschen, die hingegen sehr ursprünglich leben, wie zum Beispiel die Ureinwohner des Amazonasdschungels, beherbergen mehr als doppelt so viele gesunde Bakterienstämme in ihrem Darm. Doch das eine ideale Mikrobiom scheint es nicht zu geben (oder es wurde noch nicht entdeckt). Wahrscheinlich hat jeder seinen persönlichen Mix im Bauch, der so individuell ist wie das Leben des Einzelnen. Die Komposition der Mikroben gleicht einem Tagebuch unseres Lebens und erzählt davon, wie wir das Licht der Welt erblickt haben. Sie berichtet von den vielen Haustieren, die wir auf die feuchte Schnauze geküsst haben, von der Freundin, die mit uns immer so gerne den Kaugummi getauscht hat, von der Oma, mit der wir auf dem Sofa gekuschelt haben oder von der Tropenreise, auf der wir uns einen üblen Durchfall eingefangen haben. Ob wir häufig Antibiotika einnehmen mussten oder eine vegetarische Ernährungsweise bevorzugten, uns oft die Hände gewaschen haben oder es mit der Hygiene nicht ganz so genau genommen haben (was für die Darmflora übrigens ganz gut ist) – das alles hinterlässt Spuren im Gedärm.

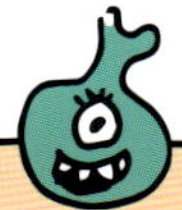

## DER DARM – MEISTER ALLER KLASSEN

**Der Darm in Zahlen:**

* 100 Billionen Keime leben in unserem Darm, nirgendwo im Körper tummeln sich mehr Keime.
* Eine Darmbakterie wiegt etwa 150 Femtogramm. Das entspricht dem unglaublich geringen Gewicht von 0,000000000001 Gramm.
* Dennoch bringen alle Keime zusammen rund 2 Kilogramm auf die Waage.
* Die Hälfte des Stuhlgewichts besteht aus Bakterien.
* In 1 Gramm Stuhl sind mehr Keime enthalten, als Menschen auf der Erde leben.
* Darmkeime besitzen 300-mal mehr Erbinformationen als wir Menschen.
* Mindestens 1.000 verschiedene Bakterienarten kommen in unseren Därmen vor. Der moderne Mensch beherbergt davon etwa 200 Arten, Mitglieder sehr ursprünglich lebender Indianerstämme kommen auf 400 bis 450 Arten.
* Der Darm ist rund 8 Meter lang und seine Oberfläche ist so groß wie ein Tennisplatz – das ist die größte Oberfläche unseres Körpers.
* Seine Stoffwechselleistung übertrifft die der Leber.
* Der Darm besitzt mehr als 100 Millionen Nervenzellen, das ist die zweitgrößte Ansammlung an Nervenzellen im Körper (nach dem Gehirn).
* Unser Darm verarbeitet im Laufe des Lebens rund 30 Tonnen Nahrung und 50.000 Liter Flüssigkeit.
* 60 bis 70 Prozent der Deutschen leiden gelegentlich unter Darmbeschwerden.

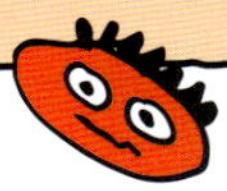

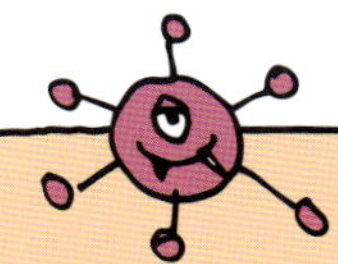

# DAS WHO'S WHO DER DARMBAKTERIEN

**Bacteroidetes-Gruppe**

* Bacteroides-Arten (Bacteroides thetaiotaomicron, Bacteroides ruminicola und andere)
* Prevotella-Arten – fehlen häufig bei Menschen mit Erkrankungen des Nervensystems
* Porphyromonas
* Rikenellaceae mit zum Beispiel Rikenella

**Actinobakterien-Gruppe**

* Bifidobakterien – wichtige Schutzkeime, günstige Effekte auf Psyche und Gesundheit
* Proteobakterien
* Fusobakterien

**Verrucomicrobia**

* Akkermansia muciniphila – wichtig für die Darmbarriere, wirkt entzündungshemmend

**Firmicutes-Gruppe**

* Clostridien – fördern Entzündungen, teilweise gefährliche Keime
* Coprococcus – fördert Entzündungen
* Ruminococcus
* Faecalibacterium prausnitzii – wichtig für die Darmbarriere, wirkt entzündungshemmend
* Milchsäurebakterien (Laktobazillen oder Lactobacillus) – sorgen für gutes Darmklima, teilweise günstige Effekte auf Psyche
* Staphylokokken
* Weitere Gruppen

**Proteobakterien-Gruppe**

* Escherichia coli – produzieren Abwehrstoffe (Defensine), die schädliche Keime in Schach halten
* Proteus
* Klebsiella
* Pseudomonas spp.
* Weitere Gruppen

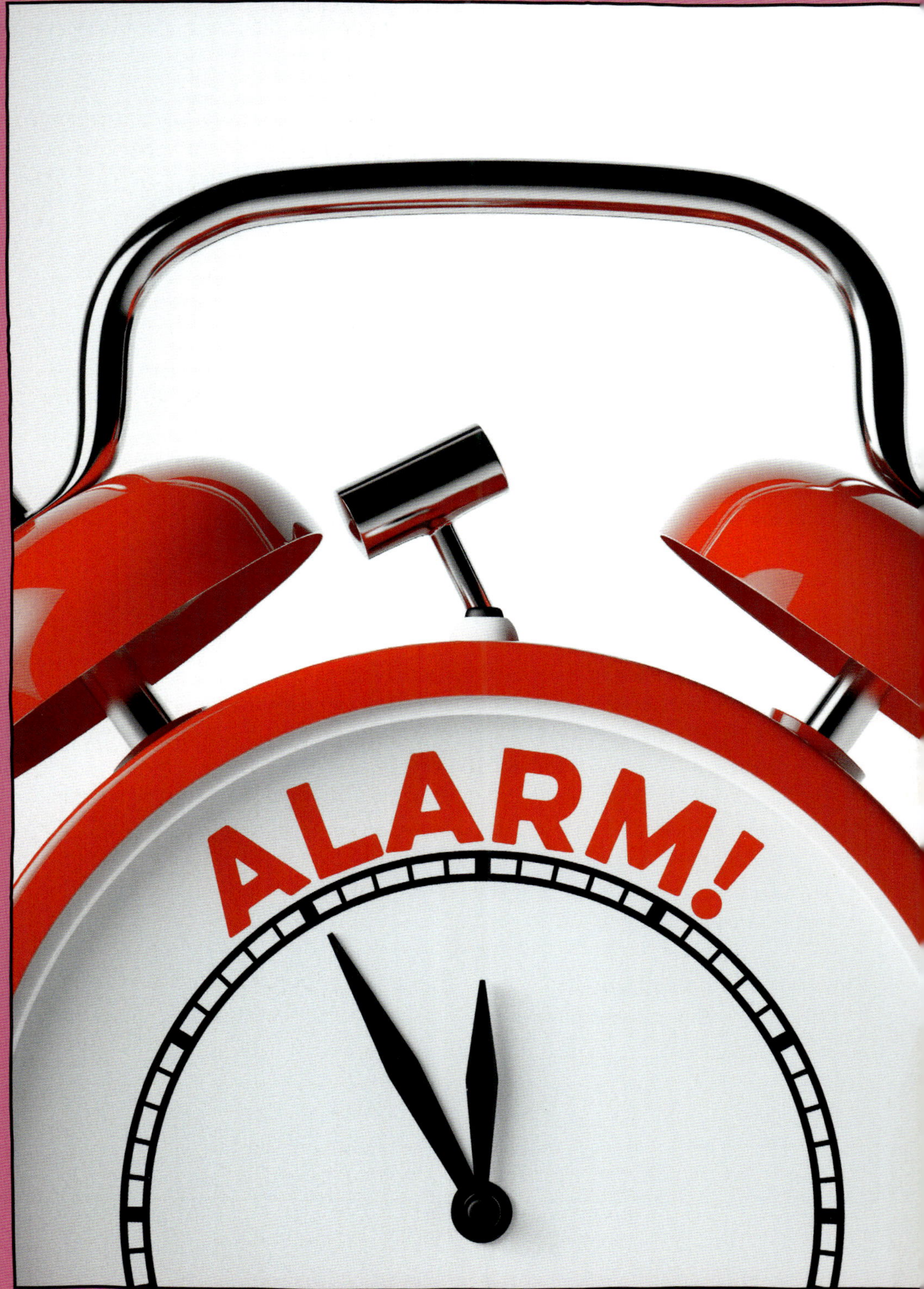
ALARM!

KAPITEL 3

# ALARM IM DARM – DARMBARRIERE IN GEFAHR

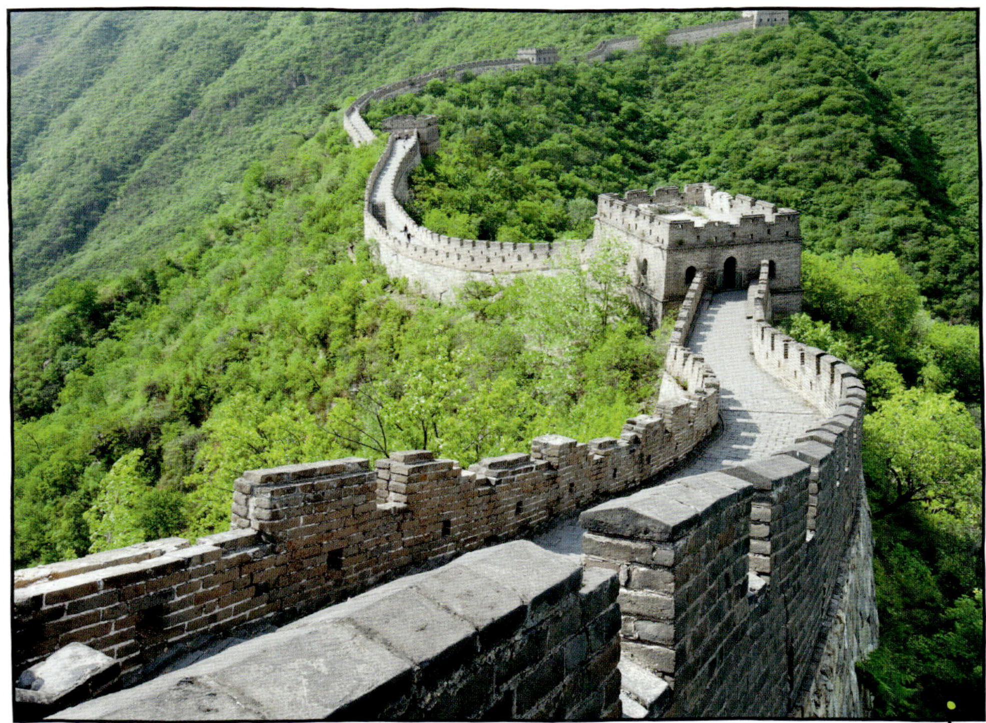

Eine gesunde Darmbarriere ist wie eine schützende Mauer.

## DARMBARRIERE – DIE EIER LEGENDE WOLLMILCHSAU

Über Darmbakterien und das Hirn im Bauch haben Sie jetzt schon so manches erfahren. Doch es gibt noch eine wichtige Struktur im Bauch, die über Gesundheit und Wohlbefinden entscheidet. Denn um wichtigen Nährstoffen und Botenstoffen den Eintritt in den Körper zu erlauben, unerwünschten Eindringlingen aber die Stirn zu bieten und diese wirkungsvoll abzuhalten, gibt es ein darmeigenes Sicherheitssystem, die sogenannte Darmbarriere. Sie ist sozusagen die Eier legende Wollmilchsau. Dieses Fabelwesen, eine Mischung aus Huhn (Eier), Schaf (Wolle), Kuh (Milch) und Schwein (Fleisch) ist ein Alleskönner. Das trifft auch auf die Darmbarriere zu: Sie ist sowohl durchlässig für alles, was in den Körper gelangen muss, als auch absolut dicht für alles andere.

Die Darmbarriere lässt sich mit einem Schutzwall vergleichen. Ganz gut passt hier das Bild der Chinesischen Mauer. Diese erstreckt sich über mehr als 20.000 Kilometer durch China. Schon viele Hundert Jahre vor Christus versuchten chinesische Kaiser, mit dieser Mauer die äußeren Grenzen ihres riesigen Reichs vor Reitervölkern aus dem Norden zu schützen. Auch unser Darm benötigt Abwehrstrategien, denn auch er stellt eine äußere Grenze dar – zwischen Mund und Po gibt es keine direkte Verbindung ins Körperinnere. Die Fläche, die es zu bewachen gilt, ist ebenfalls riesig. Denn um seine lebenswichtigen Aufgaben für den Körper zu übernehmen, hat der Darm eine Ausdehnung, die einem Tennisplatz entspricht – und das, obwohl der gesamte Verdauungstrakt nur rund 8 Meter lang ist. Um die Fläche zu vergrößern, nutzt er einen Trick: Die acht Meter Darm sind in zahllose kleine Falten gelegt, wodurch schon mal mehr Darm in den Körper passt. Auf diesen befinden sich dicht an dicht sogenannte Zotten, das sind winzige Ausstülpungen der Darmwand. Bis zu 4.000 davon können auf einem Quadratzentimeter sitzen, und sie vergrößern dadurch die Fläche immens.

Schutz ist wichtig, denn nicht alles, was im Darm herumschwimmt, ist dem Körper wohlgesonnen. Und auch das, was in den Darm gelangt, ist gewaltig: Jeder von uns trinkt im Laufe seines Lebens rund 50.000 Liter Flüssigkeit und verzehrt das 700-Fache seines Körpergewichts. Neben Vitaminen, Mineralstoffen, Aminosäuren, Kohlenhydraten und Fetten, die wir für unsere Gesundheit benötigen, befinden sich auf und in den Nahrungsmitteln auch Keime, Staubpartikel oder Blütenpollen. Wir nehmen Konservierungsstoffe, Emulgatoren, Pflanzenschutzmittel oder Schimmelpilzsporen auf. Logisch, dass der Darm hier einen ziemlich guten Job machen muss, um zu selektieren. Auch wer auf die scheinbar gesunde Rohkost setzt, kann sich damit unerwünschte Keime einfangen, die beim Erhitzen der Nahrungsmittel normalerweise abgetötet werden. Selbst „gute" Bestandteile im Verdauungsbrei dürfen nicht immer unbearbeitet durch die Darmbarriere huschen. Nahrungsmittel zum Beispiel dürfen nur in winzige Einzelteile zerlegt durch die Darmwand gelangen, sonst lösen sie Entzündungen und Allergien aus. Ebenso sollten auch Schadstoffe oder Verdauungssäuren besser an Ort und Stelle bleiben und nach einiger Zeit ausgeschieden werden. Und dann befinden sich neben Resten der Geburtstagstorte oder winzigen Teilen der Salamipizza eben auch noch 2 Kilo Bakterien im Darm. Diese sind, wie Sie ja wissen, enorm wichtig für unsere Gesundheit. Doch die meisten Darmbakterien, die vor Ort gute Arbeit leisten, können zu unangenehmen Erkrankungen führen oder sogar zur lebensgefährlichen Bedrohung werden, wenn sie in größeren Mengen ins Blut gelangen. Sie sollten also auch besser dort bleiben, wo sie sind. Ihr Auftreten in anderen Körperteilen wäre fatal. Seine Schutzaufgaben erfüllt unser Darm normalerweise so reibungslos, dass wir davon gar nichts mitbekommen und uns einfach nur darüber freuen und wundern können, wie toll so ein Organismus funktioniert.

## GEHEIMTÜREN IN DEN KÖRPER

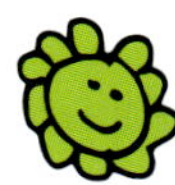

Um in den Körper zu gelangen, müssen größere Partikel, zum Beispiel zerlegte Nahrungsbestandteile, höflich an der Darmwand anklopfen und mit einer Art Schlüssel die Tür zum Körper öffnen. Das machen sie, indem sie sich an bestimmte Rezeptoren der Darmschleimhaut binden. Passen Nahrungspartikel und Rezeptorenschloss zusammen, wird Einlass gewährt. Der mikroskopisch kleine Kuchenkrümel oder das Pfirsichstückchen wird dann in die Darmschleimhautzelle aufgenommen, durch die Darmwand geleitet und kann anschließend mit dem Blutkreislauf durch den ganzen Körper schwimmen. Erkennbar ist das Törtchen dann aber nicht mehr als solches, denn feste, ungelöste Nahrungsteilchen dürfen nur dann die Darmbarriere passieren, wenn sie zuvor von Verdauungsenzymen auf eine Größe von maximal 150 Mikrometer (µm) zerschnipselt wurden. Der Durchmesser eines Haares beträgt rund 100 Mikrometer, das heißt: Nur Teilchen, die maximal dem Querschnitt von eineinhalb Haaren entsprechen, bekommen einen Passierschein. Ist die Darmbarriere aber noch dünn und unausgereift, wie das bei Neugeborenen der Fall ist, lässt sie auch große Moleküle durch. Das hat Vor- und Nachteile. Zum einen kann der Säugling dann größere Abwehrkörper (Immunglobuline) und Wachstumsfaktoren aus der Muttermilch schnell in den Blutkreislauf schleusen, zum anderen können durch die offenen Darmtüren aber auch Keime oder große Nahrungsteilchen in den Körper eindringen. Infekte oder Nahrungsmittelallergien sind dann die Folgen.

Doch es gibt auch noch einen alternativen Transportweg, sozusagen einen Schleichweg in den Körper. Der führt durch einen winzigen Spalt zwischen den Zellen. Die Darmepithelzellen sind ja ähnlich aufgebaut wie eine Ziegelmauer. Der Mörtel zwischen den Steinen wird im Darm Tight Junctions genannt. Ist die Darmbarriere intakt, verschließen diese druckknopfartigen Verbindungen den Zugang für alle festen Teilchen, nur Flüssigkeiten oder Elektrolyte können sich hier durchquetschen.

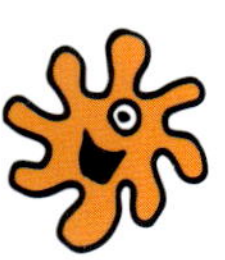

## DIE DARMBARRIERE – (NICHT IMMER) EINE SICHERE GRENZE

Kennen Sie die Redensart „Der hat ein Darm wie ein Sieb“? Wahrscheinlich nicht, denn normalerweise bringt man nur ein schlechtes Gedächtnis mit diesem Küchengerät in Verbindung. Kein Wunder, denn für das Syndrom des „löchrigen Darms“, die englische Bezeichnung dafür ist Leaky Gut, beginnt sich die

Wissenschaft gerade erst zu interessieren. Man bezeichnet damit eine Störung der Darmbarriere, die nicht nur zu Beschwerden im Darm führen kann. Beim Leaky-Gut-Syndrom ist der Darm übermäßig durchlässig. Dadurch kommen Keime oder deren Bruchstücke, Schadstoffe oder unzureichend aufgespaltene Nahrungsmittel ungehindert in Kontakt mit den Darm- und Immunzellen oder gelangen sogar in den Blutkreislauf. Ist die Darmbarriere „leck“, sind auch die Verteidiger des Körpers, das Abwehrsystem, rasch überfordert. Die Eindringlinge alarmieren das Immunsystem und dieses beginnt wie wild Entzündungsstoffe zu produzieren, um mögliche Feinde abzuwehren. Da die Entzündungshormone mit dem Blutstrom in jeden Winkel des Körpers gelangen, hat das weitreichende Konsequenzen. Auch das Gehirn wird sofort über die drohende Gefahr in Kenntnis gesetzt – und das bleibt nicht ohne Folgen. Diese Entzündungsstoffe, sogenannte Zytokine, werden inzwischen mit verschiedenen psychischen Erkrankungen, vor allem Depressionen, in Verbindung gebracht.

## ANGRIFF AUF DIE KÖRPERBURG

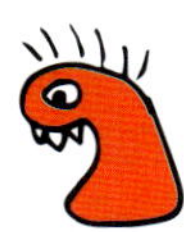

Vielleicht haben Sie die japanische Spielshow *Takeshi's Castle* schon mal gesehen. Hier müssen Kandidatenteams zahlreiche Hindernisse wie mit Klebstoff beschmierte Felder, Schlammlöcher und schwankende Planken überwinden, um zum Ziel – zu der Burg – zu gelangen. Auch die Darmbarriere besteht aus mehreren „Sicherheitszonen“. Wollen Gegner in unsere „Körperburg“ eindringen, müssen sie nicht über Mauern und Gräben springen, sondern andere Hindernisse überwinden. Ist die Darmbarriere intakt, kann für den Gegner an jeder dieser Sperren das Spiel vorbei sein. Ist sie löchrig, gibt es gute Chancen für Keime und Schadstoffe, bis ins Körperinnere vorzudringen und dort Schaden anzurichten.

Das erste Hindernis, auf das Eindringlinge stoßen, ist eine Armee Darmbakterien, die als dichter Rasen die Darmschleimhaut bedecken. Unerwünschte Keime haben wenige Chancen, wenn die Darmflora gut aufgestellt, vielfältig und gesund ist. Die Keime postieren sich sozusagen wie Security-Mitarbeiter in einer dichten Reihe als schützende Schicht vor der Darmschleimhaut und verhindern, dass sich unerwünschte Keime breitmachen. Noch lange kennt man nicht alle Mechanismen, über die das Mikrobiom – das ist eine andere Bezeichnung für die Gesamtheit aller Darmbakterien – unseren Organismus beeinflusst und schützt. Doch man ist sich inzwischen sicher, dass eine Störung in dem fein austarierten Bakteriengleichgewicht des Darms oft der Ausgangspunkt einer Kaskade von Fehlsteuerungen ist.

## IST DIE DARMFLORA GESTÖRT, WIRD DIE BARRIERE LÖCHRIG

Man kann den Einfluss der Darmbakterien auf die Sicherheit und die Stabilität der Darmbarriere gar nicht hoch genug einschätzen. Es ist erstaunlich, dass bereits kleine Imbalancen der Darmflora zu so gravierenden und vor allem auch unterschiedlichen Erkrankungen wie Allergien oder Autismus, Übergewicht oder Zuckerkrankheit führen können. Der gemeinsame Nenner scheint eine Störung der Darmbarriere zu sein, die ihren Ausgang häufig, aber nicht immer bei einer veränderten Darmflora nimmt. Die Erhaltung der Darmbarriere ist also eine besonders wichtige und sinnvolle Aufgabe der Darmbakterien. Um das zu gewährleisten, stehen ihnen mehrere Werkzeuge zur Verfügung. Sie bilden zum Beispiel aus Ballaststoffen in der Nahrung Acetat, Propionat und Butyrat. Diese kurzkettigen Fettsäuren sind alte Bekannte: Propionsäure ist – neben anderen Stoffen – oft schuld an unangenehmem Mundgeruch. Acetat kennen wir aus der Küche – es handelt sich um Essigsäure. Die dritte Fettsäure ist Butyrat, besser bekannt als Buttersäure. Und diese ist uns aus der Schulzeit noch ein Begriff. In den Umkleideräumen der Turnhalle sorgte die Buttersäure, die nicht nur im Darm, sondern auch im Schweiß vorkommt, für den typischen Geruch, den wir lebenslang mit der Blamage am Reck oder beim Eigentor in Verbindung bringen werden.

### DIE VERTEILUNG DER FETTSÄUREN IM STUHL

| **Fettsäuren** | **Gesunder Darm** | **geschwächte Darmbarriere/chronisch entzündliche Darmerkrankungen** |
|---|---|---|
| *Essigsäure* | 60 % | 70–80 % |
| *Propionsäure* | 20 % | 10–15 % |
| *Buttersäure* | 20 % | 8 % |

Welche Fettsäuren im Darm gebildet werden, hängt davon ab, was wir essen und welche Keime in unserem Darm das Sagen haben. Buttersäure ist für die Darmgesundheit am allerwichtigsten. Wir können sie weder in ausreichenden Mengen mit der Nahrung aufnehmen noch selber produzieren. Nur unsere Darmkeime können sie uns zur Verfügung stellen. Dazu müssen wir als ihre Wirte aber das richtige Bakterienfutter zur Verfügung stellen. Besondere Bedeutung hat Butyrat für die Darmzellen: Sie benötigen diese Fettsäure dringend, denn sie liefert ihnen die Energie, die sie brauchen, um sich regelmäßig zu erneuern, Schäden zu reparieren und die Schleimproduktion zum Schutz ihrer Oberfläche anzukurbeln.

Daneben wirken kurzkettige Fettsäuren entzündungshemmend. Sie können an bestimmte Rezeptoren der Immunzellen andocken. Das wirkt ähnlich, wie wenn man bei einem Brand den Knopf für die Sprinkleranlage betätigt. Durch das Andocken können die Fettsäuren „Entzündungsbrände" im Körper eindämmen. Dieser Mechanismus ist extrem wichtig, denn chronisch schwelende Entzündungen sind nie etwas Gutes. Im Darm erhöhen sie auf Dauer die Durchlässigkeit. Aber auch für die Aufrechterhaltung der Darmbarriere kommt der Buttersäure eine große Bedeutung zu, denn sie festigt die druckknopfartigen Verbindungen zwischen den Zellen, die sogenannten Tight Junctions, und versiegelt so die Darmzellen. Dadurch verhindert Buttersäure, dass Darmkeime aus dem Darm (wo sie gut sind) in die Darmwand (wo man sie nicht haben möchte) eindringen und dort Entzündungen auslösen, die die Darmbarriere schwächen. Die Bildung der begehrten Buttersäure lässt sich durch mehr resistente Stärke im Essen steigern. Welche Nahrungsmittel besonders viel resistente Stärke enthalten, finden Sie im Kapitel 8.

## DAS LEISTEN DIE KURZKETTIGEN FETTSÄUREN

**Sie**

* regen die Durchblutung der Darmschleimhaut an,
* liefern Energie für die Darmzellen,
* wirken entzündungshemmend,
* fördern die Produktion von Darmschleim,
* sorgen für eine gesunde Entwicklung der Darmzellen,
* machen den Darm sauer und schaffen dadurch ein gesundes „Darmklima" und
* festigen die Verbindungen zwischen den Zellen und dichten dadurch die Darmbarriere ab.

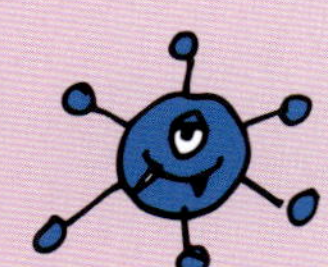

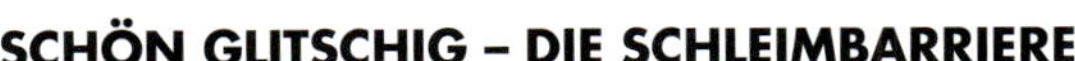

### SCHÖN GLITSCHIG – DIE SCHLEIMBARRIERE

Nach dem Bakterienrasen kommt als zweite Schicht der Darmbarriere ein fettiger Schleim, die sogenannte Mucinschicht. Auch diese Schleimwand zu überwinden wäre wahrscheinlich eine schöne Aufgabe für die Kandidaten von *Takeshi's Castle*. Die gesamten Darmzellen sind von dieser schleimigen Schicht bedeckt, die gleich mehrere wichtige Aufgaben hat.

Der glitschige Überzug sorgt dafür, dass der Darminhalt mühelos durch den dünnen Hautschlauch des Verdauungstraktes rutschen kann, ohne diesen zu verletzen oder irgendwo hängen zu bleiben. Der Darm ist ständig in wellenförmiger Bewegung. Das nennt man Peristaltik. Dadurch können feindliche Keime, Nahrungsreste oder Fremdkörper nicht zu lange auf eine Stelle einwirken und werden immer wieder an der Schleimschicht vorbeigeschoben.

Ein wichtiger Bestandteil des Darmschleims ist der Fettstoff Lecithin. An der fettigen Schleimschicht perlen wasserlösliche Schadstoffe regelrecht ab. Sie kennen das vielleicht: Wenn man sich die Hände eingecremt hat und dann noch mal Wasser darüberlaufen lässt, perlen die Wassertropfen an den Fingern ab, ohne die Haut zu benetzen. Die fetthaltige Schleimschicht funktioniert ähnlich. Und die Schleimschicht hält auch die Darmbakterien auf Abstand. Für den Körper ist es enorm wichtig, zu verhindern, dass Darmkeime und Darmzellen in direkten Kontakt kommen. Der Schleim ist also sozusagen ein Puffer zwischen den Keimen auf der einen und den Darmzellen auf der anderen Seite. Doch Nahrungszusatzstoffe wie Emulgatoren oder Spülmittelreste setzen der Schleimschicht enorm zu (dazu später mehr).

Aber es gibt zwei Superhelden, Muciniphila und Prausnitzii, die die Schleimschicht retten können (eigentlich haben die beiden einen Vor- und einen Nachnamen. Sie heißen Akkermansia muciniphila und Faecalibacterium prausnitzii. Doch auch im Comic haben die Retter meistens nur einen „Kampfnamen"). Obwohl A. muciniphila bei gesunden Menschen immerhin einen Anteil von rund 5 Prozent an der gesamten Darmflora hat und damit eigentlich ein recht bedeutender Keim ist, entdeckte man ihn erst vor rund zehn Jahren. Bis dahin war er nur ein Bakterium im zahl- und namenlosen Heer der Darmkeime. Doch jetzt ist er zum Superhero geworden, denn Akkermansia muciniphila hat einiges auf dem Kasten und beherrscht eine Menge Tricks. So ist der Keim in der Lage, die schützende Fettschicht zu erhalten und wieder aufzubauen. Außerdem scheinen Übergewicht und Zuckerkrankheit kein Problem zu sein, wenn man nur ausreichend Muciniphila in seinem Darm beherbergt. Doch der sensible Keim reagiert verschnupft auf falsche Ernährung. Der belgische Wissenschaftler Patrice Cani konnte zeigen, dass fettreiches Essen die Zahl dieses Schutzkeims um den Faktor 100 vermindert. Mit dem Verschwinden des Schleimbarriere-Wächters wird auch die Mucinschicht immer dünner und es entwickelt sich eine Barrierestörung. Unterstützt wird Akkermansia muciniphila von dem anderen Supertypen Faecalibacterium prausnitzii. Die beiden arbeiten zusammen und sorgen für eine ständige

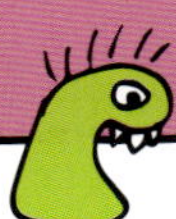

Reparatur und Erneuerung der schützenden Schleimschicht. Außerdem versorgen sie die Darmzellen mit deren Hauptnährstoff Buttersäure. Wie auch Sie die Superkeime in Ihren Darm locken können, erfahren Sie im Praxisteil – ein bisschen Spannung darf ja auch im Sachbuch aufgebaut werden.

## DAS DARMEPITHEL – EINE SCHÜTZENDE MAUER

Unter der Schleimschicht liegen die Zellen des Darmepithels dicht an dicht wie die Steine einer Ziegelmauer. Der Mörtel, der das Ganze zusammenhält, besteht aus druckknopfartigen Verbindungen. Durch diese Tight Junctions, die „engen Verbindungen", werden die Zellen aneinandergeheftet. Diese eng verbundenen Darmzellen sind die eigentliche Grenze. Hier wird entschieden, was durch die Zellen in den Organismus geschleust wird und was nicht in den Körper darf. Doch Wind und Wetter können an einer Mauer nagen und ihre Stabilität beeinflussen. „Wind und Wetter" sind im Darm die falschen Keime, Schadstoffe und Entzündungen. Sind in der Arbeitertruppe des Darms zu viele Faulenzer enthalten, geht bei den Darmzellen irgendwann das Licht aus. Denn das Darmepithel ernährt sich von den kurzkettigen Fettsäuren, die fleißige Helfer im Gedärm ständig neu produzieren.

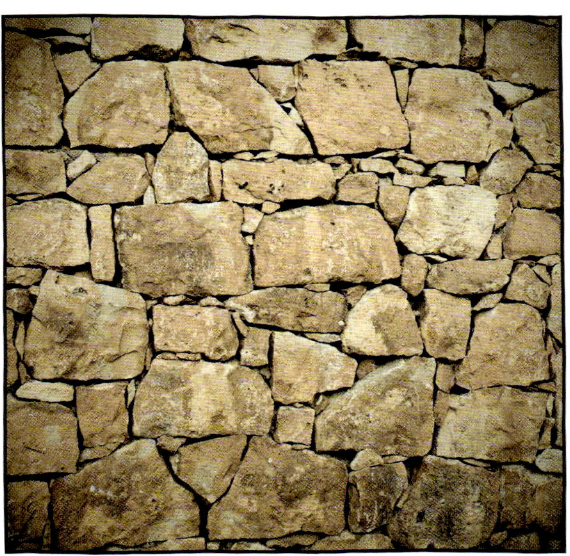

Die Darmwand ist wie eine Ziegelmauer aufgebaut.

Fehlt der Energienachschub, weil die Zusammensetzung der Darmflora ungünstig ist oder wir nicht das Richtige essen, werden die Zellen regelrecht ausgehungert. Sie verändern ihre Form und die Lücken zwischen den Zellen vergrößern sich. Dadurch öffnen sich die Tore der „Körperburg" ein wenig. Nun können auch größere „Fremdstoffe", der Experte nennt sie „Antigene", durch den Darm hindurchschlüpfen. Das können Nahrungsbestandteile sein oder auch Darmkeime. Aber ganz wehrlos stehen die Epithelzellen feindlichen Bakterien nicht gegenüber, denn sie verfügen über chemische Waffen, sogenannte Defensine. Das sind körpereigene Antibiotika. Die Darmzellen gesunder Personen produzieren diese Stoffe ständig in großen Mengen und geben diese antimikrobiellen Eiweißverbindungen in den

Darm ab. Dort regulieren die Abwehrstoffe die Anzahl der Mikroorganismen und wehren schädliche Bakterien, Viren und Pilze ab. Defensine schützen den Organismus auch vor den eigenen Bakterien und bestimmen so die Zusammensetzung der Darmflora. Die Produktion dieser Eiweißverbindungen kann bei Bedarf, zum Beispiel nach dem Genuss eines salmonellenverseuchten Tiramisus, rasch angekurbelt werden und so in manchen Fällen Schlimmeres verhindern.

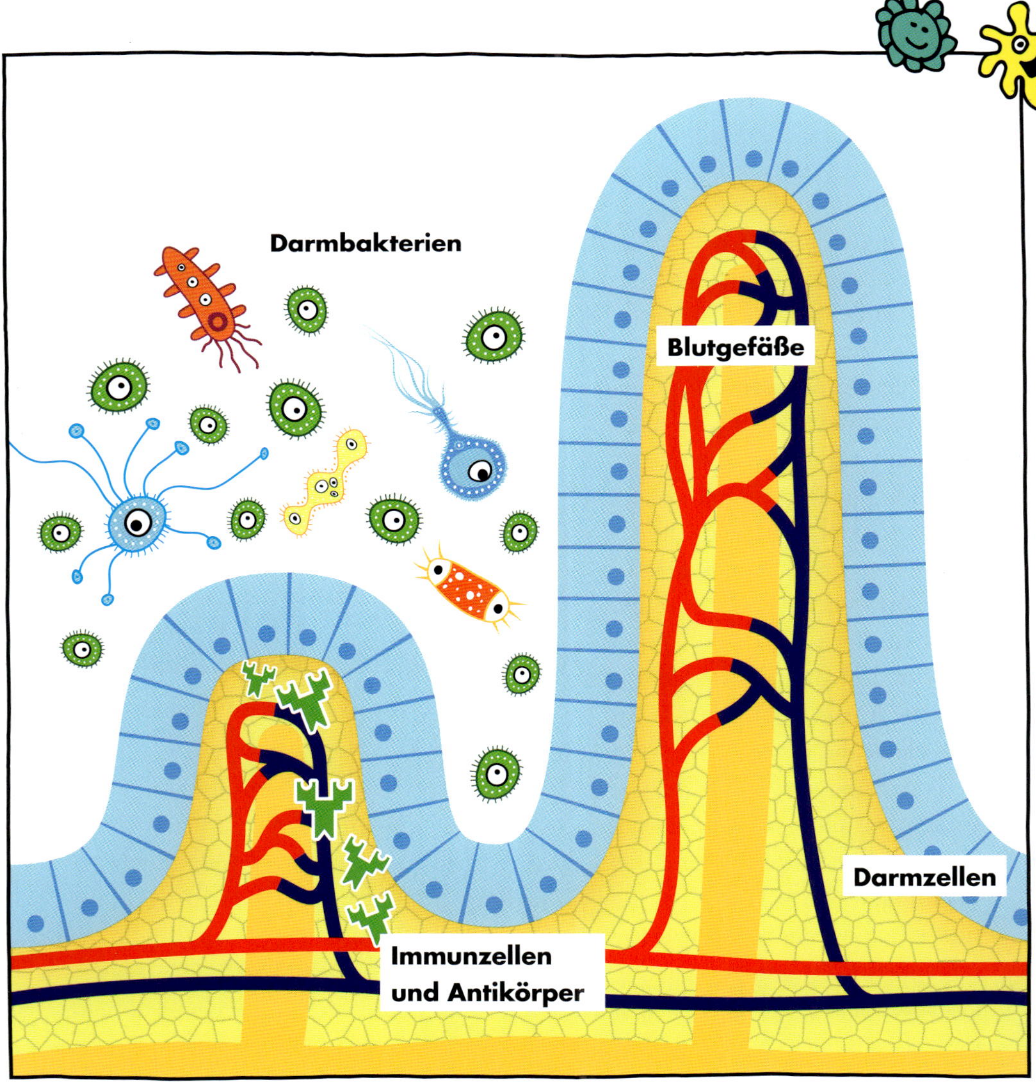


Darmbarriere

## AUFMERKSAME IMMUN-WÄCHTER

Das Headquarter der Abwehrkräfte sitzt im Darm. 70 bis 80 Prozent aller Immunzellen, die Abwehrstoffe produzieren und im Körper Infekte oder Krebszellen bekämpfen, sind hier stationiert. Das größte Abwehrorgan ist nämlich nicht die Milz oder der Thymus und es sind auch nicht die Lymphknoten, sondern der Darm hat hier die Krone auf. Der Darm ist ein großes Trainingslager für die jungen Abwehrzellen, denn hier bekommen sie schon mal alles gezeigt, was im Laufe des Lebens dem Körper gefährlich werden könnte. Durch den engen Kontakt zu Bakterien, Viren und Pilzen werden die Abwehrzell-Azubis in der Darmwand auf die Bekämpfung von Krankheitskeimen vorbereitet. Dadurch werden sie geschult und aktiviert. Die ständige Konfrontation bewirkt, dass die Abwehrkräfte stets wachsam bleiben. Durch eine abwechslungsreiche Darmflora können die körpereigenen Abwehrkräfte hervorragend trainiert werden. Da die Immunzellen nicht nur im Darm bleiben, sondern auch durch den Körper wandern und andere „Abwehrstationen" wie die Lymphknoten besuchen, werden die Informationen weitergereicht. Eine Infektion des Rachens oder

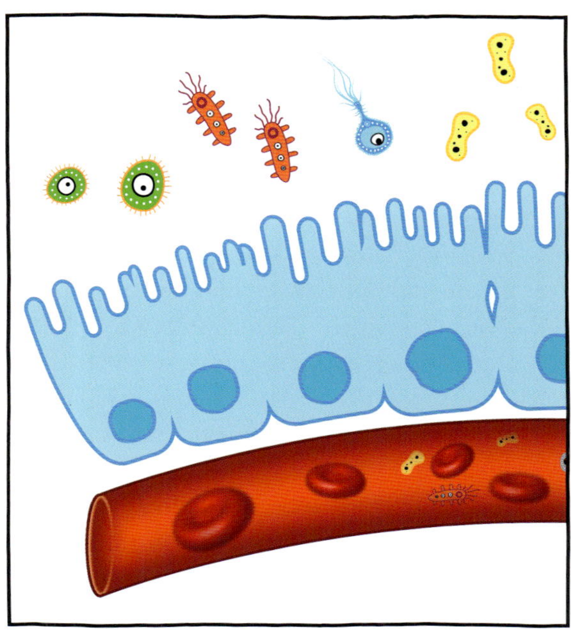

Gesunde Darmschleimhaut mit intakter Darmbarriere

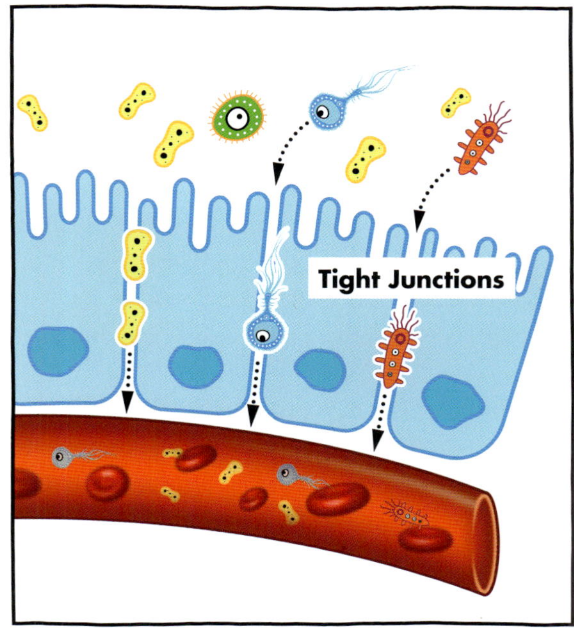


Entzündete Darmschleimhaut mit erhöhter Durchlässigkeit (Leaky Gut)

der Lunge kann dadurch im Ernstfall schneller bekämpft werden. Und über den Darm lässt sich das Immunsystem scheinbar auch hervorragend stärken. Besonders Profisportler sind aufgrund des harten Trainings oft sehr infektanfällig. Die richtigen Bakterien pushen deren Immunsystem und stärken die Abwehrkräfte. 30 neuseeländische Rugby-Profis erhielten täglich entweder eine Nahrungsergänzung mit vermehrungsfähigen Darmkeimen (Probiotika) oder ein wirkungsloses Scheinmedikament (Placebo). Gleichzeitig mussten sie acht Wochen Tagebuch führen und notieren, ob und, wenn ja, wie lange sie in dieser Zeit erkältet waren oder unter Magen-Darm-Infekten litten. Das Ergebnis: Mit den wirkungsvollen Darmkeimen erkrankte nur knapp die Hälfte der Rugby-Profis, ohne die wirkungsvollen Bakterien aber immerhin 80 Prozent. Mit Probiotika sank aber nicht nur die Häufigkeit der Infekte, sondern auch die Dauer. Infekte dauerten dann durchschnittlich nur dreieinhalb und nicht sechs Tage wie in der Placebogruppe. In der Grippezeit sollten Sie also nicht nur die Füße warm halten, sondern es auch den Keimen im Darm gemütlich machen. Denn was den Leistungssportlern guttut, bekommt auch den Couch-Potatoes.

Andere Untersuchungen kamen bei Langstreckenläufern und Radfahrern zu ähnlichen Ergebnissen: Weniger Infekte und kürzere Krankheitsdauer, wenn Probiotika eingenommen wurden. Diese Effekte konnte man unter anderem für die Bakterienstämme Lactobacillus rhamnosus und Lactobacillus casei feststellen.

Doch auch andere Personengruppen profitieren von einer Stärkung der Abwehrkräfte über den Darm. Laut der Deutschen Gesellschaft für Mukosale Immunologie und Mikrobiom (DGMIM) sinken bei Kindern durch den gezielten präventiven Einsatz von Probiotika Fieber und Husten. Bei Senioren und bei Schichtarbeitern gibt es Studien zufolge in der Gruppe der Probiotika-Konsumenten weniger Atemwegserkrankungen. Bei Auszubildenden der Feuerwehr wurde mit Probiotika die Dauer von Infekten reduziert.

Doch der Darm trainiert nicht nur die Immunzellen. Forscher vom Max-Delbrück-Centrum für Molekulare Medizin haben herausgefunden, dass bestimmte Immunzellen auch eine Vermittlungsfunktion zwischen Darm und Gehirn haben. Darauf kamen die Wissenschaftler, als sie bei Mäusen die Darmflora mithilfe hochdosierter Antibiotika ausschalteten. Prompt bildeten die Tiere weniger neuer Nervenzellen und deren Gedächtnis verschlechterte sich merklich. Gleichzeitig nahm die Zahl bestimmter Immunzellen im Gehirn ab. Diese speziellen Abwehrzellen sind notwendig, um neue Nervenzellen zu bilden und Gedächtnisinhalte im

Gehirn zu verankern. Spritzte man den Mäusen wieder diese Abwehrzellen oder baute die Darmflora auf, sprießten auch wieder die Hirnzellen. Dr. Susanne Wolf, die an der Studie beteiligt war, vermutet, dass eine Langzeitanwendung von Antibiotika über eine Schädigung der Darmflora auch dem menschlichen Gedächtnis schaden könnte. Entsprechende Untersuchungen dazu sind bereits geplant.

## DER DARM, EINE PERMANENTE BAUSTELLE

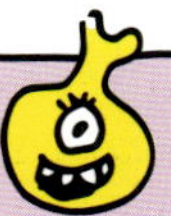

Unser gesamter Organismus erneuert sich pausenlos. Bis auf wenige Zellgruppen sind nach Tagen, Monaten oder Jahren alle Zellen einmal ausgetauscht. Unser Körper ist also eine Dauerbaustelle, ähnlich wie die A7 in den Sommerferien. Jede Sekunde sterben etwa 50 Millionen Zellen ab und werden durch neue ersetzt. Hierbei handelt es sich um Zellen, die beschädigt, nicht mehr funktionstüchtig oder alt sind. Sie werden einfach ausgetauscht, ohne dass dadurch der Betrieb des Körpers unterbrochen werden muss. Eine „Vollsperrung" für größere Reparaturen ist nicht vorgesehen. Die gezielte Beseitigung verbrauchter Zellen im gesamten Organismus bezeichnet man als Apoptose. Zwischen dem Absterben und der regelmäßigen Neubildung der Zellen besteht ein ausgewogenes Gleichgewicht. Ohne diese „Abfallentsorgung" hätten wir im Rentenalter knapp 2 Tonnen Knochenmark herum zu schleppen und unser Darm wäre auf eine Länge von 15 Kilometern angewachsen. Darm- und Blutzellen erneuern sich nämlich besonders schnell. Darmzellen sind beispielsweise einer hohen Belastung ausgesetzt und werden ständig abgeschliffen und durch neue ersetzt.

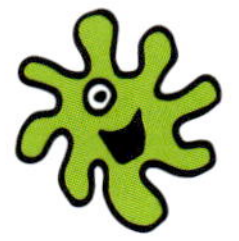

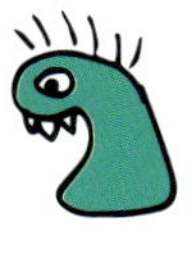

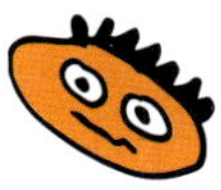

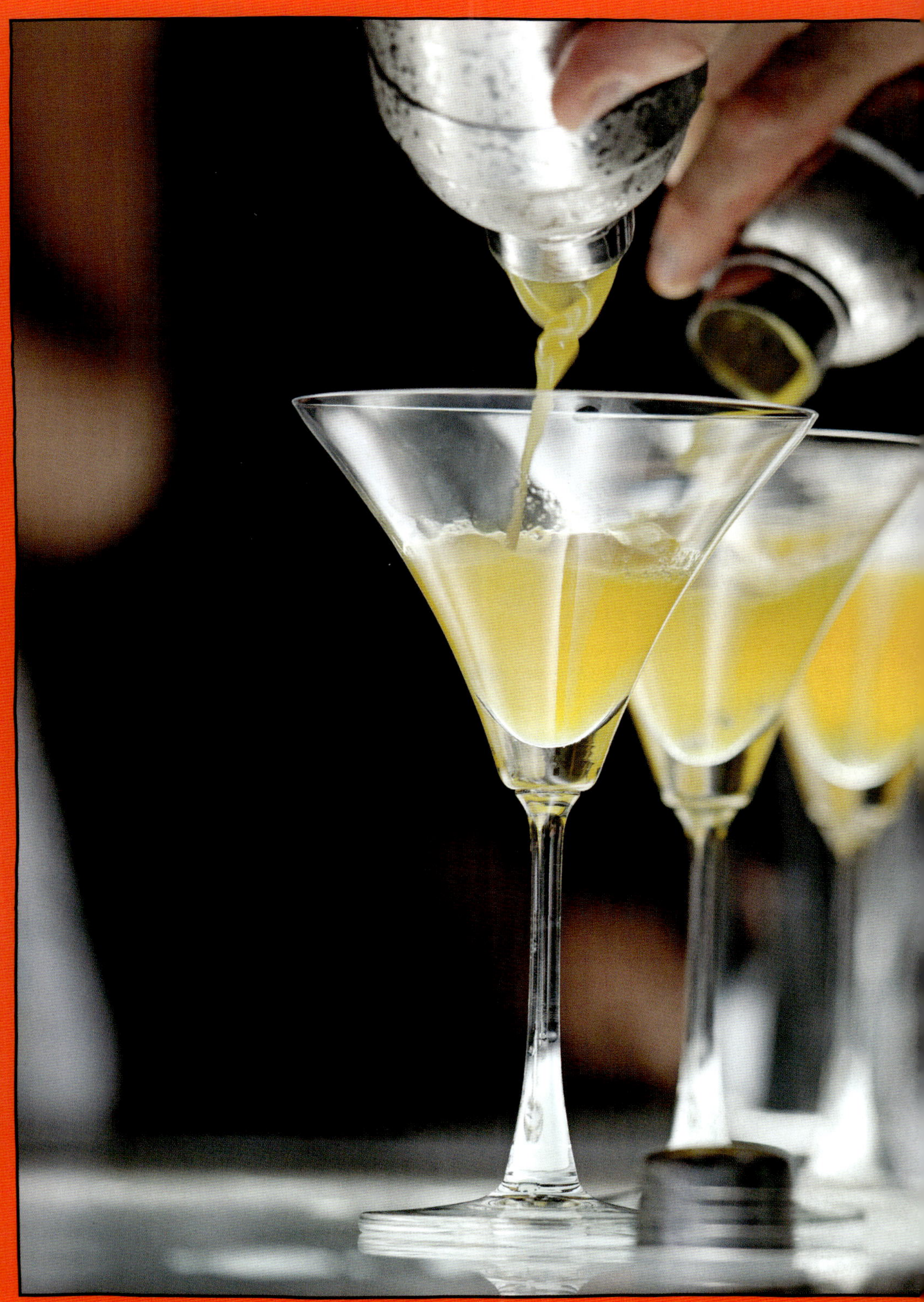

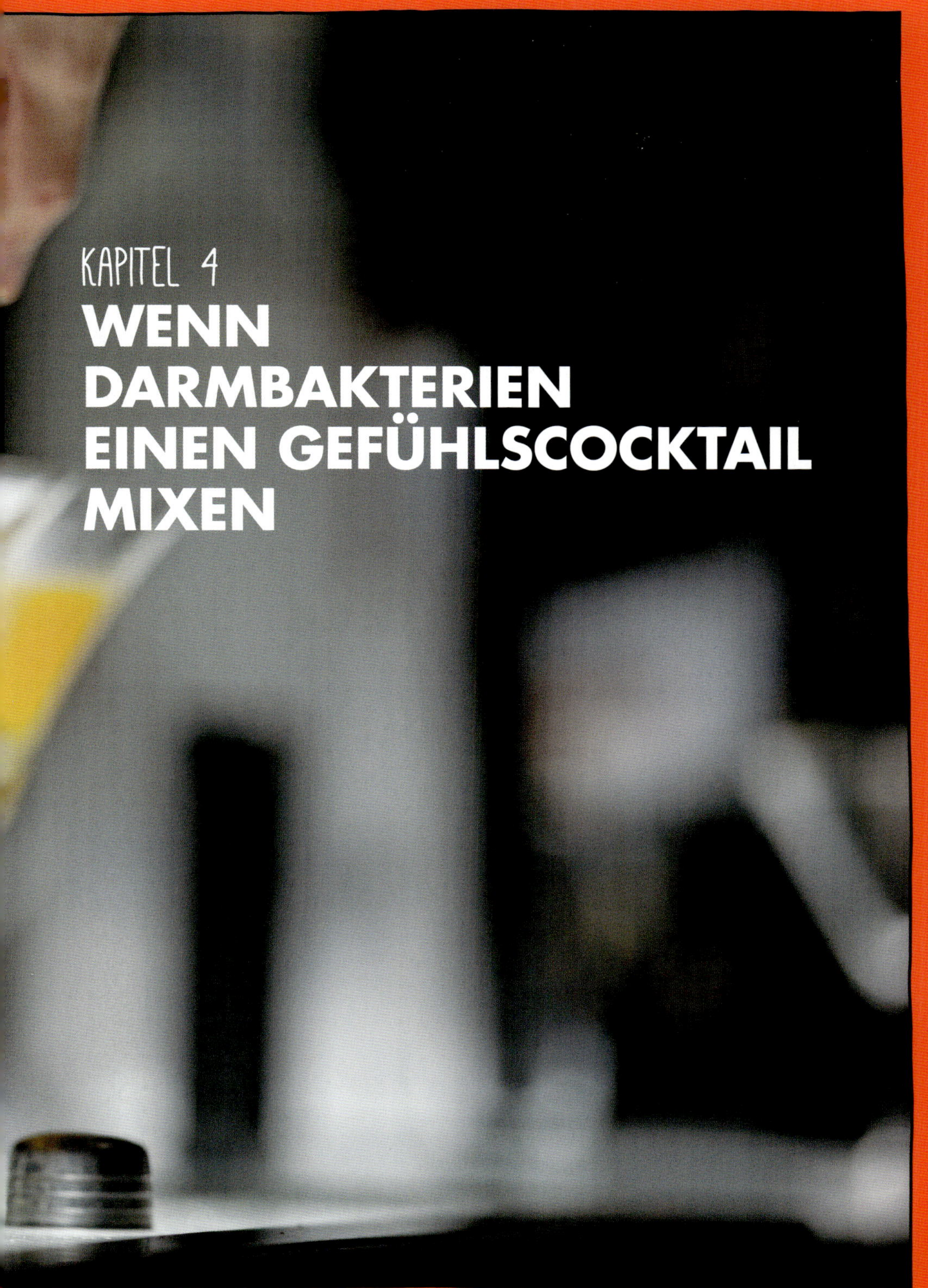

KAPITEL 4

# WENN DARMBAKTERIEN EINEN GEFÜHLSCOCKTAIL MIXEN

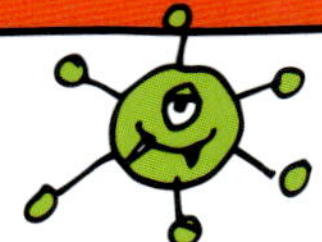

## DIE DARM-BRAUEREI

Darmbakterien können die Entwicklung des gesamten Nervensystems im Körper beeinflussen, die „Gehirnchemie“ steuern und mitentscheiden, wie wir Schmerzen empfinden, Stress verarbeiten oder auf unsere Mitmenschen zugehen. Sind die Bakterien zufrieden und gut versorgt, sind wir es auch. Gibt es jedoch Aufruhr im Darm, sind die Bakterien geschwächt oder angeschlagen, geht es auch uns nicht gut. Die Darmkeime sind das Bindeglied zwischen unserer Nahrung und den Zellen des Körpers, besonders den Nervenzellen. Was mit unserem Gehirn passieren kann, wenn im Darm etwas nicht rundläuft oder eine Keimart plötzlich die Oberhand gewinnt, zeigt die Geschichte eines 61-jährigen Texaners. Immer mal wieder lag er nämlich ziemlich betrunken in der Ecke, torkelte durchs Haus, sprach mit schwerer Zunge oder wirkte am Steuer mehr als unsicher. Der Senior stritt jedoch vehement ab, auch nur einen einzigen Tropfen Alkohol getrunken zu haben. Aber als dann im Krankenhaus ein Blutalkoholspiegel von 3,7 Promille festgestellt wurde, schien die Sache klar zu sein. Für 3,7 Promille muss man schon ziemlich viel trinken. Begonnen hatte der Spuk, als sich der Mann einer Fuß-OP unterziehen und anschließend für längere Zeit ein Antibiotikum einnehmen musste. Seitdem war der ältere Mann immer wieder wie aus heiterem Himmel voll wie eine Strandhaubitze.

Der Leidensweg hatte ein Ende, als ein Magen-Darm-Spezialist bei ihm das sogenannte Eigenbrauer-Syndrom (engl. Auto-Brewery Syndrome) vermutete. Bei einer Stuhluntersuchung entdeckte er nämlich den Keim Saccharomyces cerevisiae – besser bekannt als Bierhefe – im Stuhl des Patienten. Dieser Hefepilz machte im Darm des Texaners das Gleiche, was er normalerweise im Bierfass tut: Er vergärt Kohlenhydrate zu Alkohol. In seinem Bauch braute der Mann quasi sein eigenes Bier. Wie effektiv das die Bierhefen können, zeigte sich auch bei einem Test im Klinikum: Der Mann wurde isoliert, sein Zimmer und Gepäck gründlich durchsucht, um auszuschließen, dass er doch noch irgendwo heimlich Alkoholvorräte gebunkert hatte, und dann erhielt er kohlenhydrathaltige Mahlzeiten wie Brot, Nudeln oder Kuchen. Und siehe da: Mit jeder Mahlzeit stieg sein Alkoholpegel weiter an. Der Fall war gelöst. Mit einem Medikament gegen Pilze und einer gesunden Ernährung konnte der Patient geheilt werden. Wahrscheinlich hatte die lange Antibiotikatherapie dazu geführt, dass schützende Bakterien getötet wurden und sich dadurch der unerwünschte Hefepilz ausbreiten konnte. Das Beispiel zeigt recht eindrucksvoll, dass das, was im Darm geschieht, auch das Gehirn betrifft. Doch unser Darm kann nicht nur Bier brauen.

## DER BOTENSTOFF-COCKTAIL – VON KEIMEN GEBRAUT

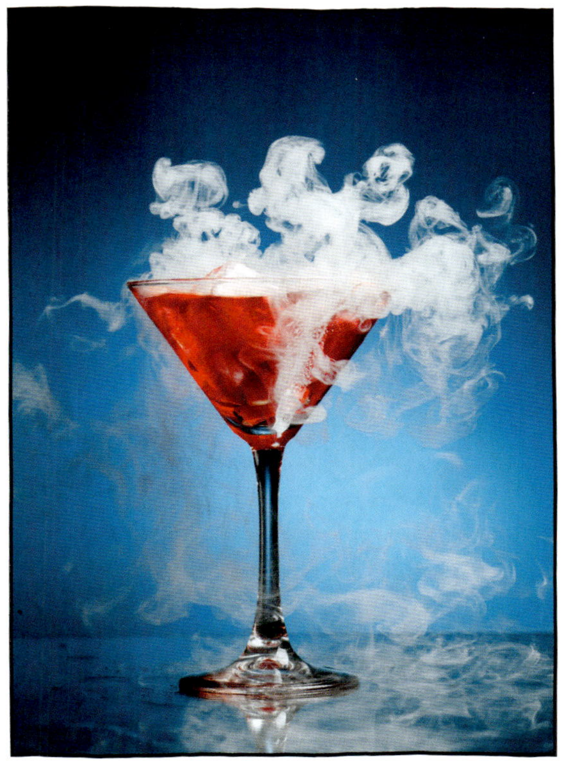

Was sich im Bauch zusammenbraut hängt vom Mix der Darmbakterien ab.

Obwohl Darmkeime nicht in direktem Kontakt mit den „grauen Zellen“ stehen, geben sie ihre Signale in Form von Botenmolekülen ins Blut ab und morsen dadurch wie ein Funker wichtige Informationen zum Gehirn, das diese chemischen Signale gut verstehen kann. Denn Darm und Hirn sprechen ja die gleiche „Botenstoff-Sprache“.

Um das Potenzial der Darmkeime in der Kommunikation zwischen Bauch und Hirn zu verstehen, haben Experten sich einiges einfallen lassen. Sie haben mit Antibiotika die gesunde Darmflora durcheinandergebracht und festgestellt, dass durch solche Störungen auch unsere Gefühlswelt ins Chaos gestürzt werden kann. Sie haben „gute Darmkeime“ verabreicht und gesehen, dass diese nicht nur den Darm heilen, sondern auch ein Pflaster auf die verletzte Seele kleben können. Die Wissenschaftler haben Stuhl von ängstlichen, draufgängerischen, aggressiven oder schüchternen Nagern verpflanzt und konnten damit auch deren Charaktereigenschaften transferieren – und sie haben nachgewiesen, dass uns so mancher Reisedurchfall nicht nur ein, zwei Tage Urlaub raubt, sondern uns auch längerfristig die Lebensfreude stehlen kann. All das zeigt, wie die Darmflora die Chemie des Gehirns und damit auch unser Verhalten beeinflusst.

Und unser Befinden, unsere Stimmung und unsere Emotionen sind tatsächlich reinste Chemie: Wenn es dunkel wird, macht uns Melatonin müde. Das Hochgefühl nach dem Sport verdanken wir Dopamin und Serotonin und wenn wir unseren Schatz in die Arme nehmen und uns sicher und geborgen fühlen, nennen Romantiker das Liebe, rationale Menschen nennen es Oxytocinausschüttung.

Unser Darm lässt sich nämlich mit einer riesigen Fabrik vergleichen. Die darin hausenden Mikroben sind nicht nur zur Herstellung von Alkohol in der Lage, sondern synthetisieren auch Fettsäuren, Vitamine, Sättigungshormone, Glücksbotenstoffe oder Entzündungsförderer. Diese „Chemikalien" nutzt das Gehirn, um unser Gedächtnis, unsere Emotionen und unsere Stimmung zu regulieren. Was in dem großen Bioreaktor brodelt, hängt davon ab, was wir essen und von welchen Bakterienstämmen der Darm besiedelt wird. Die Ausgangsstoffe kommen von unseren Tellern. Der Darm verbindet quasi den Kochtopf mit dem Gehirn. Das Mikrobiom produziert tagtäglich zahlreiche Substanzen, die uns nutzen oder schaden können.

Ist das Gleichgewicht im Darm gestört, kann es auch passieren, dass zu wenig nützliche, der Psyche schmeichelnde Substanzen in den Körper gelangen und gleichzeitig zu viele unglücklich und unzufrieden machende Botenstoffe, schädliche Substanzen und Entzündungsmediatoren produziert werden. Mangelt es uns an bakterienfreundlichen Ballaststoffen auf dem Teller, machen wir zu häufig von Antibiotika Gebrauch oder halten wir unser Heim mit Desinfektionsmitteln keimarm, nimmt die Vielfalt unserer Darmflora kontinuierlich ab. Sind die „Glückskeime" dezimiert, produziert der Darm plötzlich Stoffe, die uns nicht guttun. Das ist fatal, denn Denken und Fühlen funktioniert nur mithilfe von Botenstoffen.

Oft machen wir es uns gar nicht recht bewusst, welchen Einfluss diese winzigen Botenstoffe, Hormone und Signalmoleküle, die nicht nur im Darm, sondern auch von anderen Drüsen gebildet werden, auf unsere Stimmung und unser Befinden haben. Doch sie steuern den gesamten Körper. Eine Schilddrüsenüberfunktion macht uns nervös und ruhelos. Produziert die kleine Drüse am Hals aber zu wenige Schilddrüsenhormone, werden wir hingegen träge und antriebslos. Wenn es uns im Winter am Glückshormonen mangelt, werden wir müde, unleidlich und depressiv. Strahlen uns im März aber die ersten Sonnenstrahlen ins Gesicht, kurbelt der Organismus die Serotoninproduktion wieder an und obwohl die Arbeit im Büro immer noch genauso langweilig ist, die Kollegen immer noch die gleichen Drückeberger sind, ist uns das plötzlich ziemlich egal – die Welt erscheint uns bunter, heller, fröhlicher. So ähnlich lassen sich auch die Einflüsse der Darmbakterien erklären. Produzieren diese Miesepeterhormone und Motzstoffe, sind wir schlecht drauf. Mixen sie uns aber ein Gebräu aus Zufriedenheitstransmittern, Glückssubstanzen und Optimismusessenzen sind wir lustig, mutig, zufrieden und glücklich. Unser komplexes Verdauungssystem ist so mächtig, dass es unsere Emotionen, unser Schmerzempfinden und sogar unser soziales Miteinander und so manche wichtige Entscheidung beeinflussen kann.

Viele Wissenschaftler sehen den Darm und seine Bakterien inzwischen als ein eigenständiges hormonproduzierendes Organ an. Doch anders als die üblichen Hormondrüsen, die nur ein oder höchstens ein paar wenige Hormone bilden können, hat die Chemiefabrik im Darm das Potenzial, Hunderte solcher Botenstoffe zu synthetisieren.

## GLÜCKSKEKSFABRIK IM DARM

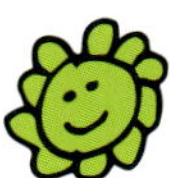

In der „Glückskeksfabrik des Darms“ brodelt so manches Hormonsüppchen, das wir nicht auf Anhieb mit dem Gedärm in Verbindung bringen würden. So ordnen wir das Glückshormon Serotonin vor allem dem Gehirn zu, denn dort bewirkt es Wohlbefinden und Zufriedenheit und verbessert gleichzeitig die Konzentration. Doch der Eiweißbaustein Tryptophan ist der notwendige Ausgangsstoff für die Produktion des Glückshormons und dieser Grundstoff kommt aus dem Darm. Tryptophan gelangt über das Blut zum Oberstübchen und kann hier sehr gut die Blut-Hirn-Schranke überwinden. Nur wenn der Darm ausreichend Tryptophan bildet, kann das Gehirn diesen Grundstoff für die eigene Serotoninproduktion nutzen und unsere Stimmung aufhellen. Menschen, die unter Depressionen leiden, mangelt es oft nicht nur am Glückshormon Serotonin, sondern sie haben auch weniger zufrieden machendes Tryptophan im Blut als Gesunde. Das konnten japanische Wissenschaftler kürzlich feststellen.

Manipuliert man die Zusammensetzung des Mikrobioms, verändert sich dadurch auch die Konzentration der Aminosäure Tryptophan im Blut. Stress, Darmentzündungen oder Störungen der Darmflora senken den Tryptophanspiegel und können dadurch Depressionen begünstigen. Im Tierversuch ließ sich die Menge dieser stimmungsaufhellenden Aminosäure deutlich erhöhen, wenn die zuvor keimfrei lebenden Mäuse einen bestimmten Keim, nämlich Bifidobacterium infantis, erhielten. Dieser Bakterienstamm ist auch wichtiger Bestandteil der menschlichen Darmflora.

Welcher Hormoncocktail letztendlich in der Botenstofffabrik des Darms zusammengebraut wird, hängt also vor allem von der Mixtur der Bakterien ab und von dem, was wir essen. Zukünftig ist es vielleicht möglich, bei Depressionen und anderen psychischen Erkrankungen auf Medikamente zu verzichten oder zumindest deren Dosis zu reduzieren und dafür auf die Hilfe der Untermieter im Darm und deren Tryptophanproduktion zu setzen.

## GLÜCK KANN MAN ESSEN

Wie schön ist es, sich nach einem leckeren Teller Nudeln und einem guten Glas Rotwein wohlig auf der Couch zusammenzurollen! Wie unangenehm ist es, mit knurrendem Magen in der Schule oder im Büro zu sitzen … Die Konzentration ist dahin, die Stimmung im Keller. Aus Erfahrung weiß jeder von uns, dass das, was wir essen, ohne Frage unser Gemüt beeinflusst. Unser Gehirn wird nämlich exakt darüber informiert, was in den Magen kommt, und es reagiert darauf innerhalb kürzester Zeit. Selbst der Füllungszustand des Magens kann unser Verhalten bestimmen. Erst kürzlich hat man herausgefunden, dass wir mit leerem Magen unter dem Einfluss von Hungerhormonen viel riskantere Entscheidungen treffen, als wenn wir gut gesättigt sind.

Mit neuen Erkenntnissen über unsere Mitbewohner wächst der Verdacht, dass unsere Gemütsverfassung auch davon abhängt, welche Mikroben im Darm durch unsere Mahlzeiten gefördert werden. In einer französischen Studie mussten 50 gesunde Personen täglich einen Fruchtriegel essen. Bei der einen Hälfte der Probanden enthielt der Snack probiotische Keime. Vier Wochen später fühlten sich die Teilnehmer, die täglich eine Portion Bakterien im Riegel hatten, glücklicher, zufriedener und weniger wütend.

Dass Emotionen nicht nur von den aktuellen Umständen abhängen, zeigt auch ein anderes interessantes Experiment: Das Team um Lukas Van Oudenhove untersuchte den Zusammenhang zwischen Essen und der Stimmung, die traurige Musik oder traurige Bilder verursachen können. Die Versuchspersonen bekamen über einen Schlauch entweder Fettsäuren oder eine Kochsalzlösung direkt in den Magen geträufelt. Dadurch war es für die Probanden unmöglich zu schmecken oder zu riechen, was sie zu sich nahmen. Gleichzeitig hörten die Versuchsteilnehmer entweder traurige oder neutrale Musik und bekamen entweder Fotos von Menschen mit einem traurigen oder einem neutralen Gesichtsausdruck gezeigt. Mittels Computertomografie wurde die Reaktion des Gehirns beobachtet. Bekamen die Teilnehmer schnöde Kochsalzlösung eingeflößt, hörten sie traurige Musik und bekamen sie die Bilder unglücklicher Menschen gezeigt, rutschte ihre Stimmung in den Keller. Floss aber die fetthaltige Lösung in den Magen, dann hob das die Laune signifikant an und die Hirnareale zeigten ein anderes Verarbeitungsmuster. Selbst ein trauriges Umfeld konnte dann die Stimmung nicht mehr so stark trüben. Kommt uns das bekannt vor? Aber ja doch! Bei Liebeskummer, Ärger mit dem Chef oder schlechtem Wetter sind Chips, Schoko, Sahneeis und Vanillepudding die besten Antidepressiva.

Magerquark, Möhren und Äpfel können uns dann gestohlen bleiben. Fett im Essen macht uns zumindest kurzfristig von innen heraus glücklich und puffert Ängste, Sorgen und Traurigkeit ab. Warum das so ist, darüber rätseln die Experten noch. Viele unserer Verhaltensweisen sind ja in der grauen Vorzeit, in der Höhlenbären und Steinäxte zum Tagesgeschäft gehörten, verankert. Schlechte Emotionen wiesen damals wahrscheinlich auf die wirklichen Probleme wie Hungersnöte oder drohende Gefahren hin. Da man nie genau wusste, wann es wieder was zu essen geben würde, war es wahrscheinlich eine sinnvolle Maßnahme, etwas Nahrhaftes im Bauch zu haben. Und deshalb hebt auch heute noch bei Stress, Ärger und Problemen fettes Essen die Laune – zum Leidwesen aller Figurbewussten. Doch der Effekt scheint nur kurzfristig zu wirken. Offensichtlich steigern auf Dauer nämlich Junkfood ebenso wie sehr zuckerhaltige Lebensmittel das Risiko, an Depressionen zu erkranken. So sollen gesättigte Fettsäuren und Transfette, die in Burger, Fertigpizza und Co. enthalten sind, Depressionen um bis zu 48 Prozent wahrscheinlicher machen. Das ergab eine spanische Studie. Auch Weißbrot, Limo und Pudding, also Nahrungsmittel mit leicht verdaulichen Kohlenhydraten, stehen jetzt unter Verdacht, die Stimmung nach unten zu ziehen. US-amerikanische Forscher haben in einer Untersuchung an über 70.000 Frauen herausgefunden, dass Süßigkeiten, Fast Food und Fertiggerichte nicht nur auf die Taille, sondern auch aufs Gemüt schlagen. Und natürlich beeinflusst das, was wir essen, die Zusammensetzung der Darmbakterien – und die rühren dann auch noch ganz munter in unserer Psyche herum.

## ZUFRIEDEN UND SATT

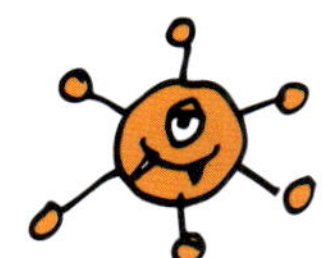

Diese beiden Begriffe gehören in unserem Sprachgebrauch irgendwie eng zusammen. Und mithilfe der Vorgänge im Darm kann man erneut erklären, warum das so ist. Nur wenn unsere Bakterien satt sind, sind wir es auch. Studienteilnehmer erhielten entweder Kapseln mit 16 Gramm „Bakterienfutter" (unverdauliche Kohlenhydrate) oder 16 Gramm einer Substanz, die schon weiter oben im Dünndarm komplett verdaut wurde und so nicht bis zu den Bakterien gelangte. Bekamen die Testpersonen die Kapseln mit Bakterienfutter, aßen sie weniger. Der Grund: Erhalten die Darmkeime genug Nahrung, die ihnen schmeckt, bilden sie interessante Stoffe. Einer davon ist Peptid YY, was so viel wie „Eiweiß YY" bedeutet. Obwohl dieses Sättigungshormon einen wenig einfallsreichen Namen hat, ist seine Wirkung auf jeden Fall spektakulär. Peptid YY ist ein Hormon, das im Darm gebildet und dann zum Gehirn befördert wird. Dort dockt es in bestimmten Regionen an und meldet an unser Gehirn, dass wir keinen Hunger mehr haben, sondern pappsatt sind. Wir essen automatisch weniger. Alleine das präbiotische Bakterienfutter in den Kapseln (wir finden diese Präbiotika auch in unserer Nahrung) löste eine ganze Kaskade wünschenswerter Effekte aus: Im Blut der Teilnehmer stieg nicht nur das Sättigungshormon Peptid YY deutlich an, gleichzeitig sank auch das Hungermacher-Hormon Ghrelin. Schon nach wenigen Tagen stellten die Teilnehmer erstaunt fest, dass sie schneller satt waren. Innerhalb von einigen Wochen nahmen – ausgelöst von einer Änderung der Darmflora – Fettanteil, Body-Mass-Index, Taillen- und Hüftumfang ab.

Fehlt der Botenstoff, stellt sich kein Sättigungsgefühl ein. Veränderte man die Hormonproduktion bei Mäusen so, dass sie nicht mehr in der Lage waren, Peptid YY zu bilden, wurden sie innerhalb kürzester Zeit übermäßig dick. Doch Peptid YY hat noch eine weitere angenehme Eigenschaft: Es macht uns psychisch stark, zufrieden und widerstandsfähig. Fehlt es, sinkt die Stressresistenz. Mäuse wurden ängstlich und stressanfällig, wenn Forscher durch eine genetische Veränderung das Darmhormon Peptid YY entfernten. Sie gaben in Tests schneller auf und zeigten depressives Verhalten. Werden unsere bakteriellen Freunde hingegen gut mit dem versorgt, was ihnen schmeckt, sind auch wir satt und zufrieden und können den Anforderungen, die das Leben an uns stellt, besser standhalten. Das zeigt wieder einmal, wie gut Darm und Gehirn zusammenarbeiten.

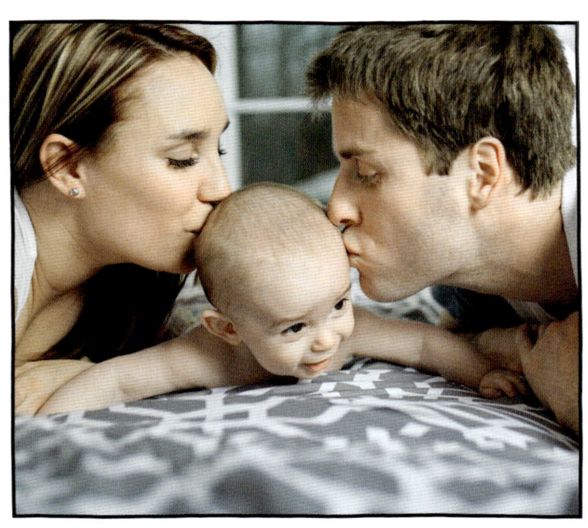

Liebe, Zuneigung und Sorge – alles eine Frage der Hormone?

## KOMM KUSCHELN, KEIM!

Oxytocin ist eine Wunderdroge, die der Körper selber produziert. Der Künstlername dieses Botenstoffs lautet „Kuschelhormon“, denn das Hormon ist der Kitt, der zwischenmenschliche Beziehungen zusammen hält. Oxytocin schafft Vertrauen, das unser Zusammenleben erleichtert. Wir vertrauen unseren Eltern, dem Partner, dem Piloten, in dessen Maschine wir steigen, und dem Chirurgen, der uns operiert. Der Botenstoff nimmt Angst und schafft Bindung. Gebildet wird dieser wunderbare Botenstoff im Gehirn. Doch angeregt werden kann die Produktion dieses Hormons durch die richtigen Darmbakterien. Der Milchsäurebakterienstamm Lactobacillus reuteri ist in der Lage, aus dem Darm heraus über den Nervus vagus die Produktion des Kuschelhormons anzuregen. Das hat zumindest im Tierversuch funktioniert. Aber vieles deutet darauf hin, dass auch wir mit den richtigen Keimen zu sozialeren und liebevolleren Menschen werden.

## SUPERSTOFFE – VON BAKTERIEN PRODUZIERT

**Diese Botenstoffe kommen (auch) aus dem Darm:**

* Serotonin – macht glücklich, wichtig für die Darmtätigkeit
* Tryptophan – Serotonin-Baustein, wichtig, um im Gehirn ausreichend Glücksbotenstoffe zu bilden
* Oxytocin – Kuschelhormon, fördert soziales Verhalten und Bindung an andere Menschen
* Melatonin – Schlafhormon, wichtig für eine erholsame Nacht
* GABA (Gamma-Aminobuttersäure) – beruhigender Botenstoff, lässt Körper und Geist zur Ruhe kommen
* Peptid YY – Sättigungshormon, das gleichzeitig die Stressresistenz erhöht und uns zufriedener macht

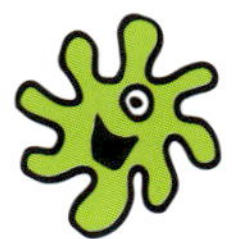

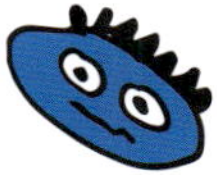

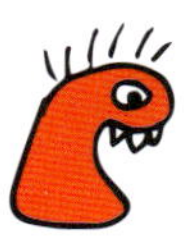

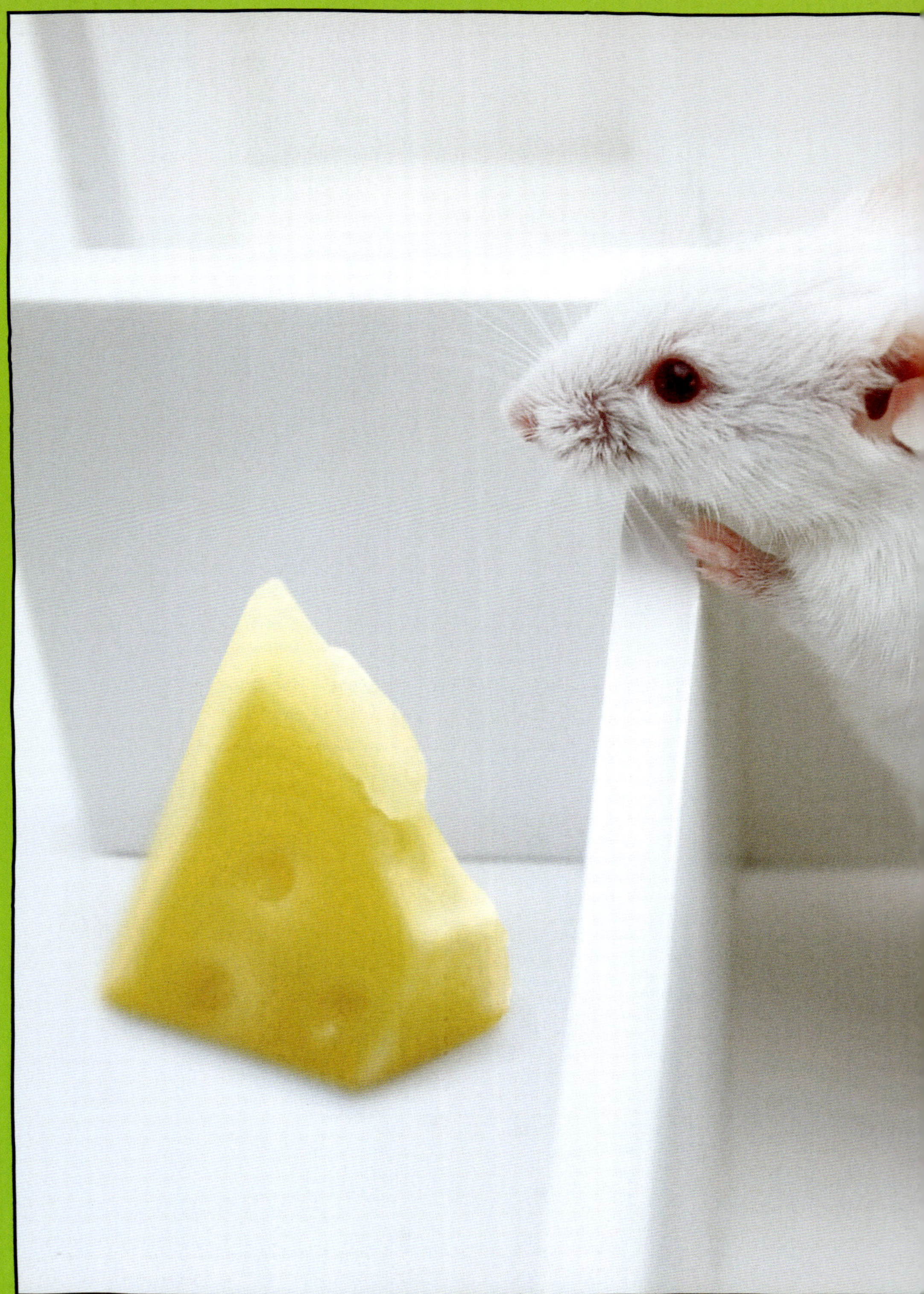

KAPITEL 5

# BAKTERIENGESTEUERTES VERHALTEN

## DRAUFGÄNGERISCHE MÄUSE UND ÄNGSTLICHE RATTEN

Der Darm ist also in der Lage, mittels Botenstoffen und Nervenimpulsen einen Emotionscocktail zu mixen. Das lässt sich noch verstehen. Doch fast unglaublich ist die Tatsache, dass man durch eine Stuhltransplantation, also die Übertragung einer Stuhlportion mit den darin enthaltenen Keimen von einem Lebewesen auf das andere, auch deren Verhalten mitverpflanzt. Können wir uns zukünftig also Seminare und Therapien schenken, die unser Selbstbewusstsein stärken, unsere impulsive Art zügeln oder uns unsere Ängstlichkeit nehmen sollen? Liegt der Schlüssel zu typischen Angewohnheiten und Verhaltensweisen alleine im Kot? Einige Beobachtungen scheinen das zu bestätigen.

Ändert man im Darm von Versuchstieren das fein abgestimmte Gleichgewicht zwischen nützlichen und krankheitserregenden Bakterien, ändert sich auch deren Verhalten. Sie werden entweder zu Feiglingen oder zu Draufgängern. Alleine durch eine Stuhlübertragung ist ein „Persönlichkeitstausch" möglich: Pflanzt man von Natur aus ängstlichen und zurückhaltenden Nagern die Darmkeime besonders mutiger, waghalsiger und aggressiver Artgenossen ein, werden schon nach kurzer Zeit die scheuen Mäuse zu furchtlosen Entdeckern. Gleichzeitig mit der Änderung der Darmbakterien ließen sich auch chemische Veränderungen in zwei Gehirnstrukturen, die für unsere Emotionen verantwortlich sind, nachweisen. Diese beiden Hirnregionen haben klingende Namen. Die eine ist die Seepferdchenregion, der sogenannte Hippocampus, die andere der Mandelkern, die Amygdala. Mit den neuen Darmkeimen bildeten die Nager nun mehr Botenstoffe, die vor Depressionen schützen und das Wachstum der Nervenzellen günstig beeinflussen.

Nicht immer ist die Verpflanzung des Darmmikrobioms in seiner Gesamtheit notwendig, um das Verhalten zu beeinflussen. Der texanische Mikrobiologe Mark Lyte gab Labormäusen eine sehr geringe Dosis des Bakteriums Campylobacter jejuni. Plötzlich mieden die Mäuse belichtete Stellen in einem Labyrinth – ein untrügliches Zeichen, dass die Tiere plötzlich vorsichtiger und ängstlicher wurden. Auch Menschen können sich mit dem Bakterium infizieren, wenn sie zum Beispiel schlecht durchgegartes Fleisch oder Rohmilch verzehren. Heftigste Bauchschmerzen, Durchfälle und Fieber können dann die Folgen sein. Vielleicht kann aber auch bei Menschen der Kontakt mit diesen, den Geist beeinflussenden Keimen Veränderungen im Verhalten bewirken.

Im Körper ist selten etwas einseitig. So können uns die falschen Bakterien zwar ängstlicher und zurückhaltender machen, während uns andere Keime Mut und Zuversicht geben. Um das zu überprüfen, wurden Mäuse an die Grenzen dessen gebracht, was eine Maus gerade noch so ertragen kann, und dadurch unter massiven Stress gesetzt. Zum Beispiel hielten sich die Nager in einer Kiste auf, die eine dunkle und eine sehr hell erleuchtete Kammer hatte. Jetzt kam es darauf an, wie oft sie sich in den hellen, Angst einflößenden Teil der Box trauten. Das werteten die Versuchsleiter als Zeichen für Mut und geringe Ängstlichkeit.

Noch härter war der Schwimmtest – Tierfreunde werden jetzt aufschreien. Mit diesem Verfahren testet man Motivation, Durchhaltevermögen oder Neigung zu Depressionen und schneller Aufgabe. Die Nager müssen mehrere Minuten in einer mit Wasser gefüllten Schüssel um ihr Leben schwimmen. Sie können weder den Boden berühren noch an den glatten Wänden hochkrabbeln. Forscher beobachten, wie sehr die Maus bereit ist, um ihr Leben zu kämpfen, und wann die Maus „das Handtuch wirft" – und zwar sowohl mit als auch ohne „Darmbakteriendoping". Erhielten Nager einen bestimmten Stamm Milchsäurebakterien (Lactobacillus rhamnosus, Lactobacillus helveticus, Bifidobacterium longum), wurden sie mutig. Sie liefen öfters ins Licht und kämpften im Schwimmtest sehr entschlossen. Auch ihre Stresshormonspiegel stiegen nicht so stark an wie bei ihren Käfiggenossen, die diese Mutmacher-Keime nicht erhielten. Wurde jedoch die Verbindung zwischen Darm und Hirn – der Vagusnerv – bei den Nagern durchtrennt, konnten sie so viele Anti-Angst-Bakterien futtern, wie sie wollten. Der Zuwachs an Mut blieb aus, denn der Darm konnte jetzt nicht mehr beruhigend auf den Kopf einwirken. Offenbar muss der Vagusnerv intakt sein, damit freundliche Keime im Darm beruhigend auf das Hirn einwirken können. Damit scheint der Beweis erbracht zu sein, dass zumindest im Tierreich der Bauch das Verhalten ganz entscheidend beeinflussen kann.

Nicht immer lassen sich die Ergebnisse von Tierversuchen auch auf den Menschen übertragen. In diesem Fall hat das aber super funktioniert. Erhielten Studienteilnehmer 30 Tage lang die gleichen Keime wie die Mäuse, nämlich Lactobacillus helveticus und Bifidobacterium longum, nahmen auch bei ihnen Ängste ab, Stress wurde als weniger schlimm empfunden, depressive oder feindselige Gedanken nahmen ab und der Stresshormonspiegel sank, während sich in der Placebogruppe nichts änderte. Offensichtlich beeinflusst unser Mikrobiom die Art und Weise, wie wir Emotionen verarbeiten.

## SCHÜCHTERN, WILD ODER DRAUFGÄNGERISCH? EINE STUHLPROBE GIBT AUSKUNFT

Mäuse zeigen je nach Zusammensetzung ihrer Darmflora ein anderes Verhalten. Doch wie sieht das bei uns Menschen aus? Hängt die Entscheidung, ob wir in den Ferien einen Drachenflug-Kurs oder einen Häkel-Workshop besuchen wollen, gar nicht von unseren Vorlieben ab, sondern von der Komposition unserer Darmkeime? Offensichtlich sind tatsächlich nicht nur Erbanlagen oder Erziehung für unser Temperament verantwortlich. Wissenschaftler der Ohio State University fanden kürzlich heraus, dass auch die Darmbakterien mitmischen, wenn Kinder (und wahrscheinlich auch Erwachsene) draufgängerisch oder schüchtern, egozentrisch oder introvertiert sind. Dazu untersuchten sie die Stuhlproben von 77 Kleinkindern im Alter von 18 bis 27 Monaten. Gleichzeitig mussten die Mütter einen Fragebogen zum Verhalten ihrer Sprösslinge ausfüllen. Das Ergebnis überrascht: Je vielfältiger die Darmflora war, desto friedlicher, weniger impulsiv, besser gelaunt und sozialer waren die Kinder. Bei Jungen ließ sich ein Zusammenhang zwischen extrovertierten Kindern und der Häufigkeiten bestimmter Mikroben im Darm (vor allem solche aus der Rikenella- und Ruminococcus-Familie) nachweisen. Bei Mädchen hingegen bewirkte eine einseitige Darmbesiedelung mit vielen Rikenella-Bakterien ein eher ängstliches Verhalten verglichen mit den Mädels, deren Darmbewohner vielfältig waren. Jedoch waren die Girls mit der eher eintönigen Darmflora in der Lage, sich sehr fokussiert mit einer Sache zu beschäftigen. Auch hier zeigt sich, dass die Darmflora auch bei uns Menschen offensichtlich das Gehirn mitformt und über die Ausschüttung von aktivierenden, beruhigenden oder glücklich machenden Botenstoffen unsere Gefühlslage und unser Temperament beeinflussen kann.

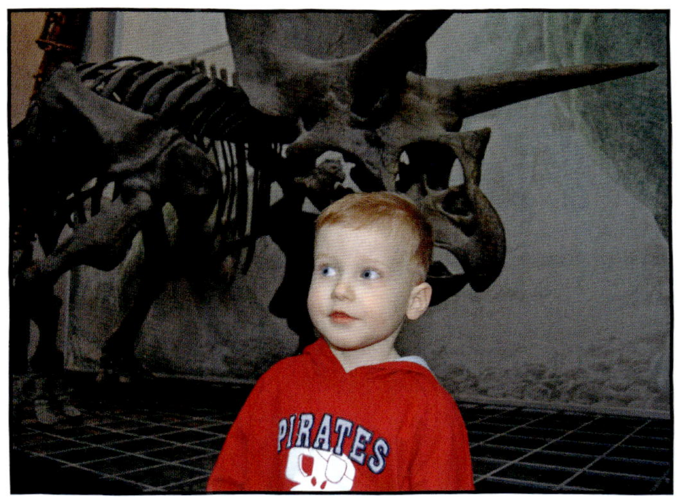

Die richtigen Darmbakterien machen neugierig und aufgeschlossen.

## TOXOPLASMEN STEUERN MENSCHEN UND MÄUSE INS VERDERBEN

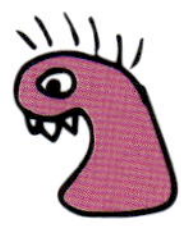

Dass unsere Darmbakterien so viel mitzureden haben und sich auch in unsere Gefühlswelt einmischen, mag manchem komisch erscheinen. Richtig gruselig wird es aber, wenn man sich vorstellt, was manche Parasiten, die wir mit der Nahrung aufnehmen, in unserem Hirn anstellen. Am Beispiel der Toxoplasmose lässt sich das eindrucksvoll zeigen. Diese Krankheit befällt vor allem Katzen und nur in ihnen kann sich der Erreger vermehren. Um möglichst schnell in möglichst viele Katzen zu gelangen, greift der Toxoplasmoseerreger Toxoplasma gondii in die Trickkiste und macht Mäuse zu willenlosen Zombies. Mäuse sind ein wichtiger Zwischenwirt für den Parasiten. Sie sorgen für die Verbreitung des Erregers, wenn die infizierten Mäuse von Katzen gefressen werden. Und hier manipuliert der Mikroorganismus das Verhalten der Mäuse auf fast unheimliche Art und Weise: Hat sich der Parasit im Gehirn der Mäuse eingenistet, übernimmt er die Kontrolle über das Verhalten der Maus und macht aus ihnen ein Selbstmordkommando: Mäuse werden draufgängerisch, verlieren plötzlich ihre Angst vor Katzen, ja sie fühlen sich von den Stubentigern geradezu magisch angezogen. Ihre natürliche Angst vor dem Geruch von Katzenurin weicht plötzlich einer Vorliebe für diesen „Duft", und so werden sie zu einer leichten Beute. Der Parasit hat damit sein Ziel erreicht: Die Maus wird gefressen und die Katze ist infiziert.

Auch Menschen stecken sich oft mit Toxoplasmose an. Etwa jeder Dritte trägt den Erreger in sich. Interessanterweise steuert diese kleine Mikrobe dann auch das menschliche Verhalten und verändert die Persönlichkeit der Infizierten. Männer werden beispielsweise misstrauischer, aggressiver, unvorsichtiger und risikobereiter. Männer, die mit Toxoplasmose-Parasiten infiziert sind, haben beispielsweise ein 2 ½-fach höheres Risiko, in einen Autounfall verwickelt zu werden.

Doch wie machen die Toxoplasmoseerreger das? Die Parasiten setzen sich in Zysten an den Nervenzellen und deren Stützgewebe, den Gliazellen, fest. Ein Team um den Wissenschaftler Glenn McConkey von der University of Leeds wies nach, wie die manipulativen Parasiten die Hirnchemie beeinflussen: Sie regen die Bildung des wichtigen Schlüsselbotenstoffs Dopamin in den infizierten Zellen an. Der Transmitter steuert unser Verhalten, ist wichtig für unser Gedächtnis und sorgt als Glückshormon für Mut, Lebensfreude und Wohlbefinden. Studien weisen darauf hin, dass „Sensationssucher" und Draufgänger meist hohe Dopaminspiegel aufweisen. Niedrige Spiegel führen hingegen zu Antriebsarmut,

Depressionen und Parkinson. Die Parasiten scheinen also auch bei uns Menschen das „Hasardeur-Hormon“ Dopamin zu aktivieren und uns unvorsichtig und draufgängerisch zu machen.

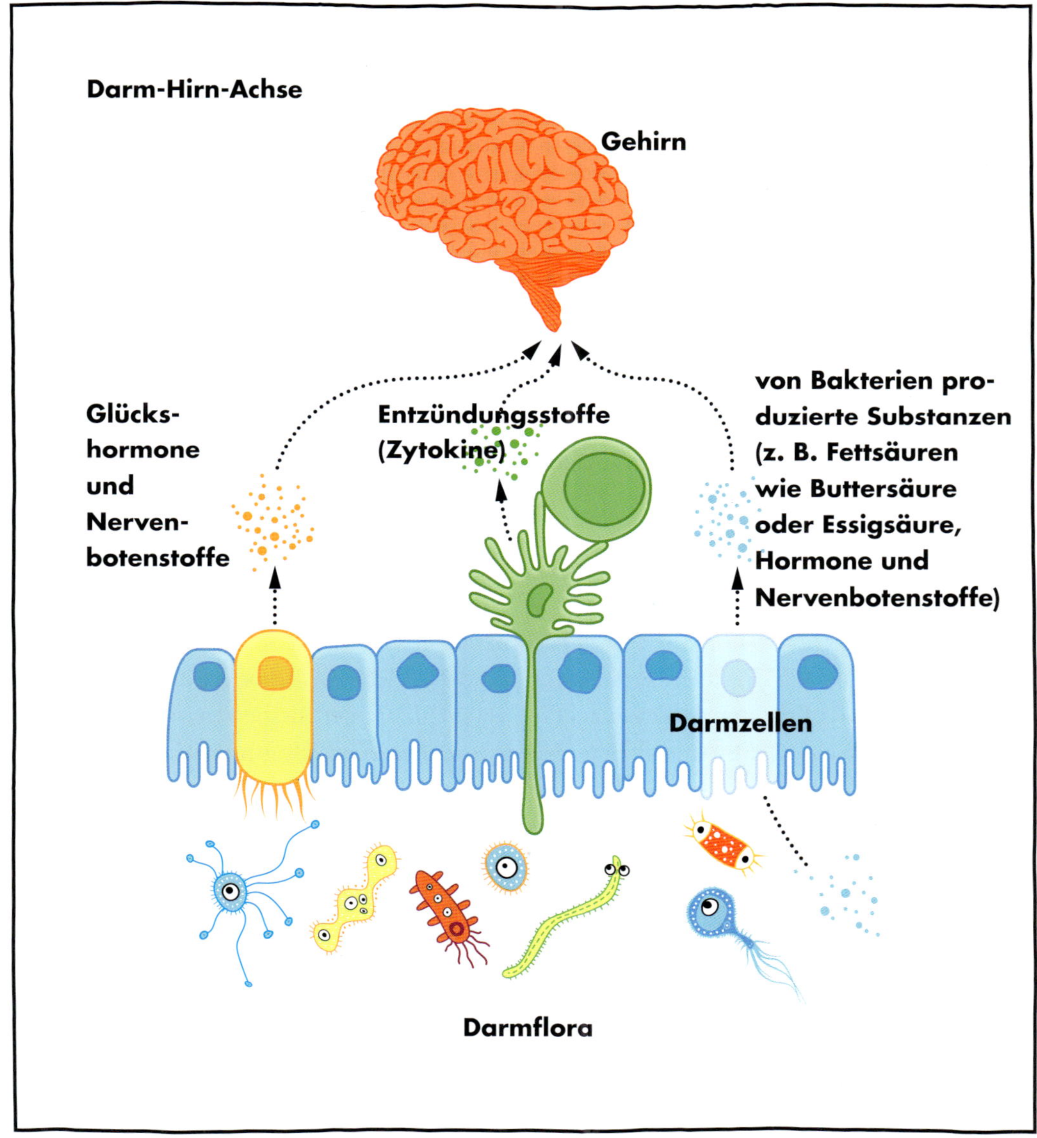


Darm und Gehirn kommunizieren über unterschiedliche Botenstoffe miteinander.

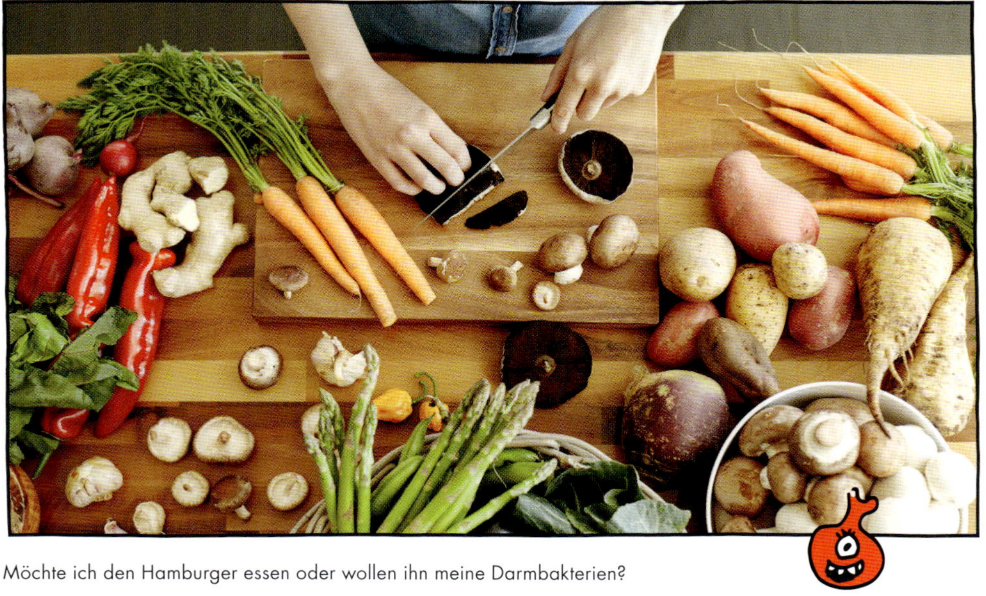

Möchte ich den Hamburger essen oder wollen ihn meine Darmbakterien?

## BAKTERIEN ENTSCHEIDEN ÜBER UNSER LIEBLINGSGERICHT

Wer ist der Chef im Darm, wer muss klein beigeben? Die Bakterien in unserem Gedärm stehen miteinander in Konkurrenz. Jeder Keim möchte für sich die besten Bedingungen herausholen und andere Gruppen klein halten. Und jede Bakterienfamilie bevorzugt anderes Essen. Manche gedeihen besonders gut mit Pudding und Kuchen, andere bevorzugen Steak und Frikadellen und die Dritten entwickeln sich bestens mit Obst und Gemüse. Und die Darmbakterien haben Mittel und Wege, sich von uns das zu holen, was sie wollen. Dr. Carlo Maley von der University of California in San Francisco und sein Team sind sich sicher: „Bakterien sind manipulativ. Die Darmflora verfolgt zahlreiche Interessen, manche stimmen mit unseren Ernährungsgewohnheiten überein, andere nicht."

Appetit ist ja bekanntlich die kleine Schwester des Hungers – und mindestens genauso mächtig. Appetit und Hunger sind Empfindungen, die gemeinsam von Darm und Hirn produziert werden. Wenn der Magen gefüllt und die Darmkeime mit Bakterienfutter gut versorgt sind, dann schickt der Darm Botenstoffe in Richtung Gehirn. Sobald diese Transmitter am Appetitzentrum im Zwischenhirn andocken, empfinden wir Sättigung. Werden zu wenige Sättigungshormone gebildet oder vielleicht sogar „Hungerhormone" ausgeschüttet, verlangen wir noch eine zweite Portion.

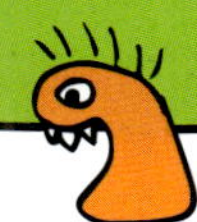

Auf unseren Appetit nehmen die Trittbrettfahrer im Darm einen ganz entscheidenden Einfluss. Die Darmflora scheint sogar aktiv dafür zu sorgen, dass wir das essen, was die einzelnen Keime benötigen. Die Raffinesse, mit der die Keime dabei vorgehen, fasziniert und erschreckt sogleich. Denn was für Darmbakterien gut ist, muss es für uns noch lange nicht sein. Aber wie bekommt die Darmflora das, was sie möchte? Die Wissenschaftler sind sich sicher, dass die Bakterien nicht nur über satt oder hungrig entscheiden. Die kalifornischen Forscher haben herausgefunden, dass die Mikroben über Hormon-, Nerven- und Immunsystem unsere Vorlieben für bestimmte Nahrungsmittel steuern. Darmbakterien produzieren Botenstoffe, die bei uns, ihren Wirten, Gelüste auf bestimmte Nahrungsmittel hervorrufen. Das Essen, nach dem es uns dann verlangt, enthält Inhaltsstoffe, die von den manipulativen Bakterien bevorzugt verwertet werden und somit quasi zu den Leib- und Magenspeisen unserer raffinierten Bewohner zählen.

Zudem wird unsere Stimmung so lange manipuliert, bis wir das essen, was die Keime möchten. Man könnte die Darmkeime mit quengelnden Kindern an der Supermarktkasse vergleichen. Eine Zeit lang versuchen wir vielleicht, zum Beispiel im Rahmen einer Diät, diesen bakteriengesteuerten Gelüsten nicht nachzugeben. Doch irgendwann ist unser Widerstand gebrochen und wir folgen dem Drängen der Manipulatoren im Darm. Wir greifen zum Schokoeis, zum Croissant oder zur Salamipizza, damit die Rufe aus der Körpermitte endlich verstummen.

Doch die Keime haben noch mehr auf dem Kasten. Selbst unsere Geschmacksrezeptoren scheinen unter ihrer Kontrolle zu stehen. So sorgen die Bakterien dafür, dass uns das schmeckt, was sie benötigen und machen es uns somit leicht, den bakteriellen Wünschen nachzugeben. Auch auf diese Weise befehlen die Bakterien unserem Gehirn, was wir in den Mund stecken sollen. Im Prinzip bestellt sich das Mikrobiom mithilfe der Botenstoffe Schokotorte, Cheeseburger oder Himbeereis.

Haben wir nun die „falschen" Keime im Darm, dann lassen uns die Essenswünsche der Mikroorganismen übergewichtig, zuckerkrank oder vielleicht auch depressiv werden. Tatsächlich korreliert die individuelle Zusammensetzung der Darmflora sehr gut mit dem Risiko für verschiedene Erkrankungen.

Glücklicherweise sind wir der Diktatur der Darmkeime nicht hilflos ausgeliefert, sondern können einen Umsturz bewirken. Mithilfe unserer Ernährung, die einen riesigen Einfluss auf die Bakterienpopulationen im Darm hat, ist es möglich, den Spieß umzudrehen. Wenn wir mal neue Nahrungsmittel ausprobieren, ändert sich die Zusammensetzung der Darmflora nämlich innerhalb von 24 Stunden messbar. Unter günstigen Bedingungen werden aus einem Keim innerhalb eines Tages mehr als 100 Milliarden. Plötzlich nehmen dadurch die Bakterien zu, die uns Appetit auf Gemüse, Obst oder Fisch machen und vertreiben die Fast-Food-Fraktion. Je länger wir die neue Ernährung durchhalten, desto besser können sich die hilfreichen Keime etablieren und ihren Wünschen nach gesundem und abwechslungsreichem Essen Nachdruck verleihen. Präbiotische Ballaststoffe und probiotische Keime sind dabei die wichtigsten Ernährungswaffen, die wir zücken können.

Damit die veränderte Darmflora aber Einfluss auf unser Gewicht oder unsere Stimmung nehmen kann, müssen wir ihr etwas Zeit geben. Meist dauert es rund acht bis zehn Wochen, bis sich die neue Darmflora bemerkbar macht. So lange müssen wir dem quengelnden Drängen aus dem Gedärm widerstehen.

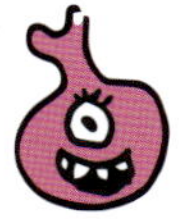

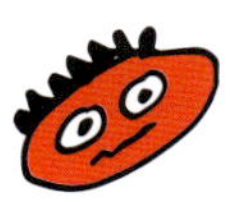

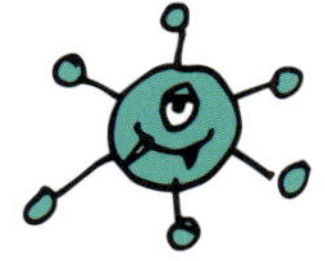

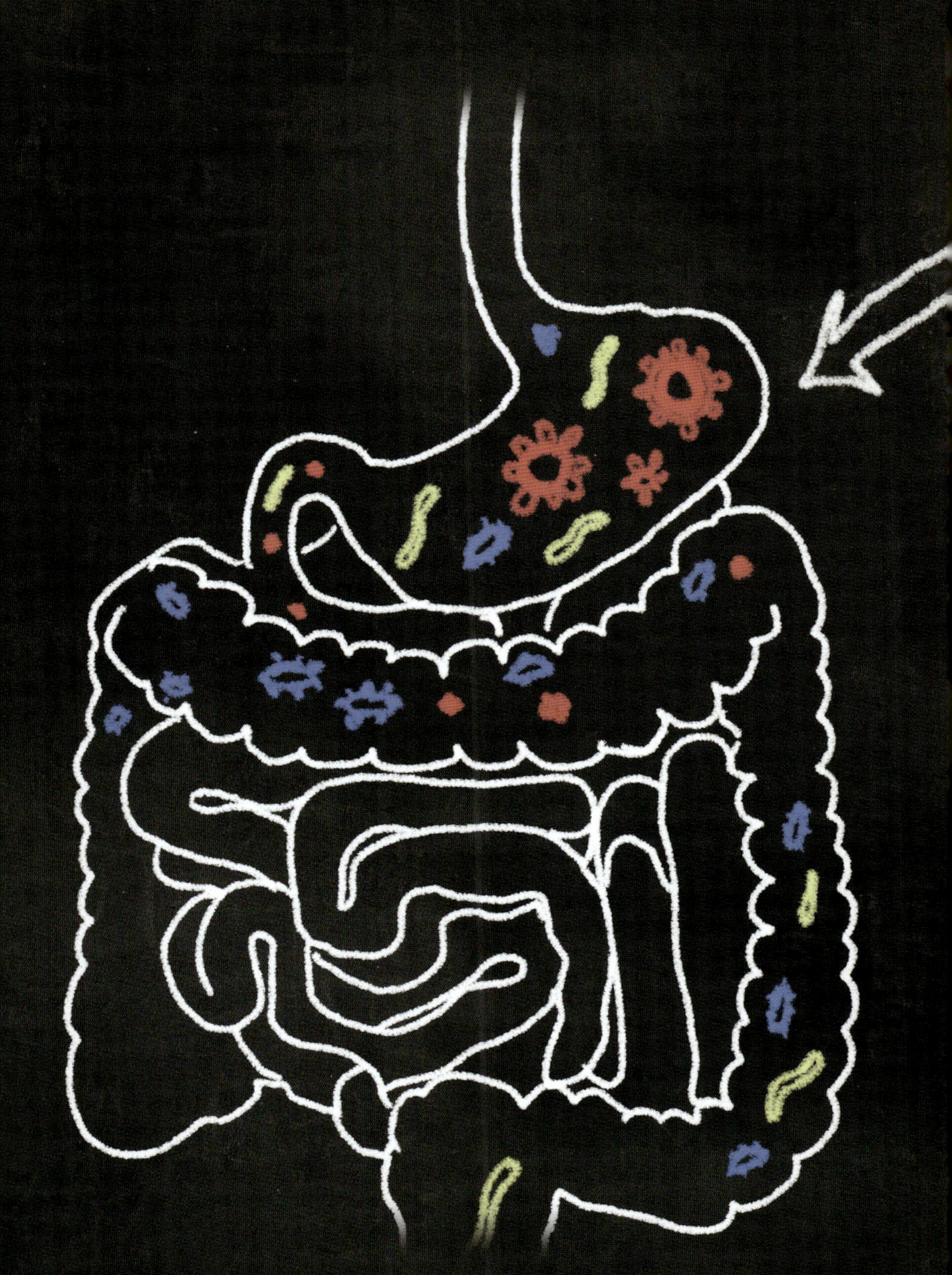

KAPITEL 6

# GESUNDER DARM – GESUNDES HIRN

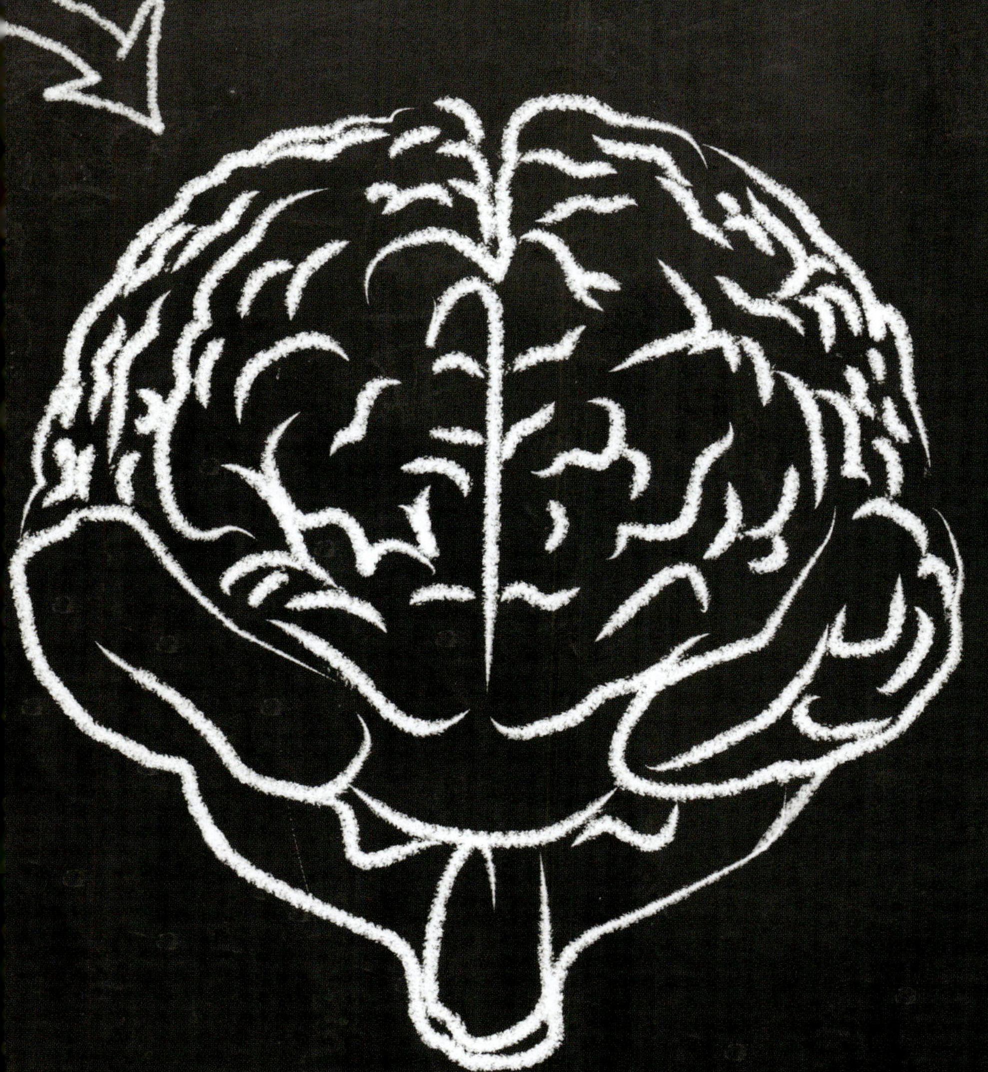

## CLEVER DURCH KEIME – INTELLIGENZ UND DARMFLORA

Liebe geht bekanntermaßen durch den Magen. Aber wer hätte das gedacht: die Intelligenz und Cleverness auch! Ein bekanntes Zitat behauptet ja auch, die Weisheit könne man mit Löffeln essen. Inzwischen weiß man, dass eine ausgewogene Ernährung tatsächlich für eine schnellere Auffassungsgabe, ein gutes Gedächtnis und eine bessere geistige Leistungsfähigkeit sorgen kann. Ähnlich wie ein Sportler seine Leistungen durch ein abgestimmtes Ernährungskonzept verbessern kann, benötigen auch Schüler und andere „Kopfarbeiter" bestimmte Nährstoffe, damit das Denken reibungslos funktioniert. Mit den Zusammenhängen zwischen Ernährung und Intelligenz befasst sich seit einigen Jahren ein neues Wissenschaftsgebiet, das sich Nutritional Neuroscience nennt, zu Deutsch: nahrungsbezogene Hirnforschung. Keith Conners von der Duke University in North Carolina ist einer der führenden Experten auf diesem Gebiet. Er hat unter anderem herausgefunden, dass sich die Konzentrationsfähigkeit und Aufmerksamkeit von Kindern durch eine ausgewogene Ernährung deutlich steigern lassen. Andere Studien zeigen, dass Kinder, die häufiger Fast Food verzehren, im IQ-Test schlechter abschneiden als Kinder, die Slow Food, also frisch zubereitetes Essen, erhalten. Ein „gut genährtes" Gehirn sorgt in allen Altersklassen – ob Kind, Student, Berufstätiger oder Rentner – für eine bessere Konzentration, eine schnellere Auffassungsgabe, ein gutes Kurz- und Langzeitgedächtnis und eine insgesamt bessere geistige Leistungsfähigkeit. Das hängt zum einen von der Qualität und Menge der Nährstoffe ab. Die Gehirnsubstanz besteht zu einem großen Teil aus Fett. Um diese Substanz aufzubauen, müssen vor allem die entsprechenden hochwertigen Omega-3-Fettsäuren mit der Nahrung bereitgestellt werden. Doch welche Rolle spielen die Darmkeime? Wenn es um die Ernährung geht, sind sie ja das Bindeglied zwischen dem Teller und dem Gehirn. Alles, was unser Gehirn zum Arbeiten benötigt, muss erst

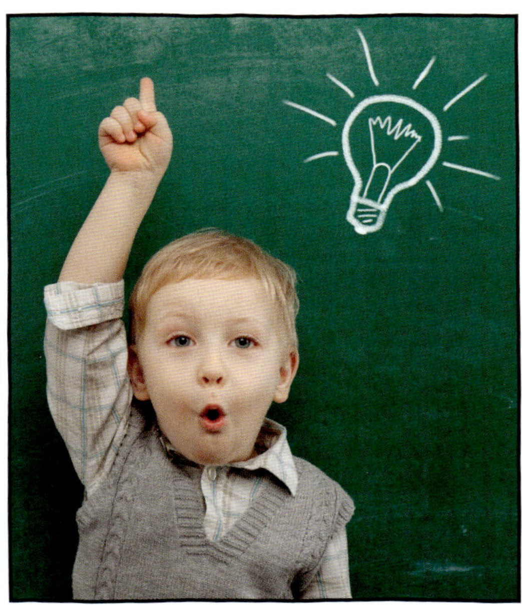

Wer gut denken möchte, muss gut essen.

mal die Kontrollstelle im Gedärm passieren. Nur wenn hier alles reibungslos läuft, kann auch der Körper gut mit Nährstoffen versorgt werden.

Wenn man sich anschaut, was die Darmflora alles im Hirn bewegt, kann man sich gut vorstellen, dass sie auch den IQ nach oben oder unten fahren kann. Zumindest im Tierversuch lässt sich die Gehirnleistung durch Bakterien beeinflussen. Tötet man bei Mäusen mit extrem starken Antibiotika die gesamte Darmflora, ändert sich auch die Hirnchemie. Die Tiere vergaßen bereits Gelerntes und konnten sich neue Sachen schlechter merken.

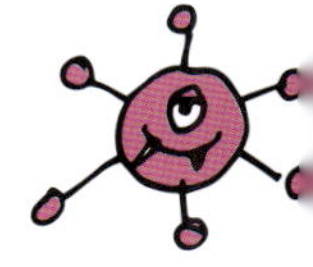

Ein anderer Versuch belegt die Achse zwischen Ernährung, Darmflora und Gehirn. Durch das, was auf den Teller kommt, ändert sich die Zusammensetzung der Keime, und diese wiederum wirken auf die grauen Zellen ein. Gesättigte Fette und Zucker sind bekanntermaßen nicht das Beste, was wir zu uns nehmen können. Ein Grund ist deren Wirkung auf die Darmflora. Denn unser „täglich Brot“ wirkt sich nicht nur direkt günstig oder ungünstig auf unsere geistige Leistungsfähigkeit aus, sondern auch die Darmflora reagiert auf ein Stück Kuchen anders als auf einen Apfel. Und davon hängt es ab, welche Nervenbotenstoffe die Helfer im Gedärm zusammenbrauen. Diese wirken dann auf unser Gehirn und beeinflussen so unser Denken, Fühlen und Handeln. Die Forscher der Oregon State University entdeckten nun einen Grund, weshalb sich Fast Food, Kuchen und Softdrinks so negativ auf unsere geistigen Fähigkeiten auswirken können. Sie setzten Mäuse entweder auf eine sehr fetthaltige oder eine sehr zuckerhaltige Ernährung. Vor und nach der Diät mussten die Tiere verschiedene Tests durchlaufen, die Rückschlüsse auf Erinnerungsvermögen, räumliche Orientierung oder Lang- und Kurzzeitgedächtnis zuließen. Bereits nach vier Wochen mit reichlich Fett oder viel Zucker im Futternapf ließen die geistige und auch die körperliche Leistungsfähigkeit der Nager – verglichen mit den Werten vor der Ernährungsumstellung und mit Mäusen, die „gesund“ ernährt wurden – merklich nach. Am deutlichsten war der Abbau der geistigen Flexibilität. Und auch die Darmflora blieb von der Ernährungsumstellung nicht unbeeinflusst. Bei beiden Diäten stieg der Anteil der Clostridien, einer Gruppe potenziell gefährlicher Keime, an, die auch bei der Entstehung von Übergewicht und Entzündungen ein Wörtchen mitreden. Die Änderungen waren bei der zucker- und kohlenhydratreichen Ernährung sogar noch ausgeprägter als bei der fettreichen. Besonders unter der „Zuckerdiät“ nahmen räumliches Vorstellungsvermögen und die geistige Beweglichkeit deutlich ab. Je höher der Anteil der Clostridien und je geringer der Anteil der Bacteroidetes war, desto schlechter wurde die geistige Leistungsfähigkeit.

Auch bei vielen Kindern, die unaufmerksam sind, sich schlecht konzentrieren können oder unter ADHS (Aufmerksamkeitsdefizit- und Hyperaktivitätssyndrom) leiden, ist das bakterielle Gleichgewicht im Darm gestört. Das legt zumindest das Ergebnis einer Untersuchung nahe: Vor mehr als 13 Jahren wurden 75 neugeborene Kinder per Zufallsprinzip in zwei Gruppen aufgeteilt: Die eine erhielt in den ersten sechs Lebensmonaten das probiotische Bakterium Lactobacillus rhamnosus, die anderen Säuglinge bekamen ein unwirksames Placebo. In den ersten zwei Jahren wurden auch regelmäßig Stuhlproben der Kinder untersucht. Jetzt wurden die inzwischen zu Teenagern herangewachsenen Jugendlichen erneut von einem Neurologen untersucht. Man wollte feststellen, ob sich Symptome des Aufmerksamkeitsdefizit- und Hyperaktivitätssyndroms (ADHS), umgangssprachlich auch Zappelphilipp-Syndrom, oder auch von Autismus erkennen lassen. Das erstaunliche Ergebnis: In der Placebogruppe stellte man diese Erkrankungen bei 6 von 35 Kindern fest, in der Milchsäurebakterien-Gruppe bei keinem. Offensichtlich hatte die nur sechs Monate dauernde Gabe der wohlwollenden Keime die Gehirnentwicklung so entscheidend beeinflusst, dass sich die Auswirkungen auch eine Dekade später noch feststellen ließen. Und noch etwas fiel auf: In der Gruppe ohne Milchsäurebakterien fand man in den ersten Lebensmonaten viel weniger Bifidobakterien im Stuhl. Das lässt sich dadurch erklären, dass die Gabe eines Probiotikums auch für andere nützliche Keime, die in dem Präparat gar nicht enthalten sind, den Lebensraum Darm gemütlicher und besser bewohnbar macht. So konnten sich im Schutz der Milchsäurebakterien auch die nützlichen Bifidobakterien gut vermehren, denen man ebenfalls einen guten Draht zum Gehirn nachsagt.

## DER DEPRESSIVE DARM

Wenn wir Fieber haben und mit einem Infekt kämpfen, ändert sich unser Verhalten. Wir legen uns ins Bett, ziehen die Decke über den Kopf, wollen mit niemandem sprechen, sind müde und antriebslos. Dieses Verhalten ist sinnvoll, denn wenn wir unsere Kräfte schonen, kann das Immunsystem die Erreger leichter bekämpfen. Verantwortlich für Fieber, Mattigkeit, Lustlosigkeit und Rückzug sind Entzündungsstoffe, sogenannte Zytokine. Diese sind wichtige Waffen der Abwehrzellen zur Bekämpfung von Krankheitserregern. Gleichzeitig legen Zytokine das „System Mensch" vorübergehend lahm, damit keine unnötigen Energieressourcen für den Gang ins Büro oder anstrengende Hausarbeit verschwendet werden. Haben wir die Krankheit erfolgreich überstanden und hat das Immunsystem den Feind erfolgreich bekämpft, sinken die Zytokinspiegel. Die Lebensgeister kehren

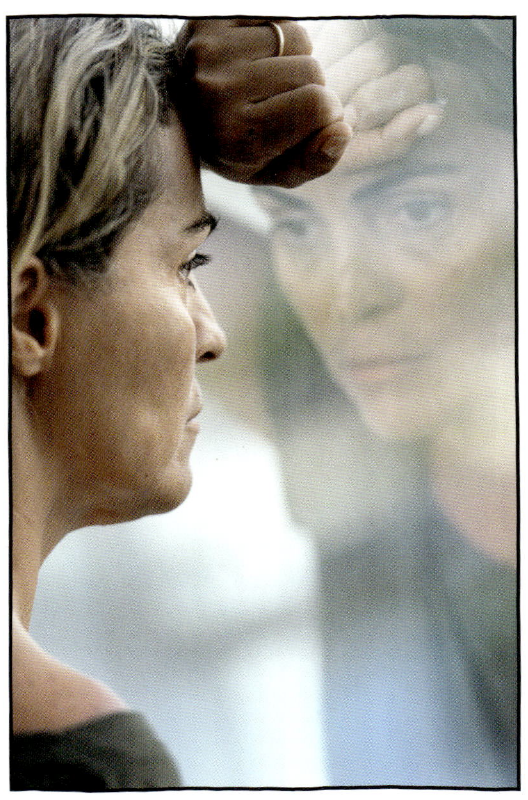

Darmkeime beeinflussen unsere Stimmung.

zurück und wir sind wieder so aktiv und kontaktfreudig wie zuvor. Die Zusammenhänge zwischen Infekt und psychischer Beeinträchtigung liegen auf der Hand und sind jedem bekannt.

Doch was ist, wenn die Arbeit des Immunsystems nicht so eindeutig sichtbar ist? Nicht jede Entzündung oder Abwehrreaktion des körpereigenen Verteidigungssystems macht sich wie ein schwerer Infekt mit Fieber oder wie ein Insektenstich mit Rötung, Schwellung und warmer Haut bemerkbar. Oft arbeitet das Immunsystem im Verborgenen und verursacht nur unterschwellige Entzündungen. Doch glaubt man aktuellen Untersuchungen, scheinen gerade diese unsere Stimmung in den Keller zu befördern.

Im Blut depressiver Menschen weisen Forscher immer häufiger deutlich erhöhte Konzentrationen der Entzündungsbotenstoffe (Zytokine) nach. Eine große „Entzündungsbaustelle“ ist nicht selten der Darm. Durch ein Leaky-Gut-Syndrom oder andere chronische Störungen im Darm kann eine schwelende unterschwellige Entzündung entstehen. Mit dem bloßen Auge lassen sich diese Veränderungen noch nicht erkennen, Beschwerden verursachen sie ebenfalls nicht. Mit sensiblen Labormethoden kann man sie jedoch aufspüren. Blutuntersuchungen zeigten kürzlich, dass 35 Prozent aller depressiven Patienten Zeichen eines Leaky-Gut-Syndroms aufweisen. Durch den löchrigen Darm huschen bakterielle Schadstoffe leichter ins Blut. Lipopolysaccharide (LPS) sind zum Beispiel solche üblen Gesellen, die dem Darm zu schaffen machen. Es handelt sich hierbei um Bruchstücke von Bakterienwänden. Sie lösen überall dort, wo sie im Körper auf Abwehrzellen stoßen, eine fiese Entzündung aus und lassen den Spiegel der Entzündungsbotenstoffe nach oben schnellen. Diese Abwehrmechanismen sind eigentlich eine

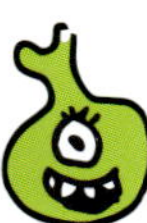

gesunde Strategie des Körpers, denn sie verhindern, dass sich Keime im Körper ausbreiten. Strömen aber ständig neue Bakterienwandbestandteile durch die lecke Darmwand, muss das Immunsystem ständig an neuen Fronten kämpfen. Das schädigt den Organismus und lässt die Stimmung in den tiefsten Keller absacken. Denn selbst die Produktion des körpereigenen Glückshormons Serotonin kommt ins Stottern, wenn zu viele Entzündungszytokine im Darm produziert werden. Inzwischen weiß man, dass genau diese schwelenden Entzündungen mit dem Beginn einer Depression, mit bedrückter Stimmung oder chronischer Müdigkeit und Erschöpfungssymptomen in Verbindung stehen. Entzündungen sind wahrscheinlich das verbindende Element zwischen einem löchrigen Darm und einem depressiven Gehirn.

Wird jedoch die Darmbarriere wieder gestärkt und stabilisiert, geht auch die Resorption der LPS zurück. Werden Entzündungen eingedämmt, machen wir damit auch die grauen Zellen glücklich. Verabreichte man keimfrei aufgezogenen Ratten 14 Tage lang den probiotischen Keim Bifidobacterium infantis und setzte sie dann starkem Stress aus, stieg der Spiegel der Entzündungsmarker weniger stark an als bei den Ratten ohne Keimschutz. Und noch etwas erstaunt: Allein durch die Gabe dieses einen Keimstamms begannen die Rattendärme, mehr glücklich machendes Tryptophan zu produzieren.

Viele Darmkrankheiten, bei denen die Bakterien-WG aus ihrem stabilen und gesunden Zustand gerät, wie zum Beispiel das Reizdarmsyndrom, gehen gleichzeitig mit einer psychischen Beeinträchtigung einher. Umgekehrt leiden aber auch gerade Menschen mit starken psychischen Belastungen besonders häufig unter Verdauungsproblemen. Teilweise sind Bauchschmerzen und Verdauungsbeschwerden sogar die ersten Hinweise auf eine sich entwickelnde Depression.

## AUCH DIESE ERKRANKUNGEN BRINGT MAN MIT CHRONISCHEN ENTZÜNDUNGEN IN VERBINDUNG

* Herz-Kreislauf-Erkrankungen
* Übergewicht
* Demenz
* Zuckerkrankheit
* Krebserkrankungen
* Alzheimer
* beschleunigte Alterung

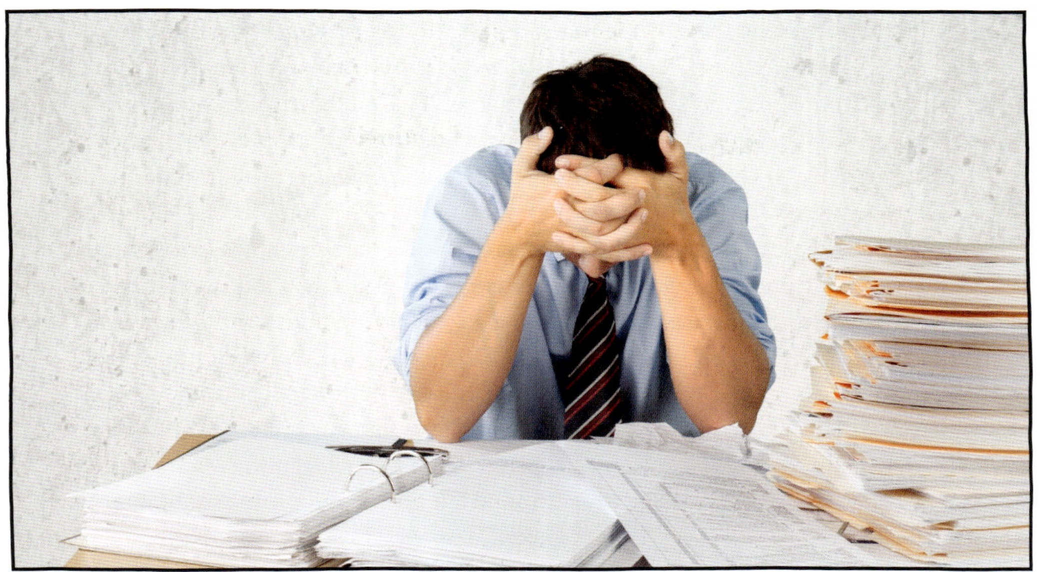

Stress schadet der Darmflora.

## STRESS IST SOWOHL DIE HENNE ALS AUCH DAS EI

Gesunde Studenten haben während der besonders stressigen Examenszeit weniger der gesunden Milchsäurebakterien im Stuhl als in der entspannteren Zeit zu Beginn des Semesters. Offensichtlich schädigt Stress diese wichtigen Helfer im Darm. Kreisen mehr Stresshormone durch unsere Blutbahn, werden mehr Botenstoffe gebildet, die Bakterien töten, um uns in dieser Zeit vor Infekten zu schützen. Doch die Botenstoffe unterscheiden nicht zwischen Freund und Feind und dünnen dummerweise auch unsere schützende Bakterienflora aus. Das reduziert die für unser Wohlbefinden so wichtige Vielfalt drastisch. Keime, die auf so seltsame Namen hören wie Coprococcus oder Pseudovibrio machen sich breit. Und wenn diese Gesellen das Sagen haben, dann ist Schluss mit Glückshormonen und Zufriedenheitsstoffen. Unter ihrem Regime wird die Produktion von Entzündungszytokinen und Stresshormonen angekurbelt. Das Stresshormon Cortisol setzt dann wiederum den freundlichen Darmbewohnern zu und schwächt sie noch weiter. In ihrer Not senden die Bakterien Warnsignale an unser Gehirn, wodurch sich die Anspannung noch verstärkt. Stress verändert also nicht nur die Zusammensetzung unser Helfer im Darm, sondern die veränderte Darmflora heizt auch den Stress noch stärker an. Der Stress ist quasi die Henne und das Ei zugleich. Auf Dauer nimmt die Darmbarriere Schaden und die Schmerzempfindung im gesamten Körper steigt.

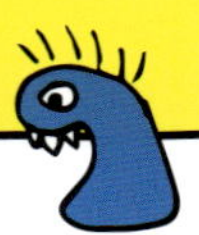

Sowohl bei Tieren als auch bei uns Menschen lassen sich die Zusammenhänge sehr gut nachweisen. Doch wie testet man Stress im Tierversuch? Nager haben keine Chefs, die ihnen die Hölle heißmachen, müssen sich nicht um ihren Arbeitsplatz sorgen und sie stehen nicht im Urlaubsstau. Nager haben ganz andere Probleme, bei denen es meistens ums nackte Überleben geht. Um die Auswirkungen von Stress auf den Körper und vor allem auch auf den Darm zu überprüfen, gibt es Maus- oder Ratten-Modelle, von denen man weiß, dass sich die Tiere dadurch richtig unter Druck gesetzt fühlen. In so einem Nager-Guantánamo werden die Tiere mit hellem Licht traktiert oder Stromschlägen ausgesetzt. Auch wenn man Mäuse in eine enge Röhre einsperrt, ist das für die Nager furchtbar und ihr Körper schüttet bei diesem Versuch Unmengen von Stresshormonen aus. Misst man nun die Stresshormonspiegel bei keimfreien Mäusen, die keine Darmflora besitzen, und vergleicht sie mit normalen Mäusen mit Darmbakterien, dann stellt man fest: Gestresst waren beide nach dem Versuch, aber die Tiere ohne gesunde Darmflora schütteten doppelt so viele Stresshormone aus, was bedeutet, dass ihre Gehirne den Stress als noch bedrohlicher und gefährlicher betrachtet haben. Die Darmkeime scheinen uns in belastenden Situationen ein wenig in Watte zu packen und den Stress abzupuffern.

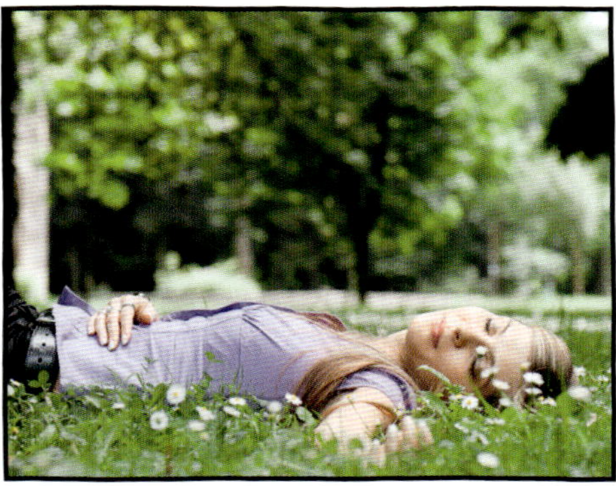

Die richtigen Darmbakterien sorgen für eine ausgeglichene Stimmung.

Tierversuche schön und gut, aber wie sieht es bei uns Menschen aus? Was benötigen wir, um glücklich zu sein und dem Stress die Stirn zu bieten? Gutes Wetter, einen tollen Partner oder einen Lottogewinn? Glück ist ja etwas Relatives und selten von langer Dauer. Selbst wenn man den Millionenjackpot knackt, ist – das lässt sich sogar wissenschaftlich belegen – die große Euphorie nach einem Jahr vorbei und danach ist man so glücklich oder unglücklich, wie man es vorher war. Der Körper pendelt sich wieder auf seinen ursprünglichen Glückslevel ein. Doch welche Struktur im Körper entscheidet denn, in welche Richtung unser „Befindlichkeitspendel" ausschlägt? Vielleicht unterscheiden sich die Optimisten vor allem durch ihre Darmkeime von den Pessimisten. Denn auch uns scheinen die „richtigen" Bakterien glücklicher zu machen und unsere Widerstandskraft gegen Stress zu stärken. Und offensichtlich ist mit den richtigen Keimen das Glas häufiger halb voll als halb leer: In einem Computertest maßen Personen, die drei Wochen lang einen Keimmix eingenommen hatten, negativen Begriffen weniger Beachtung bei als positiven Formulierungen. Die Kontrollgruppe ohne bakterielle Unterstützung reagierte hingegen nicht so optimistisch.

Möglicherweise haben Sie auch den einen oder anderen Becher Joghurt im Kühlschrank und essen diesen regelmäßig, weil er Ihnen schmeckt oder weil er sie mit Kalzium für feste Knochen versorgt. Zukünftig gibt es vielleicht noch einen Grund, häufiger diese Milchprodukte zu verzehren. Die probiotischen Keime im nicht wärmebehandelten Joghurt sind offensichtlich eine hervorragende Stressbremse. Zu Studienzwecken aßen Frauen vier Wochen lang zweimal täglich einen Joghurt, der einen speziellen Bakterienmix enthielt, von dem die Forscher annahmen, dass er sich positiv auf den Darm auswirken würde. Eine weitere Gruppe verzehrte einen Joghurt ohne Bakterien. Auch so einen Joghurt finden Sie im Kühlregal des Supermarktes. Wenn auf der Verpackung „wärmebehandelt" steht, heißt das, dass keine günstigen Keime mehr enthalten sind. Die dritte Gruppe aß keinerlei Joghurt. Nach vier Wochen Genuss des probiotischen Milchprodukts fühlten sich die Teilnehmerinnen nicht nur subjektiv wohler, waren weniger ängstlich und gestresst, sondern auch ihr Stresshormonspiegel sank messbar ab. Schaute man dann mithilfe bildgebender Verfahren den grauen Zellen bei der Arbeit zu, ließ sich feststellen, dass die „guten" Bakterien sich auch nachweislich positiv auf die die Gehirnaktivität auswirkten.

Eine gesunde Darmflora hat offensichtlich ähnliche Auswirkung auf unser Stressempfinden wie autogenes Training oder progressive Muskelentspannung und schützt vor psychischen Beschwerden. Vielleicht kann zukünftig die Therapie von Depressionen, Stress und anderen psychischen Erkrankungen im Darm ansetzen. Und möglicherweise ist die scheinbar tiefenentspannte Kollegin, die nichts aus der Ruhe bringen kann, einfach nur Trägerin eines optimalen Mikrobioms. Fragen Sie sie doch mal auf der nächsten Betriebsfeier danach.

## DIESE KEIME WAREN IN DEM „JOGHURT GEGEN STRESS" ENTHALTEN

- Bifidobacterium animalis subsp. lactis
- Streptococcus thermophilus
- Lactobacillus delbrueckii subsp. bulgaricus
- Lactococcus lactis subsp. lactis

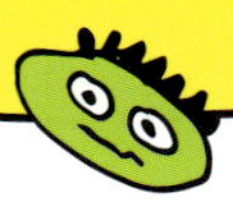

## SCHLAMMBAKTERIEN VERBESSERN DIE PSYCHISCHE WIDERSTANDSFÄHIGKEIT

Manche Keime sind alte Freunde, die unser Immunsystem seit Millionen von Jahren kennt. Wie gute Freunde unterstützen diese Mikroorganismen unsere Abwehrkräfte, beruhigen das Immunsystem und verhindern in stressigen Situationen eine überschießende Reaktion der Abwehrzellen. Doch plötzlich sind die guten Freunde verschwunden. Antibiotika und übertriebene Hygiene haben sie aus unserem Lebensumfeld vertrieben. Wenn gute Freunde wegziehen, hinterlässt das eine Lücke. Mit den schmerzlich vermissten Bakterien ist das nicht anders. Und die Folgen sind fatal: Bestimmte Umweltkeime, denen der moderne Mensch nur noch selten ausgesetzt ist, scheinen Stressreaktionen zu bremsen und uns die Verarbeitung belastender Situationen zu erleichtern. Gemäß dieser „old friends"-Hypothese kommen körperliche und psychische Stresserkrankungen bei Menschen, die in einer sehr sauberen und bakterienarmen Umgebung leben und wenig Kontakt zu diesen Mikroorganismen haben, häufiger vor. Depressionen sind bei Landmenschen und Bauernhofbewohnern seltener. Könnte demnach eine gezielte Keimgabe als Stressbremse wirken? Im Tierversuch konnten Forscher durch eine Impfung mit abgetöteten Keimen die psychische Stärke und Stressresilienz von Nagern bereits verbessern. Setzte man geimpfte und ungeimpfte männliche Mäuse in das Revier einer älteren, starken Maus, so bedeutet das einen Megastress für die Tiere. Während Mäuse ohne Bakterienschutz sich sehr passiv und unterwürfig verhielten und nach kurzer Zeit eine Darmentzündung entwickelten, waren die mit Darmbakterien ausgestatteten Nager in der Lage, dem Konkurrenten die Stirn zu bieten: Sie waren weniger ängstlich, flohen seltener vor dem starken Gegner und entwickelten zudem keinerlei Darmprobleme. Laut dem Studienleiter konnte man am Verhalten sofort erkennen, welche Maus bakteriell aufgerüstet war. Nun überlegt man, auch Menschen durch entsprechende Bakterien wieder zu alter, psychischer Stärke zu verhelfen.

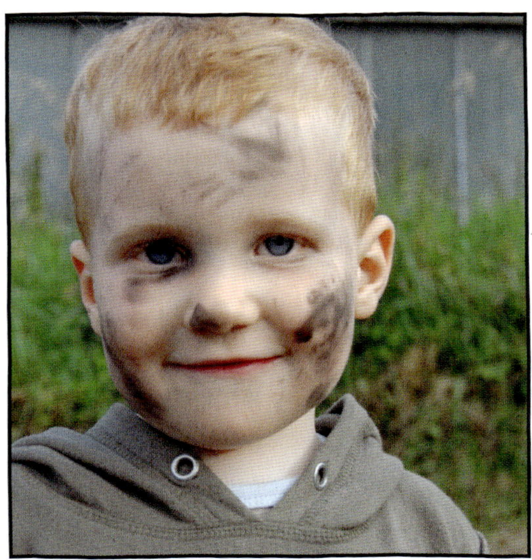

Schmutz sorgt für glückliche Darmkeime.

## STRESS IM DARM MACHT STRESS IM KOPF

Durchfall, Verstopfung, Blähungen und Bauchschmerzen – ein Reizdarm kann den Betroffenen das Leben zur Hölle machen. Da nützt es wenig, wenn die Ärzte versichern, dass diese Erkrankung nicht gefährlich oder lebensbedrohlich ist. Etwa 10 Prozent aller Menschen leiden unter diesen Darmbeschwerden. Die meisten haben schon eine Odyssee von Arzt zu Arzt hinter sich: Magenspiegelung, Ultraschall, Darmspiegelung – alles erscheint unauffällig. Oft wird das Reizdarmsyndrom deshalb als ein rein psychisches Problem abgetan, vor allem, weil die Patienten gleichzeitig besonders häufig ängstlich oder depressiv erscheinen.

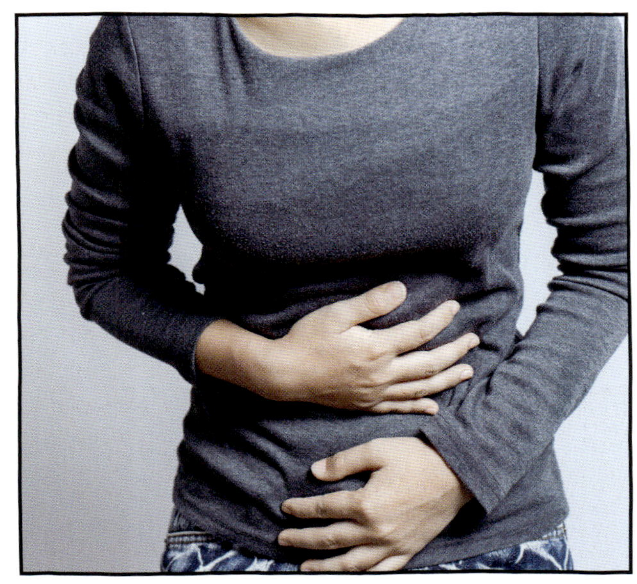

Reizdarmsyndrom – auch der Kopf spielt hier eine wichtige Rolle.

Gerade beim Reizdarmsyndrom zeigt sich aber, wie eng Kopf und Bauch verbunden sind – in guten wie in schlechten Tagen. Auffallend häufig gehen nämlich psychische Erkrankungen mit Magen-Darm-Beschwerden einher. Leider misst man dem Grummeln im Darm – ganz anders als dem plötzlich veränderten Verhalten der Betroffenen – nur wenig Bedeutung zu. Erst seit Kurzem denkt man darüber nach, ob vielleicht der aufgewühlte Darm für die aufgewühlte Psyche verantwortlich sein könnte. Demnach wären die Darmprobleme nicht die Folge, sondern wahrscheinlich die Ursache der begleitenden Ängste und Depressionen.

Denn nicht nur die Nervenzellen im Gehirn empfangen die Morsesignale aus dem Gedärm. Auch das Darmnervensystem besitzt zahlreiche Chemorezeptoren, die die Botenstoffe der Darmbakterien erkennen und in entsprechende Signale und Botschaften „übersetzen“ können. Kürzlich stellte sich heraus, dass bestimmte beruhigende Synapsen im Bauchhirn nur dann reagieren, wenn das Gedärm von gutmütigen Keimen besiedelt wird.

Untersuchungen an Ratten zeigen, was unter Stress passiert: Lässt man sie nur lange genug auf ihrer kleinen Insel im großen Wassergefäß hocken, entwickeln sie ähnliche Symptome wie Reizdarmpatienten. Die Darmbarriere schwächelt, Entzündungsstoffe werden vermehrt produziert und bei den Ratten steigt die Schmerzempfindlichkeit des Darms durch die Entzündungen deutlich an. Die Darmnerven reagieren mit unangemessen starken Schmerzen auf kleine Reize, die die Nerven Darmgesunder ohne Weiteres tolerieren würden.

Auch bei Reizdarmpatienten scheint die die Kommunikation zwischen Gehirn und Verdauungssystem durcheinandergekommen zu sein. Offensichtlich schickt der Darm falsche Informationen an die grauen Zellen, denn die Nervenzellen des gereizten Darms sind viel aktiver und reagieren sehr viel sensibler, geradezu mimosenhaft auf verschiedene Einflüsse.

Seit einiger Zeit vermutet man, dass viele Betroffene vor dem ersten Auftreten der Erkrankung an einem Darminfekt litten und dieser die Misere in Gang gesetzt hat. Ein Zufall brachte die Mediziner auf die Spur: Im Jahr 2000 erkrankten von den rund 4.000 Einwohnern des kanadischen Ortes Walkerton 1368 an einer Durchfallerkrankung, ausgelöst durch Salmonellen im Trinkwasser. Zwei Jahre später litt noch ein Drittel der ehemals Erkrankten unter typischen Reizdarmbeschwerden, während von der übrigen, nicht infizierten Bevölkerung nur weniger als jeder Zehnte Darmprobleme hatte.

Auch in einem Altersheim erkrankten fast 40 Bewohner an einer Salmonelleninfektion. Obwohl alle diesen Infekt gut überstanden hatten, nach einiger Zeit bei keinem mehr Salmonellen im Stuhl nachgewiesen werden konnten und keiner der Betroffenen vor dem Infekt unter Magen-Darm-Beschwerden gelitten hatte, klagte auch hier jeder Dritte noch ein Jahr später über typische „Reizdarmsymptome".

Das Phänomen lässt sich sogar bei Mäusen beobachten. Nager mit einer Darminfektion werden oft ängstlich und scheu. Gleichzeitig reagierten die Darmnerven besonders reizbar und befeuerten das Gehirn via Nervus vagus mit Stresssignalen aus dem Darm. Erhielten die Tiere im Rahmen einer Studie nun „gute" Darmbakterien (Bifidobacterium longum, Lactobacillus reuteri), normalisierte sich deren Verhalten wieder. Auch die Darmnerven kamen wieder zur Ruhe und wirkten entsprechend auf den Kopf ein. Infizierte man aber in einem zweiten Experiment die Mäuse und durchtrennte gleichzeitig den Nervus vagus, dann litten die Tiere zwar unter einer Darmentzündung, ohne die Verbindung zum Gehirn gelangte die Information aber nicht zu den grauen Zellen. Ängstlichkeit und Nervosität blieben bei diesen Nagern aus.

Eine Infektion wirbelt das empfindliche Gleichgewicht der Darmkeime offensichtlich ordentlich durcheinander. Häufig werden die Karten für die angestammten Bakterien bei einem solchen Ereignis neu gemischt und plötzlich haben andere Keimstämme das Sagen, die sich während der anarchischen Verhältnisse heimlich, still und leise ausbreiten konnten und die den ursprünglichen Darmkeimen nun mengenmäßig überlegen sind. Dazu passt die Entdeckung, dass sich auch das Mikrobengemisch bei Patienten mit Reizdarmsyndrom deutlich von dem Gesunder unterscheidet. Forscher vom Cedars-Sinai Medical Center in Los Angeles stellten fest, dass sich bei Patienten mit Reizdarmsyndrom bestimmte Bakteriengruppen besonders stark vermehren. Bei mehr als einem Drittel der Betroffenen ließ sich dieser Befund nachweisen, besonders häufig dann, wenn Durchfall ein vorherrschendes Symptom war. Mark Pimentel, der Leiter des Zentrums, empfiehlt, die wuchernden Bakterien mit einem speziellen Antibiotikum in die Schranken zu weisen. Der Wirkstoff Rifaximin wirkt ausschließlich im Darm und wird nicht ins Blut aufgenommen. Hier vor Ort reduziert er aber wirkungsvoll die Übeltäter, die für den Reizdarm verantwortlich sind und den Darm in helle Aufregung versetzen. Erfreulicherweise scheint der Effekt auch lange nach dem Absetzen des Antibiotikums anzuhalten. Doch bevor man zur antibiotischen Keule greift und neben den Reizdarmkeimen auch die vielen Schutzkeime zerstört, ist ein Versuch mit probiotischen Bakterienstämmen sinnvoll. In der Tabelle in Kapitel 8 (siehe Seite 123) finden Sie verschiedene probiotische Mikroben, die in Studien erfolgreich bei Reizdarmpatienten eingesetzt wurden. Die meisten können Sie als Präparate in der Apotheke oder im Internet kaufen.

## BESSER SCHLAFEN MIT DEN RICHTIGEN KEIMEN

Wie macht sich Stress als Erstes bemerkbar? Richtig: mit Schlafstörungen. Bei vielen Menschen ist die Nachtruhe schon gestört, bevor sie überhaupt realisieren, dass sie sich gestresst fühlen und der Alltag sie überlastet. Da liegt es ja eigentlich nahe, mal zu erforschen, ob Keime, die zum Beispiel bei Stress oder Reizdarmsyndrom wirkungsvoll sind, nicht auch den Schlaf verbessern. 42 Reizdarmpatienten erhielten sechs Wochen lang entweder ein Keimgemisch mit verschiedenen Milchsäure- und Bifidobakterien oder ein Placebo. Außerdem mussten sie einen Fragebogen zu ihren Darmbeschwerden und ihrem aktuellen Befinden ausfüllen.

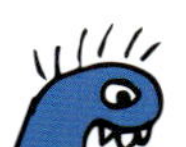

Zusätzlich wurde noch ihr Melatoninspiegel überprüft. Man wollte feststellen, wie viel des Schlafhormons in ihrem Blut kreiste und ob die Darmkeime auch Einfluss auf die Melatoninproduktion im Gehirn nehmen. Und siehe da: Nicht nur die Bauchschmerzen besserten sich in der Gruppe mit der Bakteriengabe, auch der Melatoninspiegel stieg unter dem Probiotikaeinfluss messbar an. Melatonin ist das Schlafhormon, das bei Dunkelheit ausgeschüttet wird und uns nicht nur zur richtigen Bettschwere verhilft, sondern auch das Immunsystem stärkt. Bei chronisch schlechtem Schlaf lassen sich oft auch Störungen in der Melatoninproduktion feststellen. Offensichtlich bildet nur eine gesunde Darmflora genügend Botenstoffe, damit wir gut schlummern können.

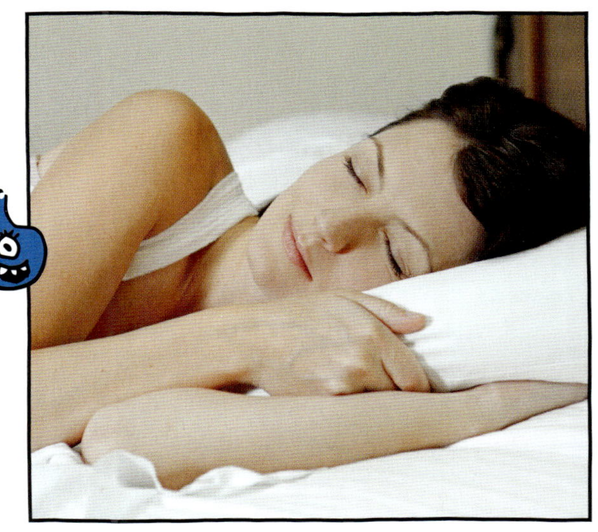

Wer nachts gut schlafen möchte, sollte sich tagsüber um die Darmflora kümmern.

Auch ein anderer beruhigender Nervenstoff, der unter der Bezeichnung GABA (Gamma-Aminobuttersäure) bekannt ist, benötigt bakterielle Unterstützung. Dieser Eiweißbaustein zählt zu den hemmenden Nervenbotenstoffen. GABA verlangsamt die Reizübertragung zwischen den Muskeln und auch der Kopf kann so zur Ruhe kommen, Stress wird abgebaut. Verschiedene Milchsäurestämme wie Lactobacillus rhamnosus, Lactobacillus paracasei, Lactococcus lactis, Lactobacillus plantarum oder Lactobacillus brevis sind besonders aktive GABA-Produzenten. Sowohl in unserem Darm als auch zum Beispiel im Käse, dem sie zugesetzt werden, produzieren die kleinen Keime diesen natürlichen Tranquilizer. Allerdings unterscheiden sich die GABA-Konzentrationen je nach Käsesorte. Niedrige Konzentrationen fanden italienische Wissenschaftler in Mozzarella, mittlere Konzentrationen in verschiedenen Parmesansorten. Die höchsten Werte wurden in Pecorino gemessen. Wer schlecht schläft, sollte sich vielleicht mal im Regal mit den Milchprodukten umsehen. Besonders gut läuft die GABA-Produktion, wenn wir abends auch noch Tomaten oder Sojasoße zu uns nehmen, denn diese liefern wichtige GABA-Bausteine. Etwas Ciabatta, ein guter Käse und Tomatensalat versprechen demnach einen schönen Abend und eine erholsame Nacht.

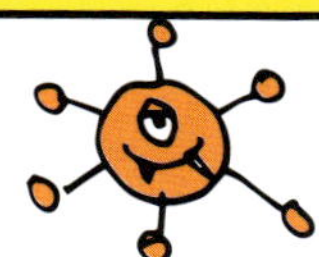

## WIE DIE DARMFLORA UNSER GEHIRN SCHÜTZT

Unser Darm kümmert sich fast schon liebevoll um das Wohlergehen des Gehirns. Nicht nur um unseren Gemütszustand ist der Darm besorgt und hilft, wo er nur kann. Auch dem Immunsystem des Gehirns stehen die Darmbakterien mit Rat und Tat zur Seite. So beeinflusst die Darmflora lebenslang die Abwehrzellen des Gehirns. Auf diese Weise greift der Darm möglicherweise auch regulierend bei schwerwiegenden Hirnerkrankungen wie multiple Sklerose, Autismus, Parkinson oder Demenz (Alzheimer) ein. Wir können dem Darm bei seiner Arbeit unter die Arme greifen. Möglicherweise hat eine darmbakterienfreundliche Ernährung das Potenzial, manchen Gehirnerkrankungen vorzubeugen oder diese zu lindern. Wichtig scheint es zu sein, dass wir regelmäßig bestimmte Präbiotika essen, aus denen unsere Keime dann das Benzin für die Fresszellen produzieren können (mehr dazu im nächsten Kapitel). Sahnetörtchen, Pommes mit Mayo oder Fertigpizza liefern diese Ausgangsstoffe leider nicht. Auch probiotische Keimstämme, die Lücken in der Darmflora schließen, oder selektiv wirkende Antibiotika, die vor allem bestimmte im Darm der Betroffenen überrepräsentierte Mikroben eliminieren, könnten hilfreich sein. Da es sich bei Pro- und Präbiotika um harmlose, aber dennoch wirkungsvolle Nahrungsergänzungsmittel beziehungsweise Nahrungsbestandteile handelt, ist eine Therapie – nach Rücksprache mit dem behandelnden Arzt – sicher einen Versuch wert. Vor allem in frühen Krankheitsphasen sind Effekte denkbar.

### MULTIPLE SKLEROSE

Multiple Sklerose ist eine chronisch-entzündliche Erkrankung, die die Nervenzellen im Gehirn, im Rückenmark und in den Sehnerven angreift. Erst kürzlich entdeckten Wissenschaftler, dass Menschen, die unter multipler Sklerose (MS) leiden, eine anders zusammengesetzte Darmflora besitzen als Gesunde. Viele Keime waren bei den Betroffenen unterrepräsentiert, andere hingegen beherrschten das Feld.

„Multiple Sklerose: Der Kot ist aus dem Lot“, so titelt im Oktober 2015 der DocCheck-Newsletter und spielt damit auf eine aktuelle japanische Studie an, die bei MS-Patienten eine anders zusammengesetzte Darmflora feststellte, als bei Gesunden. Die Forscher identifizierten Unterschiede in der Häufigkeit von 21 Keimen. Zwei Arten (Streptococcus thermophilus und Eggerthella lenta) kamen bei den an Multipler Sklerose (MS) Erkrankten häufiger vor, dafür mangelte es aber an 19 anderen Spezies. Zu den unterrepräsentierten Keimen zählten unter anderem Prevotella, Bacteroides oder Keime aus der Gattung Faecalibacterium.

Doch wie bei anderen Erkrankungen, die mit einem veränderten Mikrobiom einhergehen, stellt sich auch hier wieder die Frage: Was ist die Henne und was das Ei? Verändert sich die Darmflora als Folge der Erkrankung oder ist darin eine Ursache zu suchen? Es spricht einiges dafür, dass die Mitbewohner im Darm tatsächlich auch an der Entstehung der Multiplen Sklerose beteiligt sind. Bei MS spielt – vereinfacht gesagt – das Immunsystem verrückt und greift die körpereignen Nervenzellen an. Unter den Darmkeimen gibt es solche, die eher dämpfend auf die Abwehrzellen wirken, andere aktivieren das Immunsystem. So ist ein gesundes Mikrobiom in der Lage, die Abwehrreaktionen sehr präzise zu steuern. Nehmen aber einige wenige Gruppen überhand und verdrängen andere Nutzkeime, so fährt das Immunsystem Schlangenlinien.

Doch wie bekommen MS-Patienten eine gute und schützende Darmflora? Dazu gibt es noch keine großen Studien, aber es gibt mehrere Fälle, bei denen sich Betroffene aus anderen Gründen einer Stuhltransplantation unterziehen mussten. Mit dem neuen Mikrobiom im Gedärm kam es dann auch zu einer dauerhaften Verbesserung der Krankheitssymptome.

Da die Darmflora aber ebenfalls entscheidend von unseren Ernährungsgewohnheiten beeinflusst wird, müsste ja auch das, was wir essen einen Einfluss auf die Krankheitsaktivität haben. Schon früher konnte gezeigt werden, dass der hohe Kochsalzgehalt in unserer westlichen Ernährung die Entzündungen bei multipler Sklerose anheizt. Mit der Abkehr von der traditionell ballaststoffreichen japanischen Ernährung hin zu westlichem Fast-Food hat sich die Zahl der MS-Patienten im Land der aufgehenden Sonnen innerhalb von 30 Jahren vervierfacht. Untersuchungen an einem bestimmten Mäusestamm, der extrem häufig an MS-ähnlichen Symptomen erkrankt, bestätigt diese Beobachtung: Wurden die Tiere auf faserreiche Kost gesetzt, sank die Erkrankungsrate dramatisch. War die Ernährung auch gleichzeitig salzarm, dann blieben alle Tiere gesund.

Aus diesem Grund empfehlen die italienischen Forscher Paolo Riccio und Rocco Rossano Patienten mit multipler Sklerose eine darmflorafreundliche Ernährung. Sie sollte ballaststoffreich sein, aber so wenig Zucker, Salz, rotes Fleisch und gesättigte Fettsäuren wie möglich enthalten. Diese Nahrungsbestandteile heizen Entzündungen im Körper an und bringen die Darmflora aus dem Gleichgewicht. Beides fördert die Entstehung und die Verschlechterung der multiplen Sklerose. Auch den Einsatz von Antibiotika sehen viele Forscher bei MS kritisch und betrachten ihn als Risikofaktor für den Ausbruch und die Verschlechterung der Krankheit.

## AUTISMUS

Die Ursachen, die zu Autismus führen, liegen im Dunklen. Jedoch fällt Eltern autistischer Kinder immer wieder auf, dass ihre Sprösslinge viel häufiger als gesunde Kinder unter Magen-Darm Problemen wie chronischer Verstopfung oder Durchfall und Bauchschmerzen leiden. Oft finden sich auch Anzeichen für ein Leaky-Gut-Syndrom. Inzwischen gilt es als wahrscheinlich, dass eine Störung der Darmflora zu einer Störung der Gehirnentwicklung führen kann. Möglicherweise ist eine aus dem Gleichgewicht geratene Darmflora eine der wichtigsten Ursachen für die Entstehung des Autismus. Vor allem bakterielle Darminfekte in der frühen Kindheit oder Antibiotika, die die Ordnung im Darm stören, stehen unter Verdacht. Forscher der Arizona State University in Tempe untersuchten die Stuhlproben von 20 autistischen und 20 gesunden Kindern. Das Ergebnis: Bei den autistischen Kindern fiel durchweg eine geringe Vielfalt der Darmkeime auf. Die Darmflora war sehr eintönig. Clostridien kamen im Darm von autistischen Kindern in ungewöhnlich hoher Zahl vor. Kanadischen Forschern gelang es nachzuweisen, dass von diesen Keimen produzierte Substanzen bei Tieren autistisches Verhalten auslösen können. Gleichzeitig mangelt es Menschen mit Autismus oft an nützlichen Keime wie zum Beispiel den sogenannten Prevotella-Bakterien. Dieser Bakterienstamm zählt zur Gruppe der Bacteroidetes. Auch ein Keim, der sich Bacteroides fragilis nennt, ist bei sehr vielen Kindern mit Autismus unterrepräsentiert. Seriöse Wissenschaftler wie der amerikanische Mikrobiologe Sarkis Mazmanian vom California Institute of Technology glauben, dass man zumindest einigen Patienten in Zukunft helfen kann, indem man deren chaotische Darmflora wieder in die richtigen Bahnen lenkt „Schaltet man die Ursache für die Überproduktion bestimmter Stoffwechselprodukte aus, verschwinden die Symptome – das lässt sich im Tierversuch eindeutig belegen“, erklärt der Experte.

## PARKINSON-ERKRANKUNG

Die Parkinson-Krankheit oder Morbus Parkinson zählt zu den so genannten „neurodegenerativen-Erkrankungen“. Das bedeutet, dass bestimmte Nervenzellen im Gehirn absterben und es dadurch zu körperlichen und geistigen Einschränkungen kommt.

Schon Jahre vor dem Ausbruch von Morbus Parkinson leiden fast 80 Prozent der Betroffenen unter hartnäckiger Verstopfung und anderen Verdauungsproblemen. Die Erkrankung schädigt nicht nur die Nervenzellen im Hirnstamm, sondern auch die des Magen-Darm-Traktes. Inzwischen gehen die meisten Experten davon aus, dass die Schüttellähmung nicht im Gehirn, sondern im Nervensystem des

Darms ihren Anfang nimmt. Finnische Forscher haben jetzt festgestellt, dass auch bei Parkinsonpatienten die Komposition der Darmkeime eine andere ist als bei Gesunden. Die wichtigste Beobachtung, die die Forschergruppe um den Neurologen Filip Scheperjans vom Universitätskrankenhaus in Helsinki machte, war ein Mangel an Bakterien aus der Familie der Prevotella. Prevotella-Bakterien helfen bei der Bildung von B-Vitaminen wie Thiamin und Folsäure und sie sind wichtig für die Erhaltung der Darmbarriere. Wie das Fehlen der Prevotella-Keime im Darm zu interpretieren ist, muss noch geklärt werden. Möglicherweise könnte es bedeuten, dass diese Bakterien einen schützenden Einfluss auf die Nervenzellen haben. Fehlen sie, werden Giftstoffen, gefährlichen Keimen oder anderen schädlichen Einflüssen möglicherweise Tür und Tor geöffnet. Keiner der untersuchten Parkinsonpatienten wies größere Mengen dieser Keime im Darm auf. Und noch etwas fiel auf: Nahm eine andere Bakterienfamilie, nämlich die sogenannten Enterobacteriaceae, im Darm überhand, hatte das Auswirkungen auf den Verlauf der Erkrankung. Je mehr dieser Keime nachgewiesen wurden, desto stärker waren die Gleichgewichts- und Gehprobleme der Betroffenen.

### ALZHEIMER-DEMENZ

Unter Demenz versteht man eine deutliche und schwerwiegende Einschränkung der geistige Leistungsfähigkeit. Eiweißablagerungen führen dazu, dass Hirnzellen verkümmern und absterben.

Wichtig für die Gesundheit der grauen Zellen ist ein intaktes Abwehrsystem im Gehirn. Die wichtigsten Verteidigungszellen sind die Mikrogliazellen. Eine bedeutende Rolle scheinen diese hirneigenen Fresszellen bei der Beseitigung schädlicher Eiweißablagerungen, die Erkrankungen wie Alzheimer oder Parkinson auslösen, zu spielen. Doch die Mikrogliazellen benötigen einen besonderen Treibstoff: Fettsäuren, die nur von den Keimen im Darm gebildet werden können. Fehlt den Immunzellen des Gehirns das „Benzin“, verkümmern sie und können auf Entzündungen, Keime oder andere Gefahren fürs Gehirn nur noch ganz schwach reagieren. Untersuchungen belegen inzwischen sehr gut, dass eine intakte Darmflora für schlagkräftige Fresszellen unerlässlich ist.

Und es gibt noch weitere Hinweise, dass Demenz und Darm mehr als nur den Anfangsbuchstaben gemeinsam haben: Helicobacter pylori ist ein weitverbreiteter Keim, der als einer der wenigen der Salzsäure im Magen trotzt und es sich dort, wo kaum ein anderes Bakterium überleben kann, gemütlich macht. Mit negativen Folgen für den Wirt. Eine chronische Infektion erhöht nämlich das Risiko für

Magenschleimhautentzündung und Magengeschwüre. Doch jetzt kommt der Verdacht auf, dass dieser Magenbewohner, wenn wir ihn zu lange beherbergen, noch fatalere Folgen haben kann. Er wird inzwischen mit der Entstehung von Demenz in Verbindung gebracht, denn Alzheimerpatienten tragen vergleichsweise häufiger den Keim in sich als gesunde Gleichaltrige. Und selbst bei Patienten, die nur unter leichten Gedächtnisstörungen litten, ließ sich der Keim fast doppelt so oft nachweisen wie bei Personen, die noch im Vollbesitz ihrer geistigen Kräfte waren. Je stärker die Infektion, das heißt, je höher der Antikörperspiegel war, der im Blut gemessen wurde, desto schlechter stand es um die geistige Regsamkeit der Betroffenen. Wahrscheinlich arbeitet der Keim gleich an mehreren Fronten gegen unsere grauen Zellen: Die Aufnahme des für Nervenzellen und Blutgefäße wichtigen Vitamins $B_{12}$ geht zurück, wodurch Nerven geschädigt und die Durchblutung des Gehirns beeinträchtigt werden kann. Außerdem scheinen Entzündungsstoffe den Abbau von Gehirnzellen zu beschleunigen. Um den Keim loszuwerden, ist allerdings eine längere Antibiotikatherapie notwendig, die nicht nur den Helicobacter killt, sondern auch den anderen Gesellen im Darm zusetzt. Dennoch sollte man in diesem Fall zunächst den Magenkeim beseitigen und anschließend mithilfe der Ernährung und symbiotischen Nahrungsergänzungsmitteln der Darmflora wieder auf die Sprünge helfen.

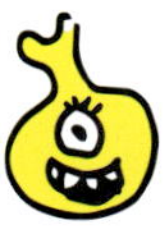

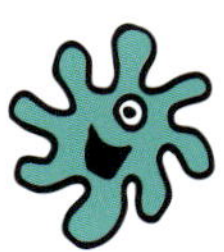

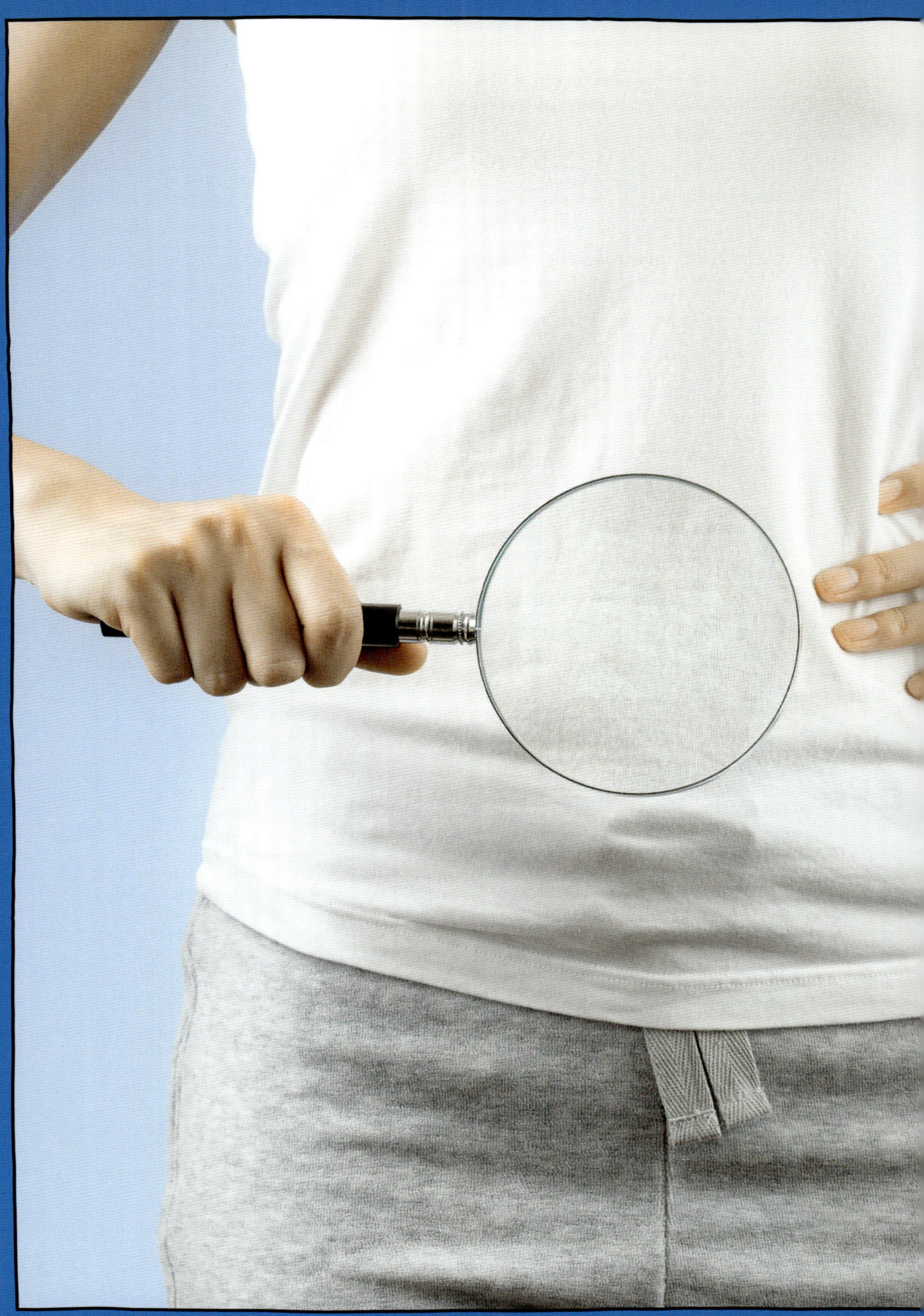

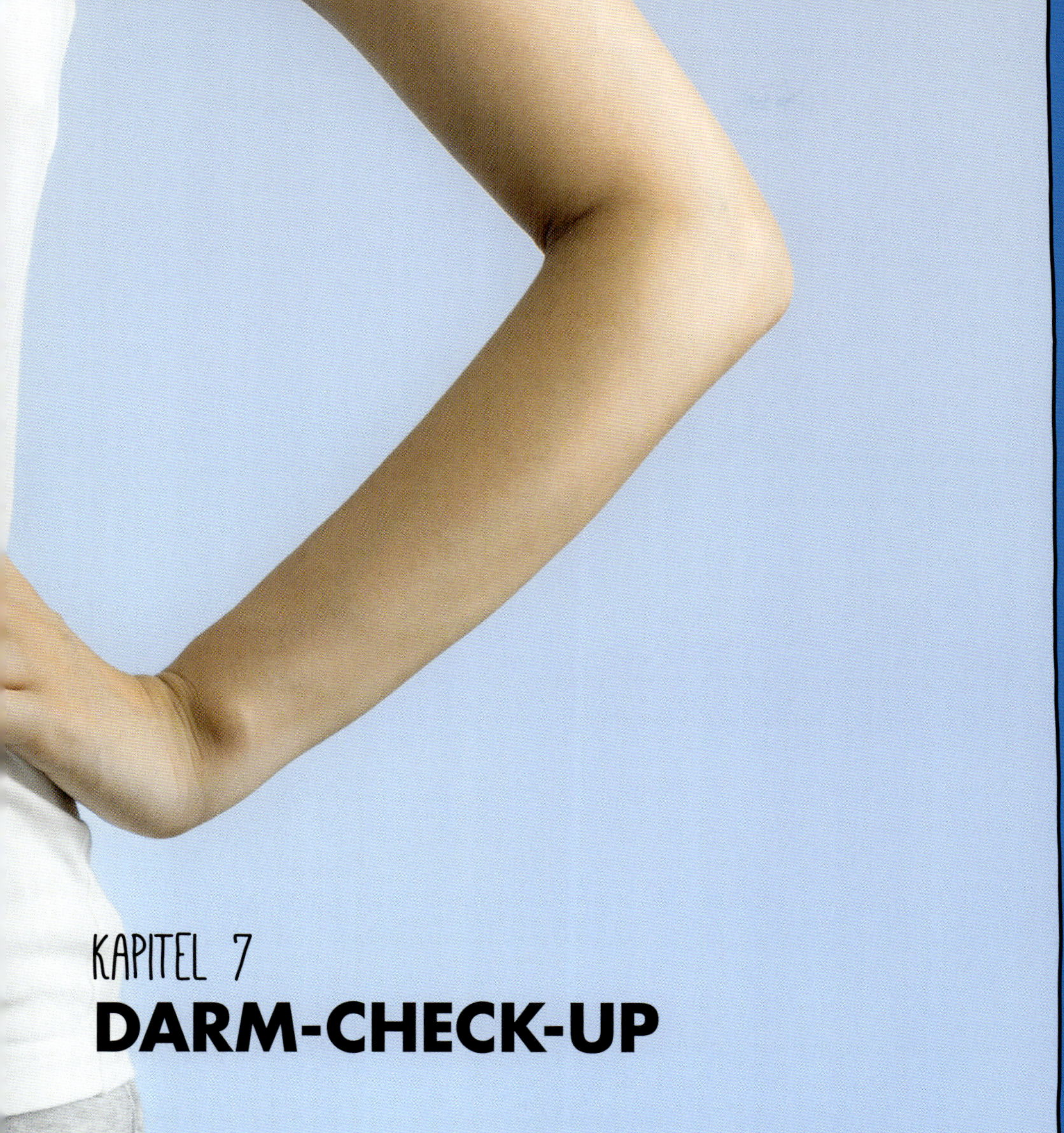

KAPITEL 7

# DARM-CHECK-UP

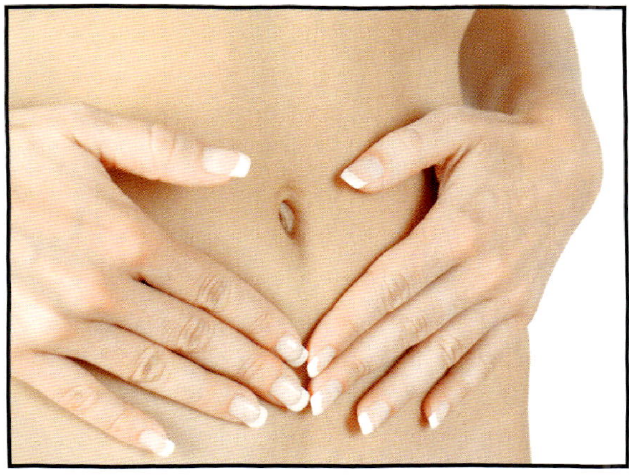

Schenken Sie Ihrem Darm mehr Beachtung.

## HALLO DARM, WIE GEHT ES DIR?

Und nun? Jetzt wollen Sie wahrscheinlich wissen, wie man diese glücklich und clever machenden Keime im Darm heranzüchtet, die Darmbarriere zu einer sicheren Grenze ausbaut und erreicht, dass der Vagusnerv nur noch positive Botschaften an die grauen Zellen sendet. Dazu können Sie an mehreren Schrauben drehen:

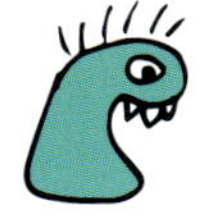

1. Die Darmflora optimieren
2. Die Darmbarriere stabilisieren
3. Schwelende Entzündungen eindämmen
4. Darmfloraschädigende Nahrungszusätze aus der Nahrung verbannen
5. Durch den Lebensstil die Mikrobenvielfalt weiter erhöhen

Doch eines vorweg: Es gibt nicht die eine einzige „gute“ Darmflora. Zwei Menschen können eine ganz unterschiedliche Komposition der Darmbakterien haben und dennoch beide völlig gesund und glücklich sein. Was man aber inzwischen weiß, ist, dass eine vielfältige und artenreiche Darmflora sich günstig auf unser Wohlbefinden auswirkt. Sie ist quasi ein Indiz für Gesundheit, seelische Ausgeglichenheit und einen aktiven Stoffwechsel. Ein Mitteleuropäer hat so zwischen 150 und 250 unterschiedliche Keime im Darm. Menschen, die sehr ursprünglich leben, zum Beispiel Buschmänner im Amazonasgebiet, weisen wie bereits gesagt mehr als doppelt so viele Keime auf. Ihre Ernährung enthält große Mengen Pflanzenfasern und unverdauliche Ballaststoffe. Wenn auch wir eine „gute“ und vielfältige Darmflora wollen, dann müssen auch wir uns abwechslungsreich ernähren und vor allem präbiotische Ballaststoffe zu uns nehmen.

Doch welche Faktoren noch berücksichtigt werden müssen, um ein vielfältiges Mikrobiom zu bekommen, war lange Zeit nicht bekannt. Eine aktuelle niederländische Studie bringt jetzt Licht ins Dunkel. Durch Stuhluntersuchungen und Analyse der Lebensgewohnheiten von 1.100 Menschen konnten mehr als 120 Faktoren ausfindig gemacht werden, die Einfluss auf die Komposition der Darmkeime nehmen. 60 davon waren Ernährungsfaktoren, 19 waren mit der Einnahme von Medikamenten verbunden, andere bezogen sich aufs Rauchen und auf Erkrankungen. Was Sie bei der Pflege Ihres Darmgartens berücksichtigen können, erfahren Sie auf den nächsten Seiten.

Daneben ist es auch wichtig, eine stabile Darmbarriere aufzubauen, die Schleimhaut des Darms zu stärken und Entzündungen einzudämmen. Messer und Gabel sind hier die besten Verbündeten, vor allem, wenn unsere Ernährung ausreichend Pro- und Präbiotika liefert.

## EINFACH MAL AUF DER TOILETTE UMDREHEN

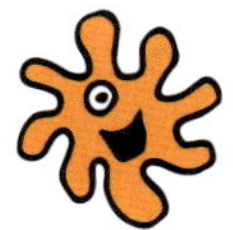

Wir können nicht in uns hineinschauen, dem Darm Hallo sagen und ihn nach seinem Befinden fragen. Aber wir können in uns hineinhorchen und hineinfühlen. Wenn es im Darm rumort, bleibt das nicht ungehört, auch ein Ziehen und ein Drücken merken wir. Kommen zu solchen subjektiv spürbaren Symptomen psychische Probleme oder neurologische Erkrankungen, sollten wir hellhörig werden. Natürlich kann es sich auch um ein zufälliges Zusammentreffen handeln, aber es ist auf jeden Fall die Mühe wert, genauer nachzuforschen, um möglicherweise den Ursachen anderer Probleme im Organismus auf die Spur zu kommen.

Deshalb sollten Sie als Erstes Ihren Darm einem Check-up unterziehen. Auf den folgenden Seiten stelle ich Ihnen mehrere Möglichkeiten vor, sich über den Zustand Ihres Darms und der Darmbakterien zu informieren. Mithilfe eines Fragebogens können Sie herausfinden, in welchen Lebensbereichen Sie sich „darmunfreundlich" verhalten. Gefahr erkannt – Gefahr gebannt. Am einfachsten ist es dann, zunächst einmal an diesen „Lebensstilschrauben" zu drehen und zum Beispiel die Ernährung umzustellen oder die Darmflora gezielt aufzubauen. Sollten Sie aber stärkere Beschwerden haben wie zum Beispiel ein Reizdarmsyndrom, Depressionen oder andere chronischen Beschwerden im Bereich des Darms oder des Nervensystems (oder vielleicht sogar beides), dann ist es sinnvoll, sich auch noch Hilfe vom Fachmann zu holen. Ein paar wichtige und aktuelle Labortests, die tiefere Einblicke in das Geschehen im Darm geben können, finden Sie ebenfalls in diesem Kapitel.

Der erste Schritt, um sich Informationen über den Darm zu verschaffen, ist aber ganz einfach: Drehen Sie sich mal auf der Toilette um und schauen Sie, wie das

Produkt Ihrer Darmarbeit aussieht. Wissenschaftler beschäftigen sich ja mit den unterschiedlichsten und teilweise auch mit ziemlich abwegigen Dingen, unter anderem auch mit der Form unseres Stuhls.

In der Bristol-Stuhl-Tabelle werden unsere Ausscheidungen nämlich anhand ihrer Konsistenz eingeteilt. Und es lohnt sich wirklich, mal genauer hinzuschauen: Aufgrund der Konsistenz lassen sich erste Rückschlüsse auf die Vielfalt der Darmkeime ziehen – auch ohne aufwendigen Stuhltest. Die belgische Mikrobiologin Doris Vandeputte hat nämlich nachweisen können, dass die Vielfalt bei sehr weichem und flüssigem Stuhl geringer ist. Aber auch harter und trockener Stuhl kann nicht mit einer abwechslungsreichen Bakterienflora punkten. Stuhl vom Typ 2 bis 4 enthält demnach normalerweise eine reiche Bakterienvielfalt, bei Typ 1 und Typ 5 ist die Diversität schon etwas reduziert und ab Typ 6 fällt die Keimzahl deutlich ab. Die Konsistenz unserer Ausscheidungen kann somit einen ersten Hinweis, aber sicherlich noch keine Diagnose liefern. Natürlich ist die Konsistenz des Stuhls nicht jeden Tag gleich, doch an den meisten Tagen der Woche recht ähnlich und dadurch geeignet, eine erste Einschätzung vorzunehmen.

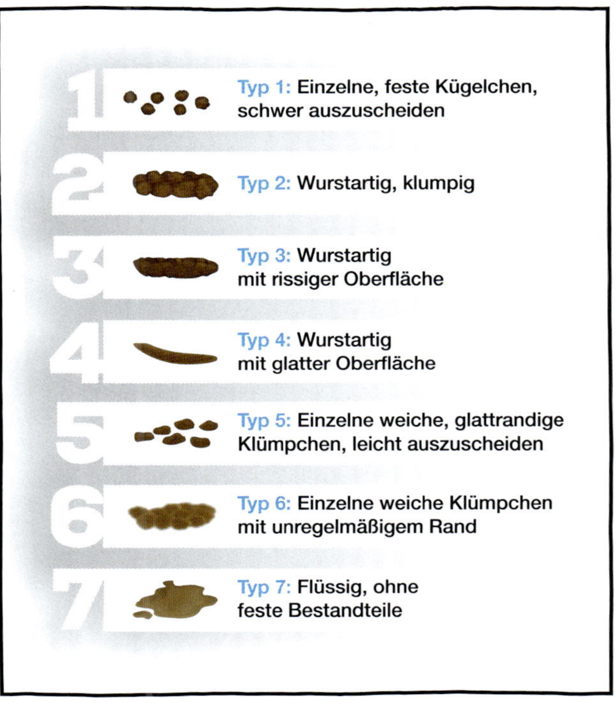


Die Bristol-Stuhlformen-Skala unterteilt den Stuhl nach Form und Beschaffenheit in 7 Typen.

## INTERVIEW MIT IHREM DARM

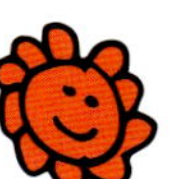

Der nächste Schritt kann eine Analyse der Lebensgewohnheiten und Lebensumstände sein. Auch diese lassen zumindest Rückschlüsse darauf zu, wie es in unserer Körpermitte aussieht.

# TEST: INTERVIEW MIT IHREM DARM

**Die folgenden Fragen können Aufschluss über den Zustand Ihrer Darmbakterien geben.**

| | JA | NEIN |
|---|---|---|
| **A) MEDIKAMENTE** | | |
| **1.** Haben Sie in den vergangenen sechs Monaten Antibiotika eingenommen? | ☐ | ☐ |
| **2.** Nehmen Sie häufiger (mindestens einmal jährlich) Antibiotika? | ☐ | ☐ |
| **3.** Haben Sie als Kind mehrfach Antibiotika enthalten? | ☐ | ☐ |
| **4.** Nehmen Sie Medikamente, die die Magensäure hemmen, sogenannte Protonenpumpenhemmer (Magenschutztabletten)? | ☐ | ☐ |
| **5.** Benötigen Sie mehrmals im Monat Abführmittel? | ☐ | ☐ |
| **B) ERKRANKUNGEN UND BESCHWERDEN** | | |
| **6.** Leiden Sie unter Nahrungsmittelallergien? | ☐ | ☐ |
| **7.** Leiden Sie unter anderen Allergien oder Neurodermitis? | ☐ | ☐ |
| **8.** Leiden Sie unter chronisch-entzündlichen Darmerkrankungen (Morbus Crohn, Colitis ulcerosa)? | ☐ | ☐ |
| **9.** Haben Sie deutliches Übergewicht? Haben Sie den Eindruck, dass Sie schneller zunehmen und größere Schwierigkeiten haben, Gewicht wieder zu verlieren, als Ihre Mitmenschen? | ☐ | ☐ |
| **10.** Leiden Sie unter einem Reizdarmsyndrom? | ☐ | ☐ |
| **C) LEBENSSTIL** | | |
| **11.** Haben Sie in den vergangenen sechs Monaten mit dem Rauchen aufgehört? | ☐ | ☐ |
| **12.** Waren Sie in den letzten Jahren in tropischen Ländern und haben Sie dort unter Magen-Darm-Beschwerden gelitten? | ☐ | ☐ |
| **13.** Treiben Sie selten Sport? Bewegen Sie sich weniger als 30 Minuten täglich? | ☐ | ☐ |
| **14.** Leiden Sie beruflich oder privat unter Dauerstress? | ☐ | ☐ |
| **15.** Verwenden Sie in Ihrem Haushalt Desinfektionsmittel zum Putzen? Benutzen Sie eine desinfizierende Seife zur Reinigung der Hände? | ☐ | ☐ |
| **16.** Essen Sie täglich weniger als drei Portionen ballaststoffreiche Nahrungsmittel wie Hülsenfrüchte (Bohnen, Erbsen), Vollkornprodukte, Nüsse, Beeren oder Gemüse? (Eine Portion entspricht in etwa der Menge, die in eine Hand passt.) | ☐ | ☐ |
| **17.** Bevorzugen Sie schnell verdauliche Kohlenhydrate (Kuchen, Nudeln, eher helles Brot als Vollkornbrot, Süßigkeiten)? | ☐ | ☐ |
| **18.** Ernähren Sie sich nach Ihrer eigenen Einschätzung eher einseitig und wenig abwechslungsreich? | ☐ | ☐ |
| **19.** Essen Sie häufig (mehrmals pro Woche) Fast Food, Fertiggerichte oder besonders fettreiche Speisen oder trinken Sie häufig Softdrinks (Cola, Limo etc.)? | ☐ | ☐ |

## AUFLÖSUNG: INTERVIEW MIT IHREM DARM

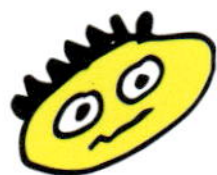

Sie möchten wissen, was mit Ihrem Darm nicht stimmt und was die möglichen Ursachen sein könnten? Jede Frage, die Sie mit „Ja“ beantwortet haben, gibt Ihnen Hinweise auf Störfaktoren. Sie müssen deshalb nicht die gesamte Auflösung durchlesen – sondern suchen Sie sich Ihre individuellen „Darmstörer“ heraus.

### A) MEDIKAMENTE – MANCHMAL EIN SCHLAG IN DIE MAGENGRUBE

**Je häufiger Sie auf die Fragen 1 bis 5 mit „Ja“ geantwortet haben, desto größer ist die Wahrscheinlichkeit, dass Ihre Darmflora gestört ist. All diese Medikamente führen zu dauerhaften Veränderungen in der Zusammensetzung und Vielfalt der Darmkeime und könnten die Ursache Ihrer körperlichen oder psychischen Beschwerden sein.**

**Die Fragen 1, 2 und 3: Antibiotika** sind aus unserem Alltag nicht mehr wegzudenken. Doch sie greifen auch stark und nachhaltig in das Bakteriengleichgewicht des Darms ein, denn sie unterscheiden in der Regel nicht zwischen Freund und Feind. Nicht nur die Zusammensetzung ändert sich, auch die so wichtige Vielfalt des bakteriellen Lebens geht verloren. Zwar beginnt die Darmflora etwa eine Woche nach dem Absetzen des Antibiotikums wieder, sich zu regenerieren, aber in den meisten Fällen ist die Komposition der Darmkeime auch noch Monate nach dem Ende der Einnahme anders als vor der Antibiotikabehandlung. Besonders mehrere Antibiotikaeinnahmen in kurzen Abständen oder in den ersten Lebensjahren können das Mikrobiom so stark verändern, dass es sich – ohne Unterstützung durch den Lebensstil - nie mehr komplett erholt und die Vielfalt und die Zusammensetzung über Jahre verändert bleiben. Selbst im Erwachsenenalter, wenn das Mikrobiom schon deutlich stabiler ist, führt eine antibakterielle Therapie zu einer Störung der Darmflora, die Übergewicht oder chronisch-entzündliche Darmerkrankungen zu begünstigen scheint. Wichtig ist es deshalb, vor jeder Antibiotikaeinnahme deren Notwendigkeit gründlich abzuwägen. Eine übertriebene Angst vor Antibiotika ist jedoch ebenso fehl am Platz wie eine unkritische Einnahme. Nach einer Antibiotikabehandlung sollte die Regeneration der Darmflora durch eine darmfreundliche Ernährung und die Einnahme von Pro-, besser noch Synbiotika (siehe Seiten 108–123) unterstützt werden. Pro- oder Synbiotika sollten mindestens vier, besser acht Wochen lang eingenommen werden. Anschließend kann die Darmflora durch eine darmfreundliche Ernährung stabilisiert werden.

**Frage 4: Protonenpumpenhemmer (PPH, Magenschutztabletten)** zählen zu den zehn weltweit am häufigsten eingesetzten Medikamenten. Ihre Aufgabe ist es, die Bildung der ätzenden, aber dennoch notwendigen Magensäure zu reduzieren. Im Magen herrscht ein extrem saures und somit bakterienfeindliches Milieu. Vor allem die Salzsäure, die von den Magenschleimhautzellen produziert wird, ist aggressiv. Doch so gefährlich die Salzsäure auch ist, für unsere Gesundheit ist sie normalerweise wichtig. Sie stellt einen „Säurewall" dar, der die nachfolgenden Darmabschnitte vor unerwünschten Keimen aus der Nahrung oder dem Mund und Rachen schützt. Die meisten Bakterien bleiben in diesem Säurebad auf der Strecke und dadurch wird so manche Infektion verhindert. Doch manchmal ist es notwendig, die Produktion der Magensäure zu blockieren. Und hier kommen die Protonenpumpenhemmer ins Spiel. Eingesetzt werden sie bei Magenschleimhautentzündungen, Magengeschwüren, Sodbrennen oder wenn die Magenschleimhaut durch die Einnahme von Schmerzmitteln und Blutverdünnungsmitteln besonders empfindlich wird. Viele dieser Säureblocker sind rezeptfrei erhältlich, wodurch dem Patienten Harmlosigkeit suggeriert wird. Doch niederländische Wissenschaftler stellten nun fest, dass die Medikamente zu ganz deutlichen Veränderungen der Darmflora führen. Nicht nur deren Vielfalt wird reduziert, sondern die Medikamente machen den Magen-Darm-Trakt auch anfälliger für ernste Infektionen mit teilweise gefährlichen Keimen. Denn nur eine gesunde und reichhaltige Darmflora ist in der Lage, feindlichen Keimen die Stirn zu bieten. Nach langfristigem Gebrauch von Säureblockern lassen sich Veränderungen bei mindestens 20 Prozent der Darmkeime nachweisen und die Ausgewogenheit des Mikrobioms wird empfindlich gestört. Zudem treten während der Einnahme solcher Medikamente gehäuft Darminfektionen auf. Vor allem das Risiko für eine Infektion mit dem Keim Clostridium difficile steigt den niederländischen Forschern zufolge um 67 Prozent an. Dieser Keim ist unter Medizinern gefürchtet, denn besonders bei kranken oder älteren Menschen kann er zu einer lebensbedrohlichen Infektion führen. Um auch während der Einnahme von Magenschutztabletten die Darmflora gesund zu erhalten, ist eine darmfreundliche Ernährung besonders wichtig.

**Frage 5:** Auch **Abführmittel** führen auf Dauer zu einer nachweisbaren Veränderung der Darmflora, wodurch wiederum der Stuhlgang negativ beeinflusst wird und „Verstopfungen" weiter gefördert werden. In mehreren Studien wurden die Auswirkungen einer Fastenkur mit vorherigem „Glaubern" (= Abführen) untersucht. Dabei wird nach einer Darmreinigung mit dem Abführmittel Glaubersalz mehrere Tage lang keine feste Nahrung mehr aufgenommen. Lediglich Wasser, Kräutertee, frisch gepresste Säfte und eine Fastenbrühe sind erlaubt. In einer

Studie erfolgte – anders als bei den klassischen Fastenkuren - anschließend ein Aufbau der Darmflora mit einem Präparat, das einen Mix aus Milchsäurebakterien und Bifidokeimen enthielt. Stuhlproben wurden vor dem Fasten, am Tag des Abführens und am Ende der Fastenkur nach erfolgtem Darmfloraaufbau analysiert.

Nach dem Abführen mit Glaubersalz nahm die Vielfalt der Keime dramatisch ab. Die Zahlen der beiden Hauptgruppen Bacteroidetes und Firmicutes (siehe Tabelle Seite 31) sanken messbar, hingegen nahm der Anteil an Proteobakterien und Enterobakterien im Darm deutlich zu. Ich möchte Sie hier nicht mit unaussprechlichen Bakteriennamen langweilen, aber diese neue Konstellation im Darm ist gefährlich, genauer gesagt entzündlich. Ein Überwiegen der beiden letzteren Keimarten geht nämlich sehr häufig mit entzündlichen Erkrankungen einher, die nicht nur dem Darm, sondern dem gesamten Organismus schaden und auch die Stimmung in den Keller ziehen können. Erhielten die Studienteilnehmer anschließend jedoch über mehrere Wochen ein probiotisches Präparat, dann nahm allmählich auch die Zahl der guten Keime wie Bifidobakterien, Akkermansia oder Faecalibacterium prausnitzii – alles Freunde einer gesunden Darmschleimhaut – zu, die Zahl der brandstiftenden Bakterien ging zurück. Zu einem ähnlichen Ergebnis kamen finnische Experten. Nach dem Abführen hatten plötzlich andere Keime im Darm das Sagen, nämlich solche, die man bei chronisch-entzündlichen Darmerkrankungen und Reizdarm findet. „Es ist nicht auszuschließen, dass der Anstieg solcher Organismen gesundheitsschädigende Effekte haben könnte", meinen die finnischen Forscher. Beide Erkrankungen schlagen zudem nicht selten auch aufs Gemüt.

Interessant ist, dass schon ein einmaliges Abführen vor einer Fastenkur, in diesem Fall das klassische „Glaubern", dem Darm Schaden zufügen kann. Denn normalerweise wird die Darmflora nach einer solchen Kur nicht wieder gezielt aufgebaut. Und Wasser und Kräutertee stellen ebenfalls kein adäquates Futter für gutwillige Darmbakterien dar. Ruck, zuck gewinnen dann die Entzündungskeime die Oberhand und solche, die auf Dauer zu Gewichtsproblemen führen. Zukünftig sollte überdacht werden, ob das Abführen vor einer Fastenkur wirklich zwingend notwendig ist. Gerade für zwei Gruppen von Menschen, die sich viel vom Fasten versprechen, nämlich solche mit Übergewicht und solche mit Entzündungen, scheint das Abführen kontraproduktiv zu sein.

Zur Schädlichkeit einer dauerhaften Einnahme von Abführmitteln muss man eigentlich nichts mehr sagen. Das Problem ist, dass durch solche Mittel der Darm immer träger wird und die Notwendigkeit, mit Laxantien nachzuhelfen, immer zwingender. Abführmittel sollten deshalb nur im äußersten Notfall und mit Bedacht eingesetzt werden. Ein Abführmittel-Entzug und eine Umstellung auf darmfreundliche Kost können hier auf Dauer eine Menge Gutes für den Darm tun und auch die Stimmung wieder anheben, die von ständigen Verdauungsproblemen durchaus in Mitleidenschaft gezogen wird. Wer seinen Darm gesund halten und sich vor Depressionen und Stimmungstiefs schützen möchte, sollte deshalb die Finger von Glaubersalz und Co. lassen. Besser ist es, ballaststoffreicher zu essen und vor allem präbiotische Ballaststoffe in den Speiseplan aufzunehmen. Wem das nicht reicht, der kann durch Synbiotika seine Verdauung auf Trab bringen und der Darmflora unter die Arme greifen. Synbiotika sind Nahrungsergänzungsmittel, die sowohl Darmbakterienfutter (präbiotische Ballaststoffe) als auch gute, probiotische Bakterien enthalten.

## B) ERKRANKUNGEN UND BESCHWERDEN – SIGNALE AUS DER UNTERWELT

**Jede der unter den Fragen 6 bis 10 genannten Erkrankungen und Beschwerden kann die Folge einer gestörten Darmflora oder einer durchlässigen Darmbarriere sein. Mit dem Darm ist es so wie mit fast jedem anderen Organ auch: Ist er gesund, spüren wir ihn nicht. Erst wenn etwas nicht in Ordnung ist, macht sich der Magen-Darm-Trakt mit Unwohlsein, Druckgefühl, Schmerzen, Verdauungsstörungen oder auch mit psychischen Beeinträchtigungen bemerkbar.**

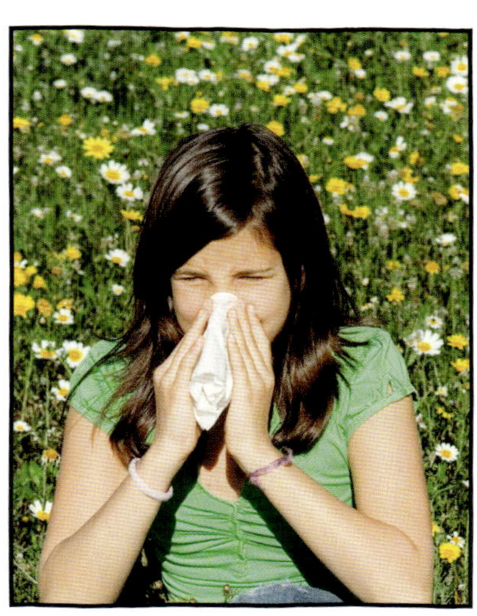

Das Immunsystem des Darms spielt eine Rolle bei der Entstehung von Allergien.

**Frage 6: Nahrungsmittelallergien** stehen in einer ganz besonderen Verbindung zum Darm, denn schließlich muss alles, was vom Teller in den Körper will, den Darm passieren. Ist dann auch noch die Darmbarriere gestört, sprich „löchrig", gelangen viel zu große Partikel von Apfel, Nuss und Mandelkern zu den Immunzellen, die vor allem hinter dem Darmepithel stationiert sind. Sofort schlagen die körpereigenen Abwehrzellen Alarm, denn in dieser Form haben sie Obst, Gemüse oder Milcheiweiß noch nicht kennengelernt. Um den vermeintlichen „Feind" zukünftig besonders effektiv bekämpfen zu können, werden Waffen geschmiedet, die passgenau zum vermeintlichen Gegner vom Esstisch passen. Und der nächste Genuss von Getreide, Kernobst oder Eiern kann dann für den Betroffenen zur Qual werden. Gelegentlich lassen sich Erfolge durch die Einnahme von Probiotika erzielen.

**Frage 7:** Aber auch bei anderen **Allergien** und **Neurodermitis** sollte man sich mit dem darmeigenen Immunsystem beschäftigen. In Deutschland leidet etwa jeder vierte bis fünfte Erwachsene unter Pollenallergie. Mit Neurodermitis müssen zwischen 10 und 20 Prozent der Kinder und etwa 3 Prozent der Erwachsenen klarkommen. Schnupfen, Asthma oder Ekzeme und Juckreiz machen den Patienten das Leben schwer. Offenbar spielt unser moderner Lebensstil dabei eine Rolle. Uns mangelt es an Schmutz, Dreck, Schlamm, Matsch! In einer zu sauberen und hygienischen Umgebung fehlen unseren Abwehrzellen die Sparringspartner, nämlich harmlose Bodenbakterien. Aus lauter Langeweile suchen sie sich andere Gegner wie die Haare des Familienmeerschweinchens oder die Pollen der Birke aus Nachbars Garten und reagieren darauf mit dem ganzen Spektrum ihrer Abwehrstrategien. Die Folge: laufende Nase, Atemnot, rote Augen und Ekzeme.

Die Vielzahl der Studien dazu kann man in einer einfachen Gleichung zusammenfassen: Wenig Schmutz = viel Allergie. So erkranken Kinder, die auf einem Bauernhof aufwachsen, in einer Großfamilie leben oder früh Kontakt zu anderen Kindern haben, sehr viel seltener an Asthma, Heuschnupfen und Ekzemen, denn deren Immunsystem kann sich viel früher mit nicht krank machenden Keimen auseinandersetzen und entwickelt dann seltener Allergien. Auch der Darm als großes Immunorgan spielt eine Rolle, denn die Darmkeime trainieren die Abwehrzellen. Ein gut ausgebildeter „Immunpolizist" muss dann später nicht übereifrig auf harmlose Pollen, Erdbeeren oder Haselnüsse reagieren. Fehlen „gute" Trainingsbakterien in der hygienischen Umwelt, kann man den Abwehrkräften Partner aus dem Supermarkt oder der Apotheke an die Seite stellen: die bereits erwähnten Keime in Probiotika. Auch in naturbelassenem Joghurt, Kefir oder nicht erhitztem Sauerkraut findet man diese Wohltäter.

Schwangere, die Probiotika zu sich nahmen, halbierten dadurch das Neurodermitisrisiko ihres allergiegefährdeten Nachwuchses und die Wirkung hielt mindestens bis zum fünften Lebensjahr an. Auch Kinder, die als Säugling gestillt wurden (Muttermilch fördert die Entwicklung einer gesunden Darmflora) oder nach der Geburt gesunde Keime mit der Flaschennahrung erhielten, erkranken seltener an Allergien und Ekzemen als Kinder, die nicht gestillt wurden und bei denen keine probiotischen Bakterien im Fläschchen waren.

**Frage 8: Chronisch-entzündliche Darmerkrankungen**, zu denen Morbus Crohn und Colitis ulcerosa zählen, werden in den letzten Jahrzehnten vor allem in Industrieländern immer häufiger diagnostiziert. In Deutschland sind etwa 320.000 Menschen davon betroffen. Aktuelle Untersuchungen zeigen, dass es Zusammenhänge zwischen diesen Erkrankungen und dem Darmmikrobiom gibt und dass Umweltfaktoren wie Ernährung oder übertriebene Hygiene, die häufige Anwendung von Antibiotika oder der Einsatz von Desinfektionsmitteln im Haushalt eine Rolle spielen könnten. Chronisch-entzündliche Darmerkrankungen gehen grundsätzlich mit einer reduzierten Artenvielfalt einher. Vor allem das Faecalbacterium prausnitzii ist bei den Patienten Mangelware. Möglicherweise reagiert auch das Abwehrsystem der Betroffenen mit einer unangebracht starken Entzündung auf bestimmte Keime im Darm.

Wie lassen sich diese Erkenntnisse in der Therapie nutzen? In verschiedenen Studien wurde untersucht, ob sich Prä-, Pro- oder Synbiotika günstig auf den Erkrankungsverlauf auswirken. So ließen sich bei Morbus Crohn nach einer sechsmonatigen Behandlung mit einem Synbiotikum (dieses enthielt unter anderem Bifidobakterien, Inulin und Oligofruktose) eine Reduktion der Entzündung sowie der Erkrankungsaktivität nachweisen. Allerdings helfen diese Produkte nicht immer bei Morbus Crohn. Manche Studien konnten auch keine Effekte nachweisen. Anders sieht es bei Colitis ulcerosa aus. Hier besserte sich die Erkrankung recht häufig durch die länger dauernde Einnahme von Prä- oder Synbiotika. Einen Versuch ist es sicher wert. Wer das ausprobieren möchte, sollte vorab Rücksprache mit seinem behandelnden Arzt halten. Antibiotika sollten bei Morbus Crohn und Colitis ulcerosa hingegen nur sehr zurückhaltend eingesetzt werden. Es gibt Hinweise darauf, dass die Veränderungen des Darmmikrobioms durch Antibiotika einen Schub auslösen können.

**Frage 9: Übergewicht** oder **Schwierigkeiten, das Gewicht zu halten**, sind sehr eng mit dem Zustand der Darmflora verbunden. Menschen, die sich selber als „gute Futterverwerter“ bezeichnen würden, haben meistens andere Keime im Gedärm als solche, denen es leichtfällt, schlank zu bleiben. Auffallend ist, dass die Darmflora bei Menschen mit Übergewicht häufig verarmt ist. Gleichzeitig gewinnen Moppelkeime aus der Gruppe der Firmicutes die Oberhand und verdrängen die „Rank-und-schlank-Bakterien“, die zur Familie der Bacteroidetes gehören. Studien konnten belegen, dass die „dicke Darmflora“ Tag für Tag etwa 150 bis 200 Kalorien mehr aus der Nahrung zieht als eine schlanke. Im Laufe eines Jahres summiert sich die zusätzlich aufgenommene Energie zu rund zehn Kilo mehr auf den Hüften. Wie eng das Mikrobiom mit dem Gewicht zusammenhängt, zeigen auch Stuhlübertragungen von dicken auf schlanke Mäuse: Die vormals agilen Nager bekamen dadurch – bei gleichem Futter – schnell ansehnliche Bäuchlein. Und auch bei Menschen sind enorme Gewichtszunahmen festgestellt worden, wenn eine Stuhltransplantation von einem übergewichtigen auf einen schlanken Patienten erfolgte. Eine solche Maßnahme ist manchmal medizinisch notwendig, um Darminfektionen zu behandeln, bei denen Antibiotika nicht mehr helfen. Mithilfe der Ernährung lässt sich die Darmflora auf schlank programmieren. Wer die richtigen Bakterien im Darm hat, resorbiert weniger Kalorien aus der Nahrung, schüttet mehr Sättigungshormone aus und speichert weniger Fettgewebe. Wenn Sie mehr über die Zusammenhänge zwischen dem Gewicht und der Darmflora wissen möchten, können Sie das ausführlich in meinen Büchern *Schlank mit Darm* und *Schlank mit Darm – das 6-Wochen-Programm* (beide erschienen im Südwest-Verlag) nachlesen.

**Frage 10:** 10 bis 20 Prozent der Bevölkerung leiden unter einem **Reizdarmsyndrom (RDS)**, wobei mehr Frauen als Männer betroffen sind. Damit ist RDS eine der häufigsten Erkrankungen des Magen-Darm-Trakts. Die Symptome sind vielfältig: Blähungen, Bauchschmerzen, Stuhlgangveränderungen wie Durchfall und Verstopfung werden meistens begleitet von psychischen Problemen wie Ängstlichkeit oder Depressionen. Das Problem: Obwohl die Patienten oft sehr stark leiden, findet der Arzt meistens keine Ursache. Doch inzwischen rückt auch beim Reizdarmsyndrom die Darmflora stärker in den Fokus. Immer mehr Studien belegen jetzt, dass sich durch die Einnahme von Probiotika, also lebenden Darmkeimen, viele Beschwerden positiv beeinflussen lassen. Laut der Deutschen Gesellschaft für Mucosale Immunologie und Mikrobiom (DGMIM) ist das Vorkommen von Proteobakterien und Bakterien des Stammes Firmicutes beim Reizdarm erhöht. Acinetobacter, Bacteroides und Bifidobakterien sind verringert. Zudem lässt sich im Stuhl von RDS-Patienten eine Zunahme der Bakterienspezies Veillonella und Lactobacillus mit gleichzeitig erhöhten Konzentrationen von Essigsäure und Propionsäure feststellen. Der Einsatz von Pro- oder Synbiotika kann sich günstig auf die gestörte Darmflora auswirken und die Dysbalance wieder ins Gleichgewicht bringen.

Wenn Sie unter einem Reizdarmsyndrom leiden, kann es deshalb sinnvoll sein, die Darmflora analysieren zu lassen. Im Anhang finden Sie Labore, die solche Untersuchungen durchführen. Am besten besprechen Sie mit Ihrem Hausarzt das Vorgehen. Anschließend sollte die Darmflora aufgebaut werden.



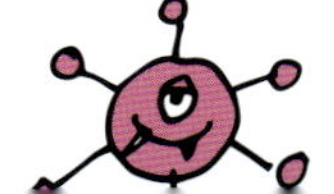

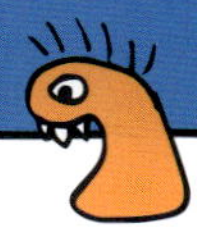

## C) LEBENSSTIL – UNTERSTÜTZEN SIE DIE DARMFLORA MIT MESSER, GABEL UND LAUFSCHUHEN

**Unsere Darmbakterien reagieren sehr schnell auf Veränderungen unseres Lebensstils. Das liegt unter anderem daran, dass sich Mikroorganismen unwahrscheinlich flott vermehren können. Die meisten Darmkeime benötigen unter günstigen Bedingungen etwa 30 Minuten, um sich zu teilen und dadurch ihre Zahl zu verdoppeln. Nach 18 Stunden hat ein Darmbakterium so bereits fast 70 Milliarden Verwandte um sich geschart. Wenn wir also unseren Lebensstil verändern, können unsere Mitbewohner ruck, zuck darauf reagieren – im positiven wie im negativen Sinne.**

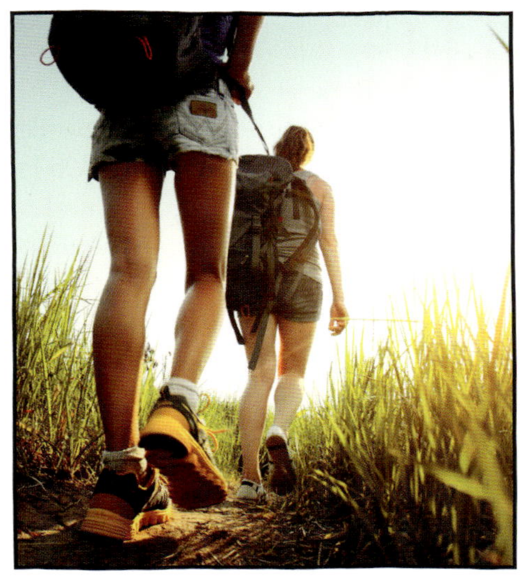

Bewegung sorgt nicht nur für starke Muskeln, sondern stärkt auch die Darmkeime.

**Frage 11: Mit dem Rauchen aufzuhören** ist prinzipiell eine sinnvolle Sache und bringt auf Dauer zahlreiche gesundheitliche Vorteile. Sagen sich Raucher von ihrem Laster los, hat das auch Einfluss auf das Leben im Darm. Die an Nikotin, Teer und Kondensat gewöhnte Darmflora wird von den guten Vorsätzen ziemlich überrascht und stürzt erst mal ins Chaos. Viele Raucher kennen das leidige Thema: Lässt man den Glimmstängel weg, bekommt man ein paar Kilo dazu. Oft erklärt man sich das Phänomen durch „Kompensationsessen" – statt zur Zigarette greift man einfach häufiger zu Schokokeksen und Gummibärchen. Doch das ist nicht immer der Fall. Tatsächlich nehmen rund 80 Prozent der Exraucher im Laufe der nächsten Monate durchschnittlich vier bis fünf Kilo zu – selbst wenn sie die Kalorienzufuhr beibehalten oder sogar etwas reduzieren. Eine (Teil-)Ursache liegt auch hier wieder im Darm. Bekommt der Körper kein Nikotin mehr, verändert sich die Zusammensetzung der Darmkeime. Die Anzahl der Firmicutes steigt im Dickdarm fast auf das Doppelte an, andere wie die Bacteroidetes werden verdrängt. Und das ist fatal. Denn ein höherer Anteil an Firmicutes und weniger Bacteroidetes fördern Entzündungen und gehen oft auch mit einer Gewichtszunahme einher. Wer plant, mit dem Rauchen aufzuhören, sollte parallel dazu seine Darmbakterien pflegen und am besten gleich mit der Darmbakterien-Diät beginnen. Nur dann hat man gute Chancen, Glimmstängel und Pfunde gleichermaßen loszuwerden. Und auf Dauer hat der Rauchstopp auch für die Darmflora etwas Gutes, denn die so wichtige Vielfalt der Keime nimmt allmählich wieder zu, und das bekommt nicht nur der körperlichen, sondern auch der psychischen Gesundheit.

**Frage 12: Reisen in die Tropen** gehören inzwischen für viele zum Urlaubsrepertoire. Mehr als 300 Millionen Traveller besuchen jedes Jahr Länder mit sehr schlechten hygienischen Verhältnissen. Doch mit dem weltweiten Tourismus verbreiten sich auch Keime, an die wir Mitteleuropäer nicht gewöhnt sind. Studien konnten jetzt nachweisen, dass jeder Dritte, der in ein Land mit niedrigem Hygienestandard reist, anschließend mit einem multiresistenten, also gegen viele Antibiotika unempfindlichen, Darmkeim nach Hause zurückkommt. Eine finnische Studie konnte nachweisen, dass das Risiko noch steigt, wenn im Urlaub ein Antibiotikum zur Behandlung des Reisedurchfalls eingenommen wurde. Der Grund: Die Medikamente schädigen die eigene schützende Darmflora und aggressive Urlaubskeime können dann leichter in unseren Därmen heimisch werden. Deshalb sollte man den Antibiotikaeinsatz bei Reisedurchfall immer gründlich überdenken. In vielen Fällen kann einer Reisediarrhö wirkungsvoll durch die präventive Einnahme eines Probiotikums vorgebeugt werden. Am besten, man beginnt schon eine paar Wochen vor der Abreise damit, die Darmflora aufzubauen.

**Frage 13: „Mehr Sport treiben"** ist immer eine gute Empfehlung, doch erst seit Kurzem ist bekannt, dass auch die Darmflora was davon hat, wenn wir den inneren Schweinehund überwinden und öfters mal die Wanderschuhe schnüren. Regelmäßige Bewegung – schon schnelles Gehen reicht aus – bewirkt etwas im Darm. Sportler haben eine deutlich vielfältigere Darmbesiedelung als Couch-Potatoes, wie eine Untersuchung an Rugbyspielern zeigen konnte. Und zumindest im Tierversuch waren die kleinen Mitbewohner besser geschützt vor Umweltgiften und Schadstoffen, die auch unserer Darmflora arg zusetzen können, wenn die Nager im Laufrad ihre Runden drehen durften.

**Frage 14:** Was **Stress** im Darm anrichten kann, haben Sie schon auf den vorherigen Seiten gelesen. Unter Stress geht die bakterielle Vielfalt zurück. Wichtige Keime wie Milchsäurebakterien werden dezimiert. Gleichzeitig kann eine solche Störung der Lebensgemeinschaft im Darm wiederum Stresssignale an den Kopf schicken, wodurch Alltagsstress sich schnell zu gefühltem Megastress aufschaukeln kann. Wenn Sie Stress haben, sollten Sie diesen von zwei Seiten angehen: Zum einen durch Stressmanagement und Entspannungsphasen – das ist aber meistens leichter gesagt als getan – und zum anderen durch eine gute Pflege Ihrer Mitbewohner. Gerade in Stressphasen ist es deshalb sinnvoll, auf eine darmfreundliche Ernährung zu achten und eventuell auch vorübergehend prä- und probiotische Stoffe als Nahrungsergänzung zuzuführen. Einige Bakterienstämme senken nämlich sogar messbar den Stresshormonspiegel und das persönliche Stressempfinden.

**Frage 15: Desinfektionsmittel in Haushaltsreinigern, antibakterielle Seifen, keimtötende Spülmittel** – unsere Umgebung wird zunehmend steriler, und das schadet unserer Gesundheit. Können Sie sich vorstellen, dass mittelalterliche Bauern sich nach der Arbeit auf dem Feld erst mal gründlich geduscht haben oder steinzeitliche Jäger sich nach dem erfolgreichen Beutezug die Hände desinfiziert haben? Kaum denkbar! Unser Körper benötigt die regelmäßige Auseinandersetzung mit Keimen, um das Immunsystem auf Trab zu halten. Je hygienischer die Umgebung, desto häufiger treten zum Beispiel Allergien oder Asthma auf und desto eintöniger und damit schwächer ist unsere Darmflora. Auch unsere Darmbakterien freuen sich über ein bisschen Schmutz, denn der eine oder andere Keim, den wir durch eine nicht allzu hygienische Lebensweise aufnehmen, siedelt sich dann dauerhaft im Darm an und unterstützt die Keime vor Ort bei ihrer Arbeit.

**Die Fragen 16 bis 19: Ernährung:** Auch die Fragen 16 bis 19 geben wichtige Hinweise darauf, wie es den Darmbakterien geht. Je mehr Fragen Sie mit „Ja“ beantwortet haben, desto wahrscheinlicher ist es, dass die Zusammensetzung Ihrer Darmflora nicht optimal ist. Wie sich die Keime im Darm zusammensetzen, hängt zum großen Teil davon ab, was wir essen. Um eine möglichst vielfältige Bakterienflora im Darm zu beherbergen, ist es zunächst einmal wichtig, abwechslungsreich zu essen. Die Keime, die über unsere Gesundheit und unser Gefühlsleben entscheiden, sitzen zum größten Teil im Dickdarm. Da viele Nahrungsmittel schon in oberen Darmabschnitten resorbiert werden, sollte unser Essen auch immer eine gute Portion schwer verdaulicher Nahrungsmittel, die auch als Präbiotika bezeichnet werden, enthalten.

Ausführliche Tipps zur darmfreundlichen Ernährung finden Sie in Kapitel 8.

Die Rezepte in Kapitel 9 erleichtern Ihnen den Einstieg in eine darmfreundliche Ernährung, die Ihrer Psyche schmeichelt und Ihnen zu mehr Wohlbefinden, Gesundheit und Zufriedenheit verhelfen kann.

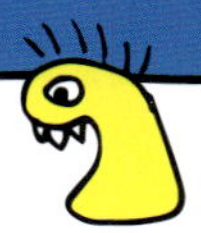

## DEN DARM AUF DIE PROBE STELLEN

Gezielte Kenntnisse über die Zusammensetzung der Darmflora erhält man am besten durch eine Stuhluntersuchung. Mit modernen Methoden gewinnt man hier sehr genaue Informationen über die Mitbewohner in unserem Darm. Anschließend weiß man, welche Keime im eigenen Darm leben und wie deren Prozentuale Verteilung ist. Der Labormediziner kann dann sowohl Aussagen über die Bakterienvielfalt machen als auch eine Dysbiose feststellen. Unter einer Dysbiose versteht man ein Ungleichgewicht der Keime. Dabei sind einzelne Bakterienstämme möglicherweise überrepräsentiert, andere fehlen oder bilden nur ein mickriges Grüppchen. Besteht eine solche Dysbiose über längere Zeit unbemerkt, kann sie zum Ausgangspunkt zahlreicher Erkrankungen und Befindlichkeitsstörungen werden.

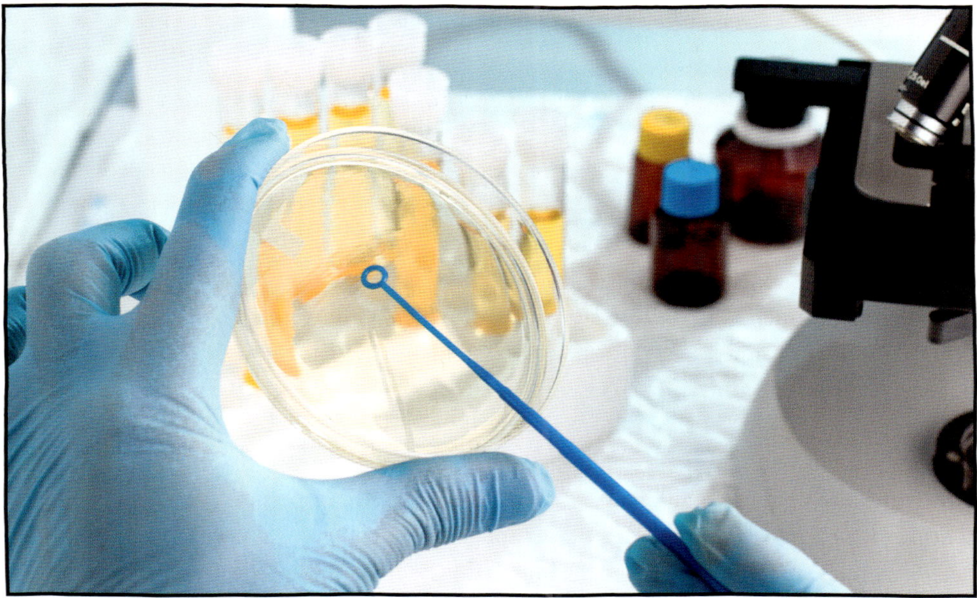

Eine Laboranalyse gibt Aufschluss über das Leben im Darm.

Und wie sieht es mit der Darmbarriere aus? Die Darmbarriere hat zahlreiche wichtige Funktionen für unsere Gesundheit und kann bei Stressbelastungen, psychischen Problemen und Erkrankungen des Nervensystems eine Rolle spielen. Auch die Darmbarriere lässt sich mithilfe von Labortests checken. Doch „Gefahr erkannt, Gefahr gebannt“! Ist die Darmflora aus dem Lot und die Darmbarriere gestört, gibt es Mittel und Wege, diese wieder in die richtigen Bahnen zu lenken.

Wenn Sie nicht vorhaben, spezielle Darmuntersuchungen durchführen zu lassen, können Sie diesen Abschnitt auch überspringen und gleich auf Seite 108 mit der Darmkur fortfahren.

## STUHLUNTERSUCHUNGEN

Für eine Stuhluntersuchung lassen Sie sich entweder von Ihrem Arzt ein Stuhlröhrchen geben oder fordern ein Röhrchen direkt bei einem Labor an. Laboradressen finden Sie im Anhang. Das genaue Vorgehen und Einsendeverfahren ist von Labor zu Labor möglicherweise unterschiedlich. Bitte informieren Sie sich darüber. Häufig ist es so, dass das Labor bei Einsendungen durch den Patienten nur allgemeine Therapieempfehlungen geben darf. Wird ein Arzt „dazwischengeschaltet", hat das Labor die Möglichkeit, diesem ganz konkrete Empfehlungen für die Behandlung zu übermitteln. Die Kosten werden nur in Ausnahmefällen von den gesetzlichen Krankenkassen übernommen.

Mit folgenden Tests können Sie einen Einblick in Ihren Darm gewinnen:

## DER DARMFLORA-STATUS

Diese Untersuchung wird zum Nachweis einer gestörten Darmflora durchgeführt. Durch einen sogenannten „Darmflora-Status" lassen sich Art und Zahl der in Ihrem Darm vorhandenen wichtigsten Bakterienstämme und deren Verhältnis zueinander bestimmen. Anhand der Analyse kann man erkennen, welche Bakteriengruppen reduziert und welche im Darm überrepräsentiert sind. Die Kosten hierfür liegen zwischen 100 und 200 Euro.

## DER ÜBERGEWICHTSINDEX

Hier wird das Verhältnis der beiden Hauptgruppen der Darmbakterien zueinander bestimmt. Das Ergebnis gibt Aufschluss über das Übergewichtsrisiko (Bacteroides-/Firmicutes-Ratio). Je höher die Gruppe der Bacteroides und je geringer die der Firmicutes, desto günstiger scheint sich die Darmflora auf das Gewicht und den Appetit auszuwirken. Wer jedoch vor allem nach den Gründen für psychische Probleme sucht, muss diesen Test nicht unbedingt durchführen lassen.

## WAS VERRÄT UNS DIE VERTEILUNG DER KEIME?

Die Stuhluntersuchung gibt Aufschluss darüber, welche Keime im Darm vermindert und welche vermehrt sind. Das Labor wird Ihnen eine entsprechende Beurteilung mitschicken. Hier finden Sie aber schon mal ein paar wichtige Zusammenhänge zwischen Veränderungen der Darmkeime und Beschwerden.

In der Tabelle auf Seite 111 finden Sie die Lebensmittel, mit denen Sie einzelne Bakterien gezielt „füttern“ und so deren Vermehrung unterstützen können.

* **Akkermansia muciniphila:** vermindert bei Neigung zu Übergewicht, Zuckerkrankheit, metabolischem Syndrom, chronisch entzündlichen Darmerkrankungen, Autismus
* **Bacteroidetes:** vermindert bei Übergewicht, Verstopfung
* **Bifidobakterien:** vermindert bei Reizdarmsyndrom, Allergien
* **Faecalbacterium prausnitzii:** vermindert bei chronisch entzündlichen Darmerkrankungen
* **Milchsäurebakterien:** vermindert bei Allergien

## DARMBARRIERE-TESTS

Wenn Sie den Verdacht haben, dass Sie unter dem Leaky-Gut-Syndrom leiden, können zwei Tests jetzt Licht ins Dunkel bringen.

### DER LACTULOSE-MANNITOL-TEST

Beim Lactulose-Mannitol-Test macht man sich die Fähigkeit der gesunden Darmbarriere zunutze, manche Substanzen zu resorbieren und andere nicht. Getestet wird das mit den harmlosen Zuckerverbindungen Lactulose und Mannitol, die in Wasser gelöst und getrunken werden. Beide werden in den oberen Darmabschnitten nicht abgebaut und gelangen so zunächst unverändert in den Dickdarm. Das wasserlösliche Mannitol wird normalerweise problemlos aufgenommen. Es nimmt den Weg quer durch die Darmepithelzellen, gelangt in den Körper und wird dann im Urin ausgeschieden. Wie viel davon resorbiert wurde, kann man im Urin messen. Ist die Darmbarriere beschädigt, dann schwächeln die Darmzellen. Sie sind nicht mehr in der Lage, viel Mannitol hindurchzuschleusen. Als Folge lässt sich weniger Mannitol in der Urinprobe messen.

Lactulose hingegen gelangt normalerweise nur schlecht in den Körper. Es muss sich zwischen den Zellen durchquetschen. Sind die „Druckknopfverbindungen“ (Tight Junctions) intakt, gelangen nur geringe Mengen in den Körper. Ist die Darmbarriere geschwächt, also die Durchlässigkeit der Druckknopfverbindung zwischen den Darmzellen erhöht, kann Lactulose nun ungehindert zwischen den Darmzellen in den Körper sickern. In der Folge lässt sich deshalb diese Zuckerverbindung anschließend in höherer Konzentration im Urin finden.

Wird im Urin viel Lactulose und wenig Mannitol nachgewiesen, weist das auf eine Störung der Darmbarriere, das sogenannte Leaky-Gut-Syndrom, hin.

Die Kosten für den Test liegen je nach Labor zwischen 50 und 60 Euro.

### DER ZONULIN-TEST

Zonulin, ein Botenstoff, der von den Darmzellen produziert wird, ist einer der Wächter der Darmbarriere. Normalerweise sind die Druckknopfverbindungen zwischen den Zellen fest geschlossen. Zonulin ist im gesunden Darm aber in der Lage, diese Tight Junctions gezielt zu öffnen, um größere Moleküle oder Abwehrzellen passieren zu lassen. Für diese Aufgaben bilden die Darmzellen kleine Zonulinmengen.
Doch manchmal werden die Darmzellen nervös. Das kann passieren, wenn die Schleimschicht löchrig ist und die Darmzellen nun plötzlich mit einer großen Menge Darmbakterien, die eigentlich gar nicht bis zu den Zellen vordringen sollten, konfrontiert werden. Zonulin öffnet nun plötzlich die Schleusen und lässt unerwünschte Eindringlinge ungehindert und in großer Zahl passieren. Geschieht diese durch Zonulin vermittelte Öffnung der Druckknopfverbindungen häufiger, entwickelt sich ein Leaky-Gut-Syndrom. Im Stuhl sollte der Zonulinwert unter 78 Nanogramm pro Milliliter liegen, im Blut unter 48 Nanogramm pro Milliliter. Höhere Werte weisen auf einen „löchrigen Darm“ hin.

Die Kosten für diesen Test liegen zwischen 50 und 60 Euro.

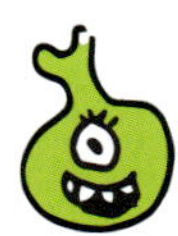

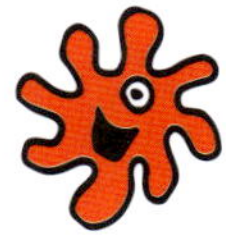

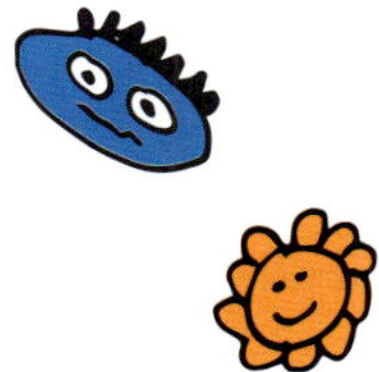

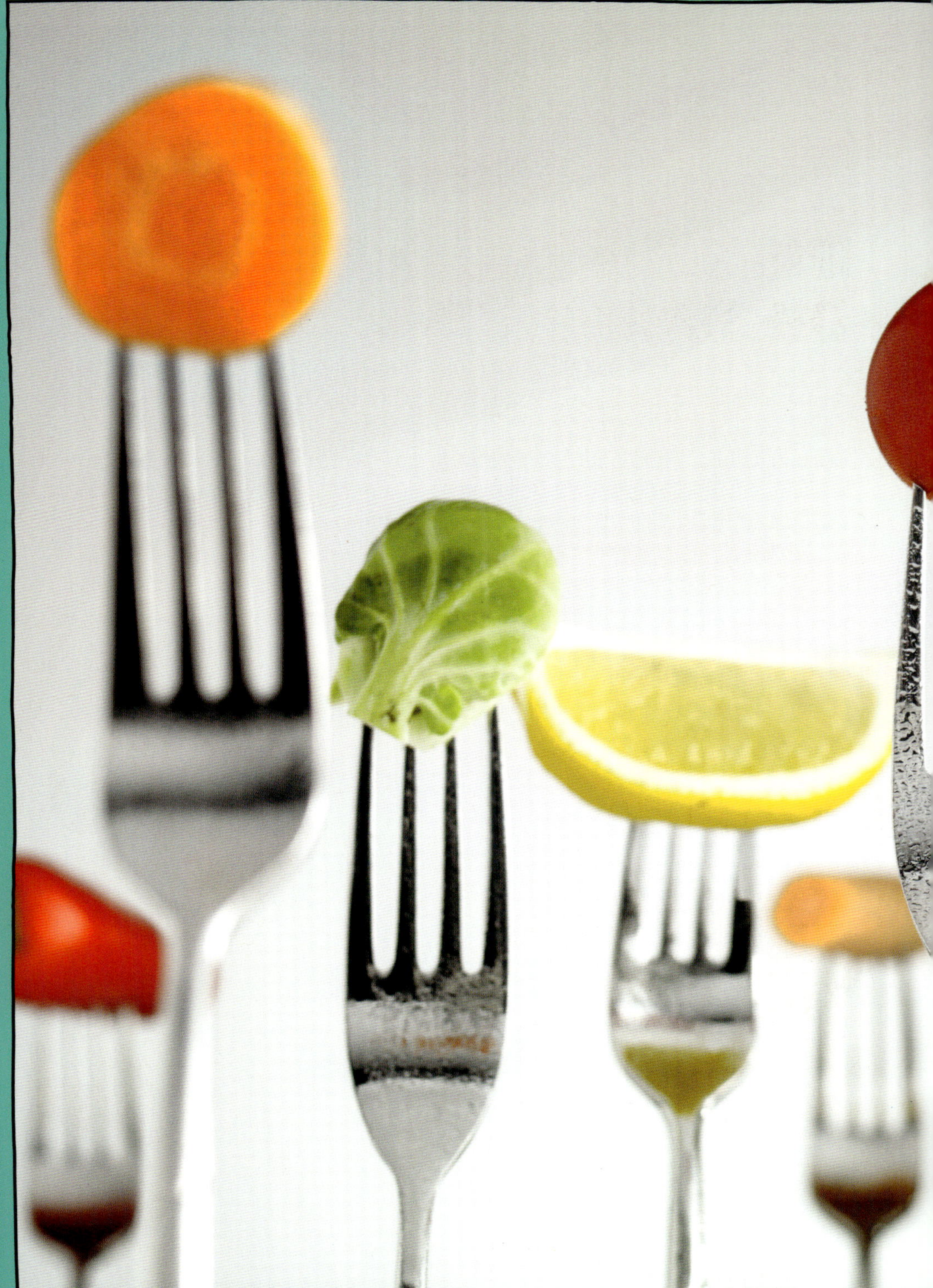

KAPITEL 8

# DIE DARMKUR

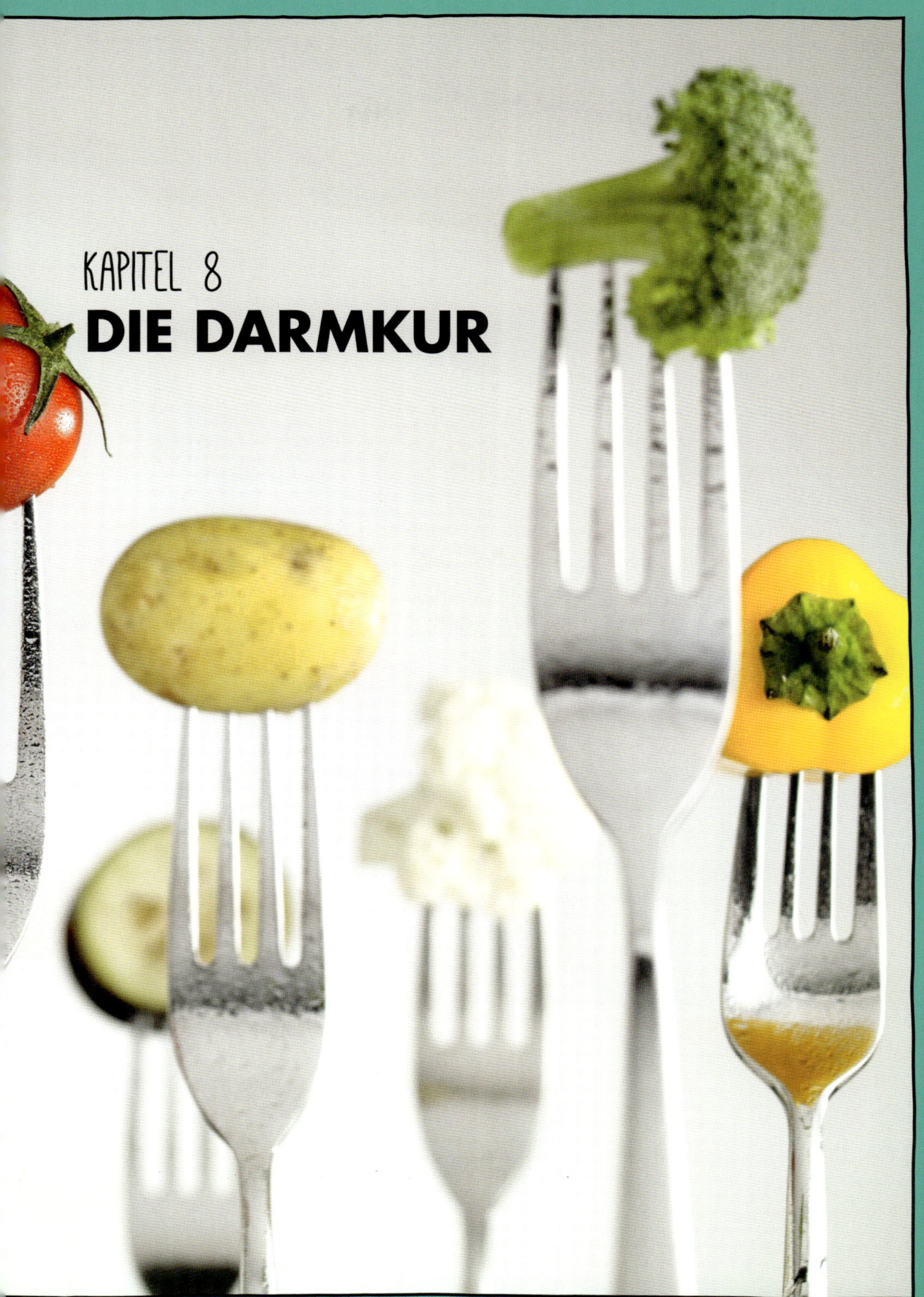

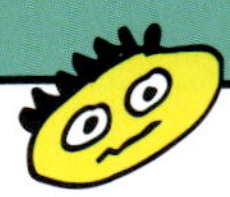

## DIE RICHTIGEN MIKROBEN ZÜCHTEN

Sie haben jetzt eine Menge gehört über unzufriedene Bakterien, Löcher im Darm, das Hirn im Bauch und Keime und Darmprobleme, die uns aufs Gemüt schlagen. Nun gilt es, die Erkenntnisse in die Praxis umzusetzen und das Mikrobiom zu optimieren. Die Darmflora kann uns sowohl schützen als auch schaden. Alles deutet nämlich darauf hin, dass im Darm nicht nur die Ursache vieler psychischer Probleme und Erkrankungen zu suchen ist, sondern dass auch die Therapie dort ansetzen sollte. Im letzten Kapitel erfahren Sie deshalb, wie wir uns die Darmkeime zu Freunden machen, die uns unglaublich viel nutzen können. Dazu müssen wir ihnen eine angenehme Umgebung schaffen und sie gut füttern. Tun wir das nicht, kann es sehr schnell zu einer Rebellion der Darmbewohner kommen, die uns dann auf Dauer das Leben schwer machen.

Wurden in den Testungen Abweichungen vom Normalwert festgestellt, haben Sie im Darmtest „Interview mit Ihrem Darm" häufig mit „Ja" geantwortet oder haben Sie ganz einfach das Gefühl (auch ohne Tests), dass es Ihrem Darm nicht wirklich gut geht, Sie aus der seelischen Balance geraten sind oder Übergewicht und Stoffwechselstörungen Ihnen Probleme bereiten, können Sie an mehreren Schrauben drehen, um ein Feintuning Ihres Darmmilieus vorzunehmen.

## FÜTTERN SIE IHRE HELFER MIT LECKEREN PRÄBIOTIKA

Während wir als „Wirte" leicht verdauliche Kohlenhydrate wie Gummibärchen oder Kuchen lieben, haben unsere „Gäste" im Darm Appetit auf ganz andere Dinge. Deren Leidenschaft heißt „Präbiotika". „Präbiotika" bedeutet eigentlich „Vor dem Leben" (lat. *pre* = vor, griech. *bios* = das Leben), aber man könnte den Begriff auch einfach mit „Bakterienfutter" übersetzen. Sie bewirken im Prinzip das, was wir auch unseren Kindern versprechen, um sie zum Essen zu animieren: Bakterienfutter lässt die guten, nützlichen Keime „groß und stark" werden. Präbiotika könnte man auch als Darmbakteriendünger bezeichnen. Der Darm lässt sich nämlich sehr gut mit einem Garten vergleichen. Nicht umsonst spricht man ja auch von der Darmflora. Je nach Bodenbeschaffenheit, Nährstoffgehalt und Pflege siedeln sich auch in unserem Garten unterschiedliche Pflanzen an. Den Darmbakterien geht es da ähnlich. Da unsere Mikroben davon leben, was wir zu uns nehmen, breiten sich die Keime aus, die mit den Lebensbedingungen im Darm gut zurechtkommen. Vegetarier haben deshalb eine tendenziell andere Darmflora als

Schnitzelfreunde, Süßmäuler eine andere als Vollkornliebhaber. Leicht verdauliche Kohlehydrate, die wir in Fast Food, Kuchen und Weißbrot finden, spielen für die Darmflora im Dickdarm – hier sitzen die entscheidenden Keime – keine Rolle, denn diese Nahrungsbestandteile werden schon viel weiter oben im Verdauungstrakt resorbiert. Bis in den Dickdarm schaffen es deshalb nur Präbiotika.

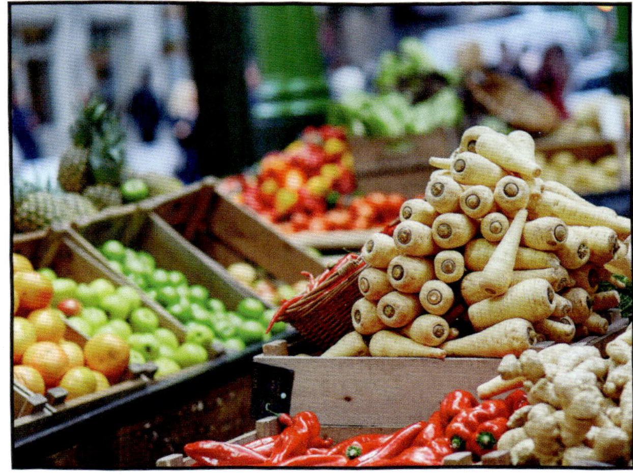

In Obst und Gemüse ist alles enthalten, was unsere Darmflora zum Gedeihen benötigt.

Präbiotika tragen somit zur Entwicklung einer gesunden und vor allem vielfältigen Darmflora bei, unterstützen deren Aktivität und fördern auch die Ansiedelung der Probiotika, also nützlicher Bakterien (dazu gleich mehr). Was Präbiotika so interessant macht, ist, dass sie vor allem von den gesundheitsfördernden Darmbakterien gerne gegessen werden. Sobald sich die Bakterien daranmachen, ihr Mahl zu verzehren, entstehen saure Stoffe, die im Darm zu einem sauren Klima führen. Sauer macht in diesem Fall die hilfreichen Bakterien lustig. Sie produzieren Botenstoffe, die unserer Psyche streicheln. Und sie beginnen Stoffe zu bilden, die Trübsalkeime schwächen. Diese unerwünschten Keime können nämlich weder mit den Bakterienleckerlis etwas anfangen noch fühlen sie sich im sauren Darm wohl. Kein Wunder, dass ihre Anzahl dann rasch kleiner wird. Sie, als Wirt der guten Darmkeime, haben Ihr Ziel erreicht!

Inulin, Oligofruktose oder Galaktooligosaccharide sind keine gefährlichen chemischen Kampfstoffe, sondern die offiziellen Bezeichnungen der präbiotischen Inhaltsstoffe in Nahrungsmitteln, ohne die sich unsere Darmflora nicht zu einer blühenden Landschaft entwickeln kann. Nur aus diesem Bakterienfutter können erwünschte Keime, die für gute Emotionen sorgen, die benötigte Energie gewinnen. Vor allem Bifidobakterien und einige Milchsäurebakterien laben sich daran. Dieses Bakterienfutter kommt nur in einigen Nahrungsmitteln vor. Leider besonders häufig in solchen, die bei der mitteleuropäischen Durchschnittsfamilie nicht besonders oft auf dem Tisch landen. Ich muss gestehen, auch ich habe früher

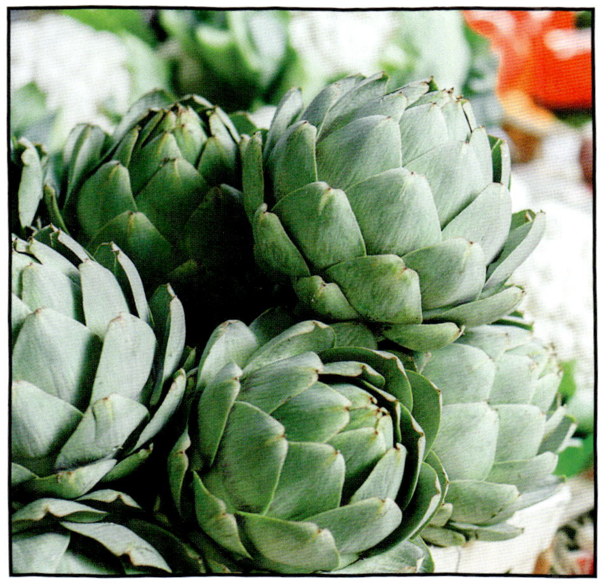

Artischocken liefern hervorragendes Bakterienfuter.

kein Rezept mit Pastinake, Topinambur, Maniokwurzel oder Schwarzwurzel in meinem Repertoire gehabt. Glücklicherweise hat Frau Rautenberg tolle Rezepte mit diesen Bakterienleckerlis entwickelt, die Sie im Rezeptteil finden und auf jeden Fall mal ausprobieren sollten. Aber auch einige gängige Lebensmittel wie Haferflocken, Bohnen, Linsen, Zwiebeln und Endiviensalat liefern Präbiotika. Und das Tolle: Sogar Kaffee, Rotwein, dunkle Schokolade und Bier schmecken den eifrigen Helfern gut.

## SETZEN SIE AUF INULIN UND RESISTENTE STÄRKE

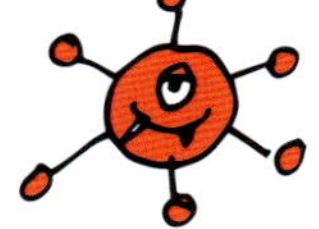

Es gibt Leckerbissen, die die Darmflora besonders schätzt. Bei resistenter Stärke kann sie einfach nicht widerstehen. Doch wo finden wir diese? In kalten Kartoffeln, in kalten Nudeln und in kaltem Reis! Beim Erhitzen und anschließendem Abkühlen verändert sich die Stärke in einigen Nahrungsmitteln und kann dann der Verdauung in den oberen Darmabschnitten besser standhalten. Dadurch kommen größere Mengen im Dickdarm an und stehen als Nahrungsquelle bereit. Jetzt denken Sie möglicherweise, dass Sie niemanden kennen, der Reis oder Kartoffeln kalt ist. Aber einem leckeren Kartoffelsalat oder einem guten Sushi beim Japaner können dann doch die wenigsten widerstehen. Bei diesen Lebensmitteln ist das Abkühlen wichtig für die Bildung der begehrten Stärke. Eine kleine, warme Kartoffel liefert ungefähr 1,8 Gramm davon, eine gleich große, abgekühlte etwa doppelt so viel. Resistente Stärke bildet sich vor allem beim Erkalten von Nahrungsmitteln. Deshalb nicht nur Reis, Nudeln und Kartoffeln, sondern auch Bohnen, Erbsen, Hirse etc. nach dem Kochen etwas abkühlen lassen. Übrigens ist es kein Problem, zum Beispiel die Kartoffeln nach dem Abkühlen wieder zu erhitzen, um beispielsweise leckere Bratkartoffeln daraus zu machen. Die resistente Stärke ist tatsächlich recht resistent, wenn sie sich erst einmal gebildet hat.

# BAKTERIENFUTTER? WO FINDE ICH DAS?

In vielen Ernährungsbüchern und Diätratgebern erfahren Sie, was Sie nicht essen sollen. Wir machen hier mal eine Ausnahme und nennen Ihnen Nahrungsmittel, von denen Sie ruhig mehr verzehren dürfen. Die Bakterien werden jubeln!

**Inulin**

*Besonders viel Inulin ist enthalten in:* Chicorée, Artischocken, Knoblauch, Zwiebeln, Lauch (Porree), Bärlauch, Agavendicksaft, Schnittlauch, Schwarzwurzeln (Winterspargel), Spargel, Topinambur, Pastinaken, Zichorienwurzel (Wurzel der Wegwarte, enthalten in Zichorienkaffee, zum Beispiel Caro Kaffee), Endiviensalat, Yacon-Sirup, Inulinpulver aus Zichorien- oder Chicoréewurzeln

Geringere Mengen Inulin findet man auch in: Bananen, Weizenkleie, Roggenmehl

**Fructooligosaccharide/Oligofruktose**

*Besonders viele Fructooligosaccharide sind enthalten in:* Roggen, Hafer, Zwiebeln, Knoblauch, Bananen, Tomaten, Spargel, Bier

**Resistente Stärke**

*Besonders viel resistente Stärke ist enthalten in:* etwas unreifen, grünen Bananen, kernigen Haferflocken, weißen, roten oder grünen Bohnen, Erbsen, Linsen, Gerste, erkalteten Kartoffeln, erkaltetem Reis, Vollkorn-Haferbrot, Haferbrei (aufgekocht und wieder abgekühlt), Hirse, Maniokwurzel, Weißbrot

**Pektin**

*Besonders viel Pektin ist enthalten in:* Obst (mit Schale), Gemüse

**Lactulose**

*Besonders viel Lactulose ist enthalten in:* erhitzter Milch und Milchprodukten

**Sonstige Nahrungsmittel mit präbiotischen Eigenschaften**

Mandeln, Honig, grüner Tee (fördert Bifidobakterien), Cranberrys und Cranberrysaft (fördern Akkermansia muciniphila), dunkle Schokolade (Bifido- und Laktobakterien), Kaffee (Bacteroidetes), Äpfel mit Schale (Bifidobakterien), Rotwein (Prevotella, Bacteroidetes, Faecalbacterium prausnitzii), Bier (Bacteroidetes)

Die meisten Menschen essen weniger als 5 Gramm resistente Stärke am Tag. Für einen gesunden Darm sollten es aber 10 bis 15 Gramm sein. Besonders die wichtigen Schutzkeime Faecalbacterium prausnitzii und Akkermansia muciniphila, die man beide nicht als Nahrungsergänzung einnehmen kann, entwickeln und vermehren sich besonders gut, wenn ihnen ausreichend resistente Stärke zur Verfügung steht.

Sie müssen jetzt natürlich nicht jeden Tag zum Japaner gehen oder die Oma bitten, mal wieder ihren tollen Kartoffelsalat zu machen. Auch in weißen und grünen Bohnen und Vollkorn-Haferbrot gibt es diese besondere Art von Stärke. Ein heißer Tipp ist die nicht ganz reife, noch etwas grüne Banane. 100 Gramm liefern 12 ½ Gramm resistenter Stärke, eine reife Banane hingegen nur noch 4,7 Gramm. Wer rohen grünen Bananen nichts abgewinnen kann, der darf die Früchte natürlich auch zu einem leckeren Joghurt-Shake verarbeiten. Noch mehr Nahrungsmittel mit resistenter Stärke finden Sie in der Tabelle.

Ein weiteres wertvolles Präbiotikum, das vor allem Laktobazillen und Bifidobakterien schmeckt, ist Inulin. Sie finden dieses Bakterienfutter in zahlreichen Nahrungsmitteln (siehe Seite 111) und auch in Nahrungsergänzungsmitteln. Wer allerdings unter einer Fruktoseintoleranz leidet, sollte mit Nahrungsergänzungsmitteln, die hoch dosiertes Inulin enthalten, etwas vorsichtig sein, sonst drohen Blähungen. Die Lebensmittel werden aber meistens gut vertragen. Für alle anderen ist Inulin hervorragend geeignet, um die Darmflora bei Laune zu halten.

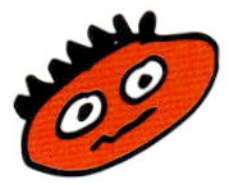

## GRÜNER TEE LÄSST BIFIDOBAKTERIEN SPRIESSEN

Im Durchschnitt brüht sich ein Schweizer pro Jahr 400 Gramm Teeblätter auf, in Österreich liegt der jährliche Pro-Kopf-Verbrauch bei etwa 300 Gramm. Doch der „Durchschnittsdeutsche" verbraucht lediglich 250 Gramm Tee im Jahr, das entspricht etwa 25 Liter Tee. Nur Ostfriesland ist eine Enklave der Teetrinker. Jeder Einwohner konsumiert hier Jahr für Jahr stattliche 288 Liter, das entspricht etwa 2 ½ Kilogramm Teeblätter je Einwohner. Sowohl aus gesundheitlicher Sicht als auch aus dem Blickwinkel unserer Darmflora ist der geringe Teekonsum in weiten Teilen Europas eine verschenkte Chance. Denn Tee, vor allem grüner, ist eine echte Geheimwaffe. Japanische Wissenschaftler untersuchten kürzlich den Effekt von Grüntee auf die Darmflora. Zehn Freiwillige, die bisher keinen Tee konsumierten, mussten dazu zehn Tage lang täglich rund einen Liter des Heißgetränks

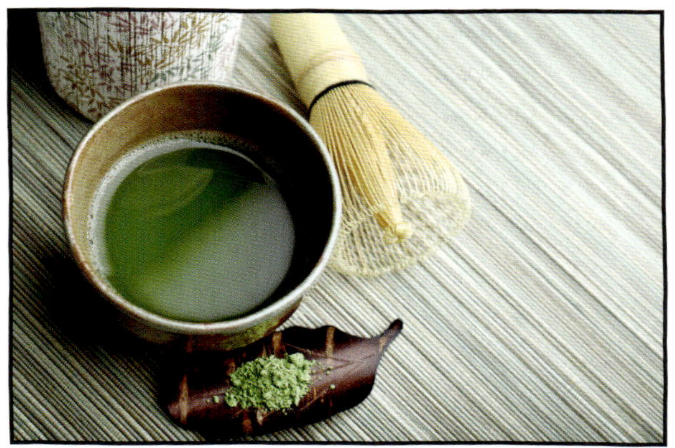

Grüner Tee ist auch ein Genuss für die gesunden Bifidobakterien.

zu sich nehmen. Vor und nach dieser Zeit wurden Stuhlproben analysiert. Dabei fiel auf, dass die nützlichen Bifidobakterien sich offensichtlich besonders wohlfühlen, wenn sie von grünem Tee umspült werden, denn sie vermehrten sich messbar. Grüntee wirkt wie ein Präbiotikum, das Wachstum und Entwicklung nützlicher Keime unterstützt.

## PRÄ-, PRO- UND SYNBIOTIKA

Präbiotika (lat. *pre* = vor, griech. *bios* = das Leben) sind unverdauliche Nahrungsbestandteile, die von den Darmbakterien gerne gegessen werden. Durch dieses Bakterienfutter blühen die Darmkeime auf, wachsen und vermehren sich. Inulin, Oligofruktose oder resistente Stärke zählen zu den bakterienfreundlichen Nahrungsbestandteilen. Experten gehen davon aus, dass sich positive Effekte ab 5 Gramm Präbiotika täglich einstellen. Wichtig: Nicht alle Ballaststoffe zählen zu den Präbiotika. So dürfen sich nur die nennen, die dem Magensaft und anderen Verdauungssäften weiter oben im Darm standhalten und anschließend von den Darmbakterien „fermentiert", also weiterverarbeitet werden.

„Probiotika" bedeutet „für das Leben" (lat. *pro* = für, griech. *bios* = das Leben). Darunter versteht man bestimmte Bakterien, die in aktiver Form in den Darm gelangen und sich dort günstig auf die Gesundheit auswirken. Wichtig ist, dass die Keime den Angriffen der Magen- und der Gallensäure widerstehen können und lebend im Dickdarm ankommen. Vor allem Milchsäurebakterien und Bifidumbakterien gehören zu den Probiotika.

Als Synbiotika (griech. *syn* = zusammen) bezeichnet man Nahrungsergänzungsmittel, die sowohl Prä- als auch Probiotika enthalten. Sie haben den Vorteil, dass die probiotischen Bakterien bei ihrer Ankunft im Darm auch gleich was zu futtern haben. Dadurch werden die Startbedingungen für die Probiotika deutlich besser.

## MEHR PEPTID YY, BITTE!

Das Eiweiß mit dem einfallslosen Namen Peptid YY ist für unseren Körper extrem spannend, denn es kann eine ganze Menge bewirken. Zum Beispiel macht es uns schneller satt. Doch nicht nur im Appetitzentrum dockt der Eiweißstoff an. Peptid YY macht uns auch psychisch stark und widerstandsfähig. Fehlt es, sinkt unsere Resistenz gegen Stress. Um den Körper zur Produktion des Wunderstoffs zu motivieren, sollten Sie öfters mal leckeres Bakterienfutter mit einer eiweißreichen Mahlzeit kombinieren. Kommen eiweißreiche Nahrungsmittel wie Hülsenfrüchte, Milchprodukte, mageres Fleisch, Fisch oder Eier auf den Tisch, steigt der Peptid-YY-Spiegel stark an, wie ein Wissenschaftsteam des University College kürzlich feststellen konnte.

Die Nahrung prähistorischer Jäger und Sammler soll noch rund 35 Prozent hochwertiges Eiweiß enthalten haben. Inzwischen ist der Proteinanteil in unserer Ernährung deutlich gesunken. Hierzulande leiden die Menschen normalerweise keinen Eiweißmangel, allerdings sollte eine vernünftige Eiweißzufuhr gut geplant sein, denn fettes Fleisch oder Wurst liefern nicht nur Eiweiß, sondern auch Kalorien, Fett und Cholesterin. Besonders Menschen mit Nierenerkrankungen müssen aufpassen, wenn Sie planen, die Eiweißzufuhr zu erhöhen. Allerdings ist ein leichter Anstieg des Eiweißanteils in der Nahrung in der Regel unproblematisch, wenn dafür ungesunde Fette und schnell verdauliche Kohlenhydrate reduziert werden. Die Proteine sollten auch nicht nur aus tierischen Nahrungsmitteln stammen. Hülsenfrüchte wie Bohnen, Erbsen, Linsen oder Erdnüsse liefern ebenfalls wertvolle Proteine. Sojaeiweiß, das aus Sojabohnen gewonnen wird, schmeckt in asiatischen Wokgerichten ebenso wie als Fleischersatz in der „Bolognese-Soße".

## EIN PROSIT AUF GENUSSMITTEL – BAKTERIEN LIEBEN WEIN UND CO.

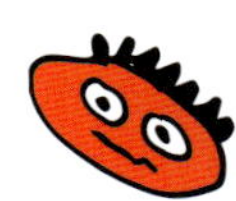

Lauch, Spargel und Haferflocken – schön und gut. Aber manchmal möchte man doch auch mal etwas Süßes essen und mal was anderes als Wasser und Grüntee trinken. Bier, Wein, Kaffee und Schokolade verbessern schließlich merklich das Wohlbefinden und tun einfach gut. Doch was sagen die Darmbakterien dazu? Kein Problem! Studien gefällig? Bitte schön:

**Schokolade** nimmt eine privilegierte Stellung in der Liste der schönsten Genüsse ein. Die Süßigkeit ist ein Seelenschmeichler, ein Blutgefäßstreichler und insgesamt ziemlich gesund– das weiß man schon länger. Aber (dunkle) Schokolade mit einem möglichst hohen Kakaoanteil schmeckt auch unseren Darmkeimen. Bifidobakterien und Laktobazillen gedeihen prächtig mit dem braunen Zeug, während weniger günstige Entzündungskeime wie Staphylokokken und Clostridien bei regelmäßigem Schokogenuss abnehmen. Und auch der Mechanismus, über den Schokolade unseren Gefäßen guttut, ist entschlüsselt: Polyphenole sind wichtige Schutzstoffe für unseren Körper, die wir in Obst, Gemüse, aber hochkonzentriert vor allem in Schokolade, Tee und Rotwein finden. Doch selbst wenn sie von den Verdauungssäften aufgespalten sind, sind sie noch zu groß, um im Darm resorbiert zu werden. Eine gesunde Darmflora ist aber in der Lage, die wertvollen Moleküle in so kleine Teilchen zu zerschnipseln, dass sie mühelos in den Körper gelangen können. Erst dann haben die Polyphenole die Möglichkeit, Entzündungen zu beseitigen und unseren Körper vor Schäden durch freie Radikale zu schützen.

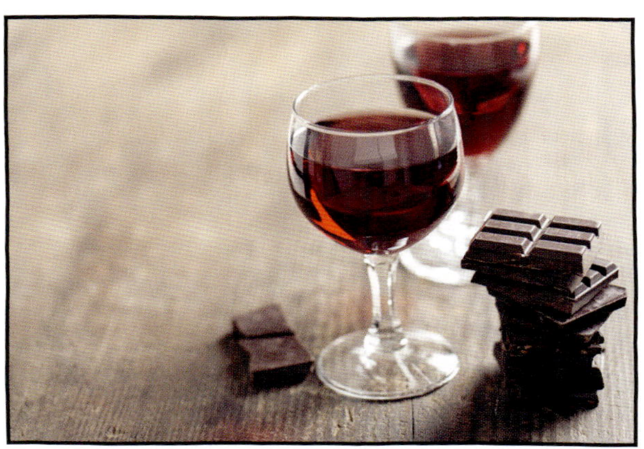

Rotwein und Schokolade – machen Sie sich einen schönen Abend mit Ihren Darmbakterien.

Jahrzehntelang wurde vor **Kaffeegenuss** eher gewarnt als zugeraten. Das hat sich in den vergangenen Jahren geändert. Nicht nur vor Demenz, Hautkrebs und Schlaganfall scheint das braune Heißgetränk zu schützen, auch als Ballaststofflieferant taugt es. Man kann es kaum glauben, aber das Lieblingsgetränk der Deutschen enthält nicht unerhebliche Mengen unverdaulicher Ballaststoffe. Zwei Tassen Filterkaffee liefern immerhin fast 2 Gramm. Die gleiche Menge Instantkaffee kann sogar mit fast 3 Gramm aufwarten und Espresso liegt so dazwischen. Wenn wir den Bacteroidetes-Keimen, zu denen auch die hirnfreundlichen Prevotella-Bakterien gehören, etwas Gutes tun möchten, sollten wir öfters mal Kaffee trinken. Deutsche Wissenschaftler fanden nun heraus, dass Bacteroidetes sich bei Kaffeetrinkern nicht nur munter vermehrten, sondern auch eine Kettenreaktion in Gang setzten. Sie verarbeiten die Kaffeeballaststoffe zu wirkungsvollen Substanzen, die den Cholesterinspiegel regulieren können. Vor allem für die Darmschleimhaut scheint Kaffee eine Wellnesskur zu sein. Sie kann sich unter dem

Einfluss der Kaffeeballaststoffe gut regenerieren und wird weniger durchlässig. Gleichzeitig wird der Darm sauer. „Sauer“ bedeutet hier nicht „schlecht gelaunt“. Ganz im Gegenteil. Die Darmbakterien freuen sich, wenn es in ihrer Umgebung eher sauer zugeht, das heißt, der pH-Wert des Darms sinkt. Dieser Säurewert zählt zu den Schutzmechanismen des Darms gegen unliebsame Bewohner. Das lässt sich vergleichen mit dem Säureschutzmantel der Haut, der ebenfalls schädliche Bakterien fernhalten soll beziehungsweise deren Wachstum bremst. Auch im Darm ist ein saures Milieu günstig und fördert wiederum das Wachstum von Bifidobakterien.

Ob mit oder ohne Koffein ist egal, denn es geht ja vor allem um die Ballaststoffe. Wer Kaffee nichts abgewinnen kann, der macht seine Darmbakterien auch mit „Kaffeeersatz“ glücklich. Zichorienkaffee hat zwar keinen besonders guten Ruf. In der ehemaligen DDR wurde Bohnenkaffee, der mit dem Kaffeeersatz gestreckt wurde, vom Volksmund „Erichs Krönung“ oder „Erichs Devisenschoner“, kurz „Edescho“ genannt. Doch das macht Bifido, Bacteroides und Co nichts aus, denn Zichorienkaffee liefert feinstes Bakterienfutter in Form von Inulin und Oligofruktose.

Wer sich gesund ernähren möchte, hält meistens Abstand von Wein und Bier. Zu Unrecht, wie man inzwischen weiß. Unsere Darmbakterien laben sich nämlich hin und wieder mal ganz gerne an einem Schlückchen Wein oder Bier (für Schnaps und Likör gibt es aber keine Freigabe!). Gleich mehrere Forschergruppen beschäftigten sich mit diesem spannenden Forschungsgebiet.

So durften zehn gesunde Personen im Dienst der Wissenschaft jeweils 20 Tage entweder täglich einen Viertelliter **Rotwein** oder die gleiche Menge eines alkoholfreien Getränks mit Traubeninhaltsstoffen oder 100 Milliliter Gin trinken. Vor und nach jeder „Trinkphase“ mussten sie eine Stuhlprobe abgeben. Das Ergebnis: Am positivsten veränderten sich die Darmbakterien nach dem regelmäßigen Genuss von alkoholhaltigem Rotwein. So stieg zum Beispiel die Zahl der Bacteroides (wichtiger Keim, um schlank zu bleiben) und Prevotella (wichtige Keime für die Gehirngesundheit, bei Morbus Parkinson und multipler Sklerose sind zu wenige Prevotella-Keime im Darm) an. Auch das Faecalbacterium prausnitzii, der Superheld, der die Darmbarriere erhält, uns vor Entzündungen schützt und die für den Darm so wichtige Buttersäure produziert, gedeiht mit Rotwein bestens. Clostridien hingegen, eine Keimgruppe, die häufiger mit Gewichtsproblemen und Entzündungen einhergehen, wurden weniger. Auch römische Forscher (wer sonst?), die den Einfluss der mediterranen Ernährung auf das Mikrobiom untersuchten, stellten fest, dass hilfreiche Bakterien Rotwein ebenso lieben wie ihre Wirte. Wichtig ist jedoch – wie bei allem im Leben –, Maß zu halten. Ein Glas Wein am Tag reicht den Darmbewohnern aus.

Wer lieber **Bier** als Wein mag, kann sich ebenfalls freuen. Bestimmte Bacteroides-Arten futtern gerne die Zellwände von Hefepilzen und wachsen dadurch besser. Hefen sind ein Bestandteil zahlreicher fermentierter Lebensmittel wie Sojasoße und ebenso in Bier und Wein zu finden. Durch diese Vorliebe können ausreichend Bacteroides im Darm möglicherweise auch vor Pilzinfektionen schützen – sie futtern die Eindringlinge einfach auf und nutzen deren Energie für das eigene Wachstum.

## WAS DARMBAKTERIEN LIEBEN UND WAS SIE NICHT MÖGEN

**Fördern eine vielfältige Darmflora**

* Buttermilch
* Joghurt
* Kaffee
* Caro-Kaffee
* Tee
* Rotwein
* Bier
* Fermentiertes Gemüse (Sauerkraut, Kimchi, sauer eingelegtes Gemüse)
* Dunkle Schokolade
* Präbiotische Obst- und Gemüsesorten
* Omega-3-Fettsäuren (Fisch, Raps- und Leinöl, Walnüsse)
* Honig, Agavendicksaft
* Geriebene Mandeln

**Lassen die Darmflora eintönig werden**

* Vollmilch (3,5 % Fettgehalt)
* Zuckerhaltige Getränke, Softdrinks
* Pikante Snacks wie Chips, Flips, Salzstangen
* Gesättigte Fette, Schweineschmalz etc.
* Höhere Kalorienaufnahme
* „Snacken" zwischen den Mahlzeiten
* Antibiotika
* Abführmittel
* Hormonpräparate
* Antidepressiva

Verschiedene Studien, darunter eine Untersuchung der Lebens- und Ernährungsgewohnheiten von mehr als 1.100 Personen, fanden heraus, welche Einflussfaktoren sich günstig auf die Darmkeime auswirken und eine vielfältige Darmflora fördern und wodurch die Darmflora eintöniger wird.

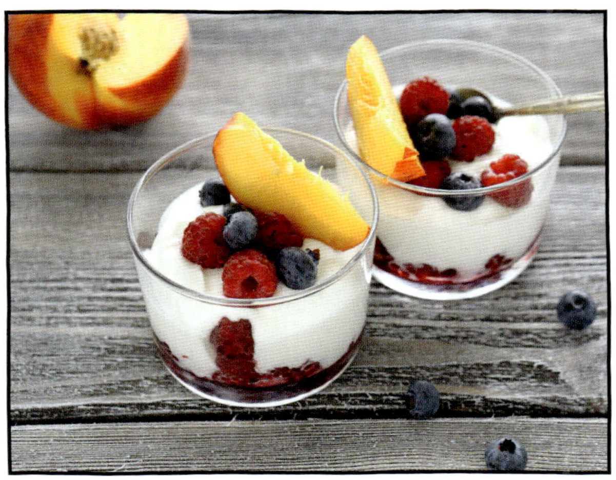

Joghurt enthält wertvolle probiotische Keime.

## UNTERSTÜTZEN SIE IHRE PSYCHE MIT DEN RICHTIGEN PROBIOTIKA

Eine nette Empfehlung für miese Tage lautet: „Wenn dein Leben dich nervt, streu Glitzer drauf!“ Sollte das nicht helfen, wäre der nächste Schritt, probiotische Keime aufs Müsli zu streuen. Denn im Gegensatz zum Glitzer wurde deren Wirkung auf unseren Gemütszustand sogar wissenschaftlich untersucht. Inzwischen ist es selbst für Experten unumstritten, dass hilfreiche probiotische Keime unserer körperlichen und geistigen Gesundheit gut bekommen. Probiotika, also hilfreiche Bakterienstämme, reduzieren Stress, beruhigen ADHS-Kinder, bessern Depressionen und Ängste. Vor allem Milchsäurebakterien und Bifidobakterien gehören zu den Probiotika. Die wichtigen Keime kann man entweder über die Nahrung oder in Form von Nahrungsergänzungsmitteln zu sich nehmen. Im Darm können sich diese gutmütigen Helferkeime ansiedeln oder zumindest die Lebensbedingungen für bereits vorhandene Schutzkeime verbessern. Gleichzeitig produzieren sie Schutzstoffe für die Darmschleimhaut. Studien belegen, dass sich diese mit Probiotikaunterstützung schneller regenerieren kann. Auch die Bindungsstellen zwischen den Darmzellen, die Tight Junctions, lassen sich mit probiotischer Hilfe reparieren. Und noch einen guten Effekt haben die probiotischen Helfer: Sie verkürzen die Zeit, die der Stuhl im Darm verweilt. In einer Untersuchung an Senioren war die „Transitzeit“ der Nahrung vom Mund bis zum After mit Probiotika um 40 Prozent kürzer. Das sorgt nicht nur für eine geregelte Verdauung, sondern auch Giftstoffe haben nicht so lange Kontakt zur Darmschleimhaut.

Um die Mannschaft guter Keime im Darm zu unterstützen, sollten Sie also öfters probiotikareiche Nahrungsmittel auf den Teller bringen. Nicht wärmebehandelter Kefir und Joghurt enthalten wertvolle Keime, aber auch in Sauerkraut (aber nur frisches, das aus der Dose enthält leider keine Keime mehr), Sauerkrautsaft, Buttermilch, Brottrunk oder in der japanischen Sojabohnenpaste Miso finden sich nützliche Bakterien.

Daneben gibt es im Internet und in Apotheken zahlreiche probiotische Präparate mit unterschiedlichen Keimkombinationen, die man mal ausprobieren kann. Im Jahr 2015 habe ich ebenfalls ein probiotisches Präparat entwickelt (Madena Darmkur), das die Gewichtsreduktion unterstützen kann, da es nur Keime und präbiotische Inhaltsstoffe enthält, die in Studien günstige Effekte auf Gewicht und Sättigungsgefühl hatten und ein vergleichbares Produkt nicht erhältlich war. Eine Zwischenauswertung einer Studie, die wir mit dem Madena Darmkur gerade durchführen, hat gezeigt, dass offensichtlich auch der Stresshormonspiegel durch die Einnahme deutlich sinken kann. Das zeigt wieder einmal, dass die richtigen Keime sich nicht nur auf einen, sondern meistens auch auf mehrere Parameter günstig auswirken können.

Wichtig ist, dass die Keime aus unserer Nahrung oder aus Nahrungsergänzungsmitteln den Angriffen der Magen- und der Gallensäure widerstehen können und lebend im Dickdarm ankommen. Ein Teil der probiotischen Keime bleibt jedoch immer im Säurebad des Magens auf der Strecke. „Probiotisch" dürfen sich Keime in Nahrungsergänzungsmitteln nur dann nennen, wenn deren gute Säuretoleranz nachgewiesen wurde und zwischen 10 und 40 Prozent der Keime, die ursprünglich im Präparat enthalten waren, lebend im Darm ankommen. Da nach dem Essen der pH-Wert des Magens höher und der Magensaft also nicht mehr ganz so sauer ist, haben mehr Keime die Chance, auch in den Darm zu gelangen und sich dort anzusiedeln, wenn sie mit oder direkt nach dem Essen verabreicht werden. Offensichtlich scheint auch die Kombination probiotischer Keime mit Milchprodukten besonders günstig zu sein und die Zahl der Bakterien, die gut durch den Magen kommen, zu erhöhen. Probieren Sie mal verschiedene probiotische Milchprodukte wie Buttermilch, Joghurt oder Kefir. Vollmilch scheint hingegen die Vielfalt der Bakterien eher ungünstig zu beeinflussen, wie eine umfangreiche Untersuchung zeigen konnte. Warum das so ist, weiß man allerdings noch nicht.

Trotzdem bleiben immer ein paar Keime auf der Strecke. Deshalb sollten gute probiotische Präparate eine ausreichend hohe Zahl an Keimen enthalten. Die Empfehlungen liegen bei mindestens 2 bis 10 Milliarden Keime (meist angegeben als koloniebildende Einheiten [KbE]). Auch eine gewisse Vielfalt der Bakterienstämme in einem probiotischen Präparat ist sinnvoll, um die Diversität der Darmkeime zu fördern. Zudem hat jeder Bakterienstamm andere Eigenschaften. Man nennt das „Stammspezifität". Wenn zum Beispiel in einer Studie ein Effekt mit einer Bakterienart erzielt wurde, heißt das nicht automatisch, dass ein anderes Bakterium aus der gleichen Familie das auch kann. Wir kennen das aus dem Alltag: Wenn der Sohn gut Klavier spielt, muss das die Tochter nicht auch können. Die

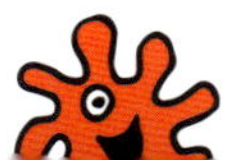

ist vielleicht klasse in Mathe und Leichtathletik. Schauen wir uns mal die Milchsäurebakterien (Laktobazillen) an. So hat Lactobacillus rhamnosus antidepressive Wirkung, wohingegen Lactobacillus reuteri die Schmerzempfindlichkeit im Darm senkt. Der eine lässt sich nicht so einfach durch den anderen ersetzen. Gemeinsam könnten sie aber vielleicht beim Reizdarmsyndrom gute Effekte erzielen.

Verabreicht man gleichzeitig zu den Keimen noch Bakterienfutter, entweder mit der Ernährung oder direkt im Produkt enthalten (eine Kombination aus Pro- und Präbiotika), verbessert das die Ansiedelung der Keime im Darm.

## PSYCHOBIOTIKA

Wenn Sie über den Darm Einfluss auf Ihr Gemüt nehmen wollen, benötigen Sie starke Helfer. Auf den vorherigen Seiten habe ich Ihnen zahlreiche Studien vorgestellt, in denen bestimmte Keime gezeigt haben, zu was sie in der Lage sind. Einzelne Darmbakterienstämme – oder ein Gemisch aus unterschiedlichen Mikroben – können unter anderem den Stresshormonspiegel senken, den Schlaf verbessern, Ängste und Depressionen lindern oder den Appetit zügeln. Leider kann sich beim Durchlesen kein Mensch merken, welche Keime was machen. Vor allem, weil es ja auch so tolle Bakterien gibt, die gleich an mehreren Schrauben drehen. Sicher ist es für Sie wichtig zu erfahren, welches Bakterium Ihnen bei Ihren speziellen Problemen helfen kann. Deshalb habe ich Ihnen in den beiden folgenden Tabellen noch mal übersichtlich zusammengestellt, was die einzelnen Kerlchen im Darm so alles draufhaben und auch in Studien unter Beweis gestellt haben. Optimal ist es aber, nicht nur einen Bakterienstamm zu wählen, sondern ein Produkt, das mehrere Keimstämme beinhaltet und gleichzeitig auch noch präbiotisches Bakterienfutter enthält.

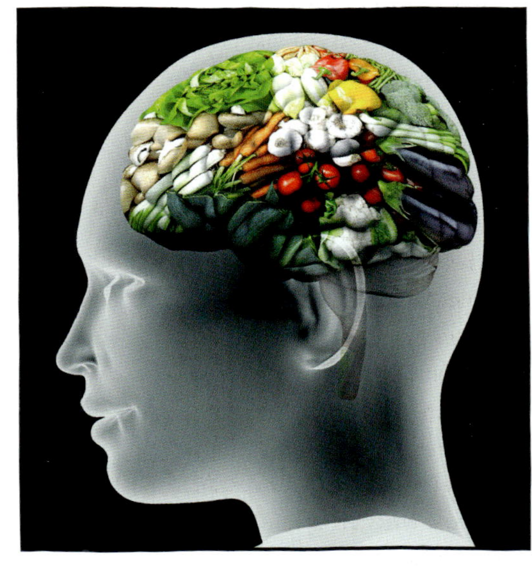

Unser Essen beeinflusst unsere Psyche.

Und wo bekomme ich meine Wunschkeime? Wenn man sich im Internet oder in der Apotheke über probiotische Keime informieren möchte, ist man als Laie oft völlig überfordert. Und auch Arzt oder Apotheker helfen dann nicht immer weiter, denn auch diese Experten beschäftigen sich nicht unbedingt mit den Effekten einzelner Bakterienstämme. Prinzipiell sind Produkte mit Bifidobakterien und Laktobazillen recht einfach im Handel erhältlich. Nach anderen Keimen wie zum Beispiel Akkermansia muciniphila suchen Sie jedoch vergeblich. Sie können nicht als Nahrungsergänzung eingenommen werden, da sie außerhalb des Körpers nicht lebensfähig sind und jeder Kontakt mit Sauerstoff sie sofort töten würde. Es ist aber möglich, Wachstum und Vermehrung dieser Keime mithilfe bestimmter Nahrungsmittel, präbiotischer Nahrungsbestandteile oder Nahrungsergänzungsmittel anzuregen.

## DARMKEIME MIT BESONDEREN FÄHIGKEITEN

**Lactobacillus rhamnosus: beruhigend, angstlösend, die Darmbarriere stabilisierend**

Der Keim kann die Produktion des Nervenbotenstoffs GABA anregen, der das Nervensystem beruhigt, Ängste reduziert und den Schlaf verbessert. Auch antidepressive Wirkungen konnten festgestellt werden. L. rhamnosus reduziert zudem den Appetit und unterstützt eine Gewichtsreduktion.

*Anzahl erhöhen durch: probiotische Präparate mit L. rhamnosus*

**Lactobacillus reuteri: macht uns sozialer, gibt uns Sicherheit**

L. reuteri kurbelt die Bildung des „Kuschelhormons" Oxytocin an. Dieses sorgt für Vertrauen, macht uns empfänglicher für zwischenmenschliche Signale und festigt soziale Bindungen. L. reuteri senkt zudem die Schmerzempfindlichkeit des Darms und ist deshalb eventuell hilfreich beim Reizdarmsyndrom.

*Anzahl erhöhen durch: Brottrunk sowie probiotische Produkte*

**Bifidobacterium infantis: regt Glückshormone an, sorgt für guten Schlaf, stimmungsaufhellend**

Dieses Bakterium lässt den Tryptophanspiegel im Blut ansteigen und kurbelt dadurch die Produktion des Glückshormons Serotonin an. Tryptophan ist ein wichtiger Baustein des Glückshormons, aber auch des Schlafhormons Melatonin. Bessert eventuell Depressionen und wirkt stimmungsaufhellend. Im Tierversuch erzielte es gleiche Effekte wie ein Antidepressivum – und es verringert die Ausschüttung von Stresshormonen unter Stressbelastung.

*Anzahl erhöhen durch: probiotische Präparate mit B. infantis, präbiotische Präparate und präbiotische Nahrungsmittel, grünen Tee*

**Lactobacillus helveticus, Bifidobacterium longum: schützen vor Ängsten, senken den Stresshormonspiegel, stabilisieren die Darmbarriere**
Gesunde Personen, die einen Probiotika-Mix mit diesen Keimen erhielten, fühlten sich weniger ängstlich und depressiv. Der Cortisolspiegel (Stresshormon) sank durch die Einnahme. L. helveticus hat günstige Effekte auf die Darmbarriere.
*Anzahl erhöhen durch: pro- und präbiotische Präparate, die die Keime enthalten, präbiotische Nahrungsmittel*

**Bifidobacterium animalis subsp. lactis, Streptococcus thermophilus, Lactobacillus delbrueckii subsp. bulgaricus, Lactococcus lactis subsp. lactis: schützen vor Stress und Ängsten, haben Einfluss auf den Stresshormonspiegel**
Nach einer vierwöchigen Einnahme dieser Keimkombination fühlten sich die Teilnehmerinnen einer Studie weniger ängstlich und gestresst, der Stresshormonspiegel sank messbar ab.
*Anzahl erhöhen durch: pro- und präbiotische Präparate, präbiotische Nahrungsmittel*

**Bifidobacterium longum: wirkt antidepressiv, gut bei Reizdarm**
Reduziert im Tierversuch ängstliches und depressives Verhalten nach einem chronischen Darminfekt. Bessert eventuell Depressionen, reduziert die Beschwerden bei einem Reizdarm.
*Anzahl erhöhen durch: pro- und präbiotische Präparate, präbiotische Nahrungsmittel, grüner Tee*

**Faecalibacterium prausnitzii, Akkermansia muciniphila: regulieren die Darmbarriere und das Körpergewicht**
Beide sind notwendig für den Erhalt der Darmbarriere. Faecalibacterium prausnitzii kann große Mengen Butyrat (Buttersäure) produzieren. Diese Fettsäure ist der wichtigste Energielieferant der Darmschleimhautzellen und wirkt entzündungshemmend. Akkermansia muciniphila ist ein bedeutender Keim in einer „schlanken" Darmflora und scheint uns vor Übergewicht zu schützen. Außerdem ist er wichtig für den Erhalt und die Regeneration der Schleimschicht im Darm.
*Anzahl erhöhen durch: Diese Keime können nicht eingenommen werden, da sie außerhalb des Körpers nicht lebensfähig sind. Doch mithilfe bestimmter Präbiotika, allen voran mit resistenter Stärke, aber auch mit Inulin lässt sich ihr Wachstum unterstützen. Studien haben gezeigt, dass Cranberryextrakt (zuckerarmer Cranberrysaft oder getrocknete Cranberrys gehen wahrscheinlich auch) das Wachstum der Akkermansia-Bakterien stimuliert. Faecalibacterium prausnitzii gedeiht gut mit Rotweinunterstützung (maximal ein Glas täglich).*

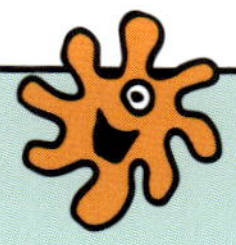

## WELCHE KEIME LINDERN MEINE PROBLEME?

In dieser Tabelle sehen Sie, bei welchen Beschwerden Sie welche Keime (alleine oder in Kombination) einsetzen können. Um nachweisbare und dauerhafte Effekte zu erzielen, müssen die Präparate mindestens sechs, besser zwölf bis 20 Wochen eingenommen werden.

| | |
|---|---|
| **Schutz der Darmbarriere:** | Faecalibacterium prausnitzii, Akkermansia muciniphila, Lactobacillus helveticus, Lactobacillus rhamnosus |
| **Antidepressive Wirkung:** | Bifidobacterium infantis, Lactobacillus rhamnosus, Lactobacillus helveticus, Bifidobacterium longum |
| **Stresshormonspiegel senkend:** | Lactobacillus helveticus, Bifidobacterium longum , Bifidobacterium animalis subsp. lactis, Streptococcus thermophiles, Lactobacillus delbrueckii subsp. bulgaricus, Lactococcus lactis subsp. lactis., Bifidobacterium infantis |
| **Beruhigende, schlaffördernde Wirkung:** | Lactobacillus rhamnosus, Bifidobacterium infantis |
| **Produktion beruhigender Neurotransmiter (GABA):** | Lactobacillus paracasei, Lactococcus lactis, Lactobacillus plantarum, Lactobacillus brevis |
| **Sättigende, appetitzügelnde Wirkung, Unterstützung einer Gewichtsreduktion:** | Bifidobacterium breve, Bifidobacterium lactis, Lactobacillus casei, Lactobacillus gasseri, Lactobacillus plantarum, Lactobacillus rhamnosus (diese Kombination ist enthalten in der Madena Darmkur) |
| **Hilfreich bei Reizdarm:** | Verschiedene Lactobacillus-Stämme (L. plantarum, L. rhamnosus, L. reuteri), verschiedene Bifidobakterien (B. breve, B. infantis, B. animalis, B. longum), andere Keime wie Streptococcus faecium, Escherichia coli Nissle |

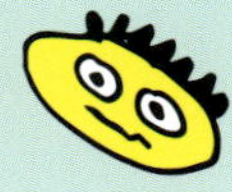

## DARMSCHÄDLICHE BESTANDTEILE AUS DER NAHRUNG VERBANNEN

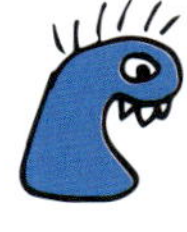
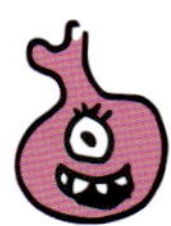

Unsere Großmütter würden das, was wir häufig so zwischendurch in uns hineinstopfen, oder auch das, was mittags oder abends manchmal auf den Tisch kommt, nicht als Essen, sondern als ein Experiment aus der Chemieküche bezeichnen. Tatsächlich nimmt die Zahl derer, die noch regelmäßig mit frischen Zutaten kochen, immer mehr ab. In New York werden schon ganze Wohnblocks ohne Küchen gebaut, denn in den USA leben immer mehr Menschen, die gar nicht mehr kochen wollen oder können. Sie ernähren sich von Fertiggerichten, deren Zubereitung keine Küche voraussetzt, sondern wozu höchstens eine Mikrowelle benötigt wird, oder sie lassen sich das Essen liefern. Dieser Trend schwappt auch langsam zu uns nach Europa. Ihren Darmbakterien würden die Tränen kommen, wenn sie das wüssten. Denn gerade Fertiggerichte, Fast Food oder der schnelle Snack aus der Hand enthalten zahlreiche Inhaltsstoffe, die unseren Mitbewohnern gar nicht schmecken, ihnen im schlimmsten Fall sogar den Garaus machen. Inzwischen ist recht gut belegt, dass Tenside und Konservierungsstoffe, Emulgatoren und Süßstoffe den Darm durcheinanderbringen und sowohl die Darmbarriere schädigen als auch das Wachstum unerwünschter Keime fördern, nützliche Gesellen aber hemmen.

### KONSERVIERUNGSSTOFFE SCHWÄCHEN DEN BAKTERIENWALL

Konservierungsstoffe sind im Prinzip eine tolle Erfindung, denn sie halten Lebensmittel länger frisch. Sie töten Bakterien und Pilze im Essen und verhindern dadurch, dass die Nahrungsmittel verderben. Das ist gut und zunächst auch gesund, denn verdorbene Lebensmittel enthalten Giftstoffe, die zu Durchfall und Erbrechen führen können, Schimmelpilztoxine stehen sogar unter Verdacht, krebserregend zu sein.

Doch diese Lebensmittelzusätze unterscheiden nicht zwischen guten und schlechten Keimen und auch nicht zwischen Mikroorganismen im Essen und solchen im Darm. Wer häufig und in großen Mengen Konservierungsstoffe mit der Nahrung zu sich nimmt, hemmt damit das Wachstum und die Ausbreitung der gesunden Darmbakterien. Die Darmflora kann sich dann nicht mehr richtig erneuern und die erste Mauer der Darmbarriere beginnt zu bröckeln.

### EMULGATOREN UND TENSIDE LÖSEN DIE SCHLEIMBARRIERE AUF

Fett und Wasser sind normalerweise keine Freunde und freiwillig gehen sie keine Verbindung ein. Deshalb gleiten ja auch wasserlösliche Schadstoffe schön an der fettigen Schleimschicht der Darmbarriere ab. Das kennen wir auch aus der Küche:

In Suppen und Soßen schwimmen Fette gerne als Fettaugen oben auf der Flüssigkeit. Geben wir Pflanzenöl in Wasser, so bilden sich zwei Schichten, die sich nicht vermischen lassen. Wenn wir uns aber ein cremiges Sahneeis schmecken lassen oder Pommes mit Mayo genießen, fragen wir uns normalerweise nicht, wie es der Hersteller schafft, hier das Unmögliche möglich zu machen, nämlich Fett und Wasser zu einer leckeren, geschmeidigen, wohlschmeckenden Masse zu verbinden. Sein Geheimnis: Emulgatoren. Diese sind aus der modernen Fertiggerichte-Küche nicht mehr wegzudenken. Emulgatoren kommen aber auch natürlicherweise in Lebensmitteln vor. Beim Backen und Kochen müssen wir nämlich häufiger fetthaltige mit wasserlöslichen Substanzen zusammenbringen. Ein Eigelb schafft dann diesen Zaubertrick, denn auch darin sind natürliche Emulgatoren enthalten, die der Darmbarriere aber nach aktuellen Erkenntnissen nichts ausmachen.

Es gibt noch eine weitere Möglichkeit, diese eigentlich unverträglichen Stoffe zusammenzubringen: Wenn die Auflaufform mit Lasagneresten so richtig verkrustet ist und das Wasser an den Olivenölrückständen abperlt, dann hilft nur eine ordentliche Portion Spülmittel. Die darin enthaltenen Tenside sind waschaktive Substanzen, die Fettschmutz ebenfalls wasserlöslich machen.

Sie ahnen vielleicht schon, warum ich hier ein bisschen in die Gastronomie und Chemie abgeschweift bin. Emulgatoren sind auch in unserer Nahrung, vor allem in Fertiggerichten enthalten. Emulgatoren gelten in kleinen Mengen als unbedenklich. Das bedeutet aber im Prinzip nur, dass sie nicht giftig sind. Die Wirkung der Nahrungszusatzstoffe bei dauerhaftem Gebrauch auf einzelne Organsysteme wie die Darmbarriere wird dabei allerdings nicht berücksichtigt.

Und ebenso nehmen wir auch Spülmittelrückstände mit der Nahrung auf. Letztere sind zwar meistens nur als Spuren auf Messern, Gabeln, Tellern oder in Gläsern vorhanden, aber steter Tropfen höhlt ja bekanntlich den Stein. Sowohl Emulgatoren als auch Geschirrspülmittelrückstände stehen in Verdacht, die Darmbarriere zu schädigen und Darmentzündungen zu verursachen.

Untersuchungen an Labormäusen konnten jetzt mögliche Zusammenhänge nachweisen. Tranken die Versuchsmäuse über längere Zeit Wasser mit geringen Spülmittelrückständen, entwickelte ein großer Teil eine chronische Darmentzündung. Auch Emulgatoren lassen den Darm nicht kalt. Erhielten Mäuse in ihrem Futter zusätzlich Emulgatoren (Carboxymethylcellulose oder Polysorbat 80), dann verdoppelten sich zum Beispiel die Fälle entzündlicher Darmerkrankungen bei einem Mäusetyp, der dafür besonders anfällig dafür war. Aber auch bei robusten Mäusen, die normalerweise keine Darmprobleme hatten, ließen sich dann leichtere Darmentzündungen, Gewichtszunahme, ein Anstieg des Körperfetts und erhöhte Blutzuckerwerte feststellen.

Wie Emulgatoren das genau machen, darüber streiten sich die Experten noch. Möglich ist, dass sie das Fett der Schleimschicht wasserlöslich machen, und dadurch kann die Schleimschicht – wie die angebrannte Lasagne aus der Auflaufform – von dem vorbeiströmenden Darminhalt einfach abgewaschen werden. Auch unter dem Mikroskop lässt sich feststellen, dass die „Fettlöser" die Schleimschicht offensichtlich ausdünnen.

## VORSICHT VOR KÜNSTLICHEN SÜSSSTOFFEN!

Wer abnehmen will, greift gerne zu Süßstoffen. Die Versprechungen sind auch zu verlockend: Süße Limos trinken, ohne dem Körper eine einzelne Kalorie zuzuführen oder ohne schlechtes Gewissen einen süßen Ersatz für die Zuckerstückchen im Kaffee verwenden. Doch Vorsicht: Ihren Darmbakterien und Ihrer Figur zuliebe sollten Sie einen großen Bogen um künstliche Süßstoffe machen.

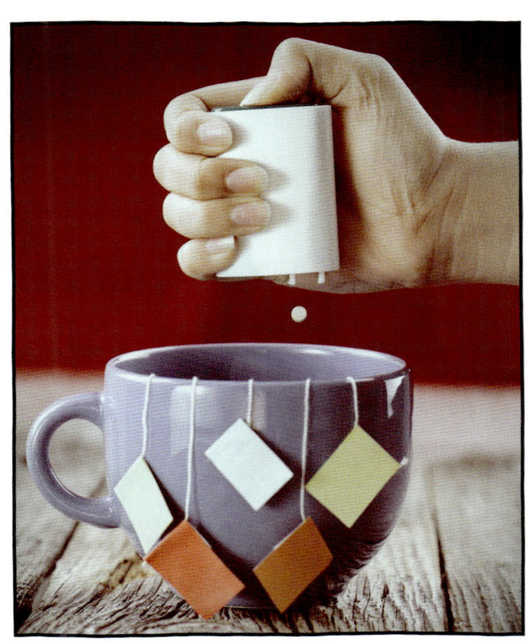

Süßstoffe sollten in einer darmfreundlichen Ernährung nicht verwendet werden.

Süßstoffe werden nicht im Darm resorbiert – deshalb tragen sie auch nichts zur Kalorienbilanz bei. Das hört sich in den Ohren aller, die abnehmen wollen, recht gut an. Doch im Verdauungstrakt bewirken sie grundlegende Veränderungen: Die Zahl der Keime, die Kohlenhydrate abbauen, steigt unter Süßstoff stark an. Dadurch passiert etwas, das Figurbewusste gar nicht schätzen: Dem Körper werden plötzlich mehr (!) Zuckermoleküle aus der Nahrung zugeführt, obwohl der Süßstoff selber gar nicht in den Körper gelangt. Es mag paradox klingen, aber statt der gewünschten Gewichtsabnahme scheint der kalorien- und zuckerfreie Süßstoff Übergewicht und Zuckerkrankheit zu fördern.

Forscher wollten es deshalb genau wissen: Zuerst durften Mäuse elf Wochen lang Trinkwasser, das mit den Süßstoffen Saccharin (E 954), Sucralose (E 955) oder Aspartam (E 951) angereichert war, genießen. Eine vierte Gruppe erhielt „Zuckerwasser", eine fünfte reines Wasser ohne Zusätze. Nach dieser Zeit hatten die zuvor gesunden Nager, die Wasser mit Süßstoff erhielten, eine Vorstufe der Zuckerkrankheit (gestörte Glukosetoleranz) entwickelt.

Da man von Mäusen nicht immer auf Menschen schließen kann, mussten nun auch Untersuchungen beim Menschen her. Forscher schauten sich Gewicht und Zuckerstoffwechsel von 381 Personen an, die nicht unter Diabetes litten und auch sonst gesund waren. Das erschreckende Ergebnis: Die Teilnehmer, die angaben, regelmäßig Süßstoffe zu verzehren, brachten mehr Gewicht auf die Waage und wiesen häufiger Marker auf, die auf eine beginnende Zuckerkrankheit hinweisen. Auch in der Zusammensetzung der Darmbakterien unterschieden sich die Süßstoffliebhaber deutlich von den Zuckerverwendern.

Der letzte Schritt im Süßstoffdrama war dann ein Experiment mit sieben gesunden Teilnehmern, die normalerweise keine künstlichen Süßstoffe verwenden. Nachdem diese eine Woche Kaffee und Nachspeise mit Saccharin gesüßt hatten, verschlechterte sich bei vier von sieben Personen der Zuckerstoffwechsel messbar – auf Dauer würden diese Befunde zu einer Zuckerkrankheit führen. Bei diesen vier Personen war auch die Darmflora deutlich verändert. Übertrug man nun diese Keime auf Mäuse, entwickelten sie die gleichen Störungen.

Möglicherweise ist die veränderte Mikrobenzusammensetzung auch der Grund, warum Süßstoffe Depressionen fördern. Der amerikanische Neurologe Dr. Honglei Chen hat mehr als eine Viertelmillion Menschen zehn Jahre lang beobachtet und festgestellt, dass Studienteilnehmer, die statt mit Zucker gesüßte Softdrinks Light- oder Diätgetränke mit Süßstoff zu sich nahmen, häufiger Depressionen bekamen. Bei täglich vier Gläsern lag das Risiko um 30 Prozent höher. Der tägliche Genuss ungesüßten Kaffees senkte die Depressionsgefahr deutlich. Kaffee schwarz und bitter zu trinken, scheint sogar glücklich zu machen.

### WIE REDUZIERE ICH DIE ZUSATZSTOFFE IM ESSEN?

Keiner möchte sein Geschirr zukünftig nur noch mit klarem Wasser spülen. Auch bei den Emulgatoren in Gerichten ist nicht gleich Panik angesagt. Wichtig ist, sich der Zusammenhänge bewusst zu werden und kleine Änderungen in den Alltag einzubauen.

Normalerweise bleiben nur äußerst geringe Rückstände des Spülmittels beim Spülen mit dem Geschirrspüler oder beim Handspülen zurück. Deutlich höhere Mengen an Rückständen wurden aber festgestellt, wenn man das Geschirr einfach zum Abtropfen stellt, ohne vorher noch mal mit klarem Wasser nachgespült zu haben. Deshalb sollte man Geschirr nach der Handwäsche immer noch mal mit klarem Wasser abspülen.

Nicht immer erkennt man auf den ersten Blick, welche Zusatzstoffe in einem Lebensmittel enthalten sind. Auch wenn man sich die Verpackung genauer anschaut, ist man nicht unbedingt schlauer. Weder die E-Nummern noch die offiziellen Bezeichnungen sagen den meisten Verbrauchern etwas. Was bedeutet zum Beispiel Sorbitanmonolaurat und ist Neohesperidin DC gefährlich? Alle Zusatzstoffe müssen auf der Verpackung angegeben werden. Emulgatoren verstecken sich hinter den E-Nummern 430 bis 499. Wer Darmprobleme hat, sollte diese nicht zu häufig verzehren. Wer öfters selber kocht und beim Einkauf auf die Packungsangaben achtet, ist klar im Vorteil, denn er weiß dann, was wirklich drin ist in Topf und Pfanne.

Auch Konservierungsstoffe sind mit etwas Vorsicht zu genießen, wenn es um den Darm geht. Limonaden, Fast-Food Produkte und Fertiggerichte sind fast alle stark konserviert. Konservierungsstoffe verstecken sich in Lebensmittel hinter den E-Nummern 200 bis 299.

Süßstoffe sind für unsere Gesundheit bitter. Doch Süßungsmittel ersetzen nicht nur das Stückchen Zucker im Kaffee. Sie sind immer häufiger auch in Limonaden, Milchprodukten und Fertiggerichten zu finden. Selbst eher pikante Gerichten wie Fleischsalat oder Ketchup können Süßstoffe enthalten. Dort verbergen sie sich in der Zutatenliste unter den Ziffern E 950 bis E 962. Und es ist sehr wahrscheinlich, dass sich die Schäden der Darmflora nicht nur auf das Gewicht und den Zuckerstoffwechsel auswirken, sondern auch weiterreichende Folgen für den gesamten Organismus haben können. Wer es gerne süß mag, sollte lieber Honig oder Agavendicksaft zum Süßen verwenden. Für beide konnte eine präbiotische Wirkung nachgewiesen werden. Auch Mandeln sind ein hervorragendes Bakterienfutter. Vor allem fein gemahlen unterstützen sie das Wachstum erwünschter Keime. Warum also nicht mal süßes Mandelmus statt Schokocreme aufs Frühstücksbrötchen? Und was ist mit Stevia? Die „natürliche Süße“ ist derzeit „Everybodys Darling“ und gilt als harmlos. Kürzlich stellte man allerdings fest, dass auch dieser Süßstoff empfindlich in das Darmgefüge eingreift und vor allem bestimmte Milchsäurebakterien, allen voran Lactobacillus reuteri, deutlich dezimiert.



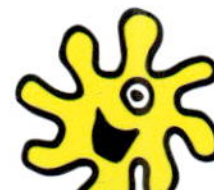

## DIE DARMBARRIERE STÄRKEN

Wie Sie ja wissen, kann die Darmbarriere an jeder ihrer Schutzschichten beschädigt werden. Deshalb sollte man auch bei der Reparatur mehrere Möglichkeiten in Betracht ziehen und eventuell verschiedene ausprobieren.

Ein wichtiger Bestandteil der Schleimschicht des Darms ist Lecithin (Phosphatidylcholin). Es kann im Körper gebildet oder mit der Nahrung aufgenommen werden. Besonders lecithinreich sind Sojabohnen (2 Prozent Lecithingehalt) und Sojaprodukte, Eigelb (10 Prozent), Rapsöl, Walnüsse, Erbsen, Lupinen und Buttermilch. Wissenschaftler der Medizinischen Fakultät Heidelberg konnten durch die Gabe eines speziellen Lecithins die Mucinschicht, die bei Patienten mit Colitis ulcerosa beschädigt ist, regenerieren. Dadurch ist es gelungen, die Beschwerden deutlich zu lindern. Bei einigen Patienten konnte sogar eine vollständige Genesung erreicht werden.

Für die Darmbarriere ist eine abwechslungsreiche Flora wichtig, in der die bereits erwähnten Superhelden Akkermansia muciniphila und Faecalbacterium prausnitzii reichlich vorkommen. Akkermansia muciniphila ist der Wächter der Mucinschicht und zuständig für die Produktion des Schleims. Faecalibacterium prausnitzii hingegen ist der Küchenchef der Darmzellen. Er kann wichtige Fettsäuren, vor allem Buttersäure (Butyrat), bilden. Das ist der wichtigste Nährstoff für die Darmzellen. Als Nahrungsergänzungsmittel sind beide nicht erhältlich, doch mit dem richtigen „Futter“ machen wir den Darm für die Keime zu einer Wellnessoase. Wichtig sind resistente Stärke und Inulin. Resistente Stärke liefert dabei die beste Ausbeute des Schleimhautnährstoffs Buttersäure. Auch Cranberrys oder hin und wieder ein Gläschen Rotwein tun den beiden Barrierewächtern gut. Sind hingegen die falschen Fette in der Nahrung, fliehen die „Hausmeister des Darms“. Ihre Zahl sinkt dann um den Faktor 100. Das heißt: Dort, wo sich vorher 100 Keime um die Darmbarriere bemühten, kümmert sich bei Liebhabern von Pommes mit Mayo und Leberwurstbrötchen plötzlich nur noch ein Bakterium um die Regeneration der Zellen und Schleimschicht – und ist damit schlichtweg überfordert. Doch aktuelle Studien zeigen, dass Fett für die Darmkeime nicht gleich Fett ist. Mäuse erhielten entweder täglich eine Fettration in Form von Fischöl oder Schweineschmalz und Speck. Nach elf Wochen war die Zahl der erstrebenswerten Akkermansia-muciniphila-Keime sowie die Menge der Milchsäurebakterien in der Fischölgruppe angestiegen, in der Schweineschmalz-und-Speck-Gruppe deutlich gesunken. In der ersten Gruppe nahmen parallel dazu die Entzündungen ab, in der zweiten stiegen sie an.

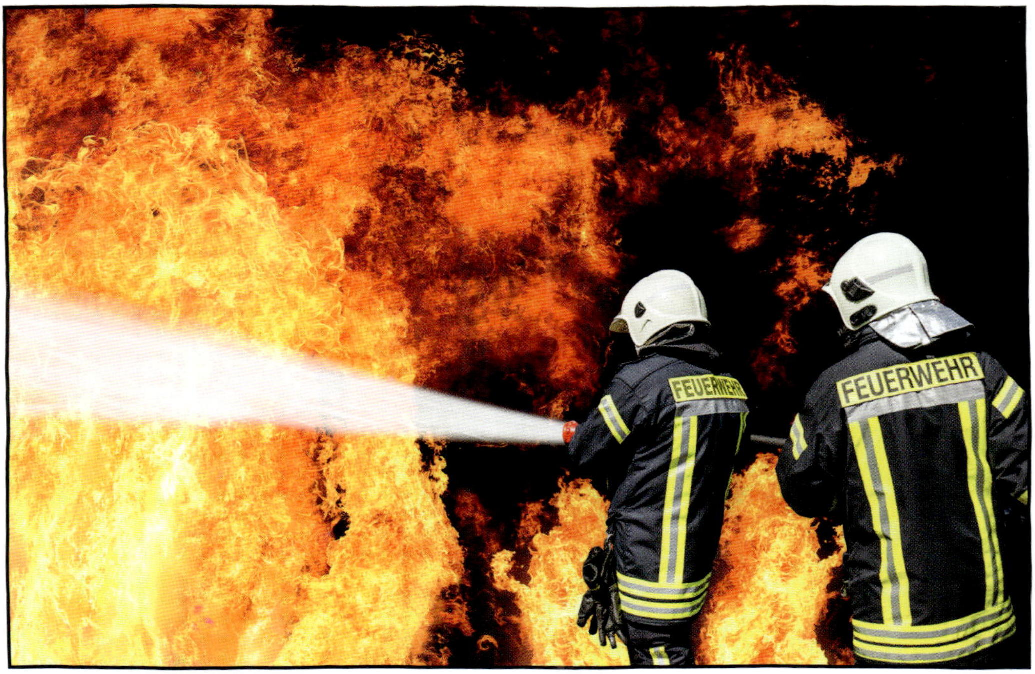

Entzündungen im Körper lassen sich mit den richtigen Nahrungsmitteln eindämmen.

## ENTZÜNDUNGEN LÖSCHEN

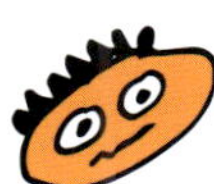

Entzündungen können, wie Sie bereits erfahren haben, im Körper viel Schaden anrichten. Sie können im gesamten Organismus Alterungsvorgänge beschleunigen, unsere Stimmung runterziehen und verschiedene Krankheiten auslösen. Psychische Probleme wie Depressionen und Ängste treten häufiger auf, wenn im Körper die Zeichen auf Entzündung stehen. Die Produktion von Entzündungsstoffen kann auf vielfältige Weise angeregt werden. Fettzellen sind zum Beispiel eine Quelle. Auch ein überlastetes Immunsystem weiß sich manchmal nicht anders zu helfen, als Entzündungsalarm zu geben. Daneben spielt unsere Ernährung eine wichtige Rolle: Schätzungen zufolge enthält die typische westliche Ernährung heute eine mindestens 30-mal höhere Dosis an entzündungsfördernden Stoffen als noch vor 100 Jahren. Eine Ernährungsumstellung auf entzündungshemmende Nahrungsmittel ist deshalb jedem anzuraten. Inzwischen weiß man, dass sich Entzündungen durch die Art und Zusammensetzung unserer Ernährung sehr gut beeinflussen lassen, denn die Natur liefert reichlich Nahrungsmittel und Gewürze, die entzündungshemmend wirken.

## ENTZÜNDUNGSHEMMER – ENTZÜNDUNGSFÖRDERER

**Entzündungshemmer in der Nahrung sind vor allem**

* Omega-3-Fettsäuren (Fischöl, bestimmte Pflanzenöle, einige Nüsse – siehe Seite 134 und 135),
* langsam verdauliche Kohlenhydrate und Ballaststoffe, die den Blutzuckerspiegel nicht in die Höhe schnellen lassen, denn auch das zuckersenkende Hormon Insulin verursacht Entzündungsstress,
* Gewürze und Kräuter wie zum Beispiel Kurkuma, Oregano und Basilikum sowie
* Schutzstoffe (Antioxidantien) aus Obst und Gemüse. Besonders antioxidantienreich sind Beeren wie Himbeeren, Heidelbeeren, Johannisbeeren und die Säfte daraus, Grünkohl, dunkle Schokolade sowie Kräuter und Gewürze wie Oregano, Basilikum und Kurkuma.

**Entzündungsförderer in der Nahrung sind vor allem**

* Omega-6-Fettsäuren (bestimmte Pflanzenöle und die daraus hergestellten Margarinen, einige Nusssorten – siehe Seite 134 und 135),
* Arachidonsäure, die vor allem in Schweinefleisch enthalten ist – besonders hohe Konzentrationen findet man in Schweineschmalz, Leber und Eigelb –, sowie
* Zucker und schnell verdauliche Kohlenhydrate.

## DAS RICHTIGE FETT MACHT GLÜCKLICH

Eine darmfreundliche Ernährung, die unsere Bakterien glücklich macht und der Psyche schmeichelt, sollte nicht zu viel Fett enthalten. Aber ganz ohne Fett geht es auch nicht. Wichtig ist, dass Sie das „richtige" Fett auf den Tisch bringen. Dieses bremst Entzündungen aus. Fett in Maßen ist also durchaus sinnvoll, eine sehr fettreiche Ernährung hingegen kann die Entwicklung einer gesunden Darmflora stören. Doch wo finde ich die „richtigen" Fette? Setzen Sie auf hochwertige einfach und mehrfach ungesättigte Fettsäuren, die wir in Pflanzenölen, Fisch oder Wild finden. Omega-3- und Omega-6-Fettsäuren sind Bezeichnungen für ungesättigte Fettsäuren. Doch ihre Wirkungen sind gegensätzlich. Beide sind wichtig, denn sie können durch ihre unterschiedlichen Fähigkeiten Vorgänge im Körper bremsen oder ankurbeln – je nachdem, was benötigt wird. Omega-3-Fettsäuren bremsen Entzündungen, Omega-6-Fettsäuren fördern sie. Erstere machen das Blut dünnflüssig, Letztere unterstützen die Blutgerinnung. Nur wenn beide in einem ausgewogenen Maß mit der Nahrung zugeführt werden, sind diese Systeme in Balance. Durch unsere moderne Ernährung mit viel Fleisch und Wurst, häufigem Verzehr

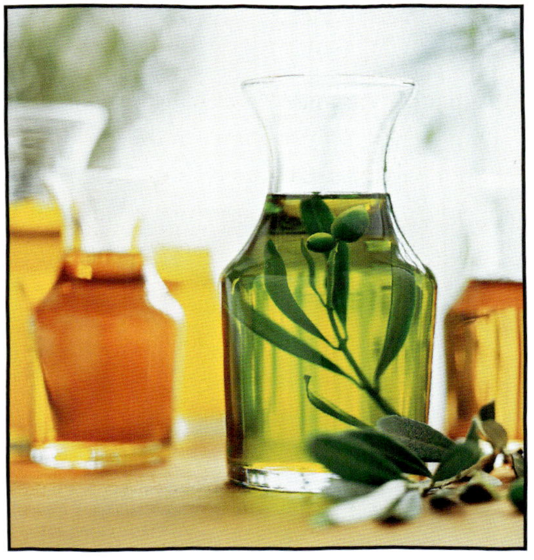

Eine Ölbar mit unterschiedlichen Ölsorten bringt Abwechslung auf den Speiseplan.

von Fertigprodukten und einem Mangel an naturbelassenen Nahrungsmitteln stören wir das ausgewogene Fettsäureverhältnis in unserem Körper. Inzwischen ist das Fettsäureverhältnis in unserer westlichen Ernährung in eine solche Schieflage geraten, dass manche Ernährungsexperten von einer „chronischen Entzündungsepidemie“ sprechen. In unserer Ernährung sind nämlich vor allem die entzündungsfördernden Omega-6-Fettsäuren im Überfluss enthalten, während die antientzündlichen Omega-3-Fettsäuren weitgehend fehlen.

## DAS JAPANISCHE 2:1-IDEAL

Bei unseren Vorfahren lag das Verhältnis zwischen den beiden Fettsäuren noch bei 1 : 1, das heißt, in der Nahrung standen Omega-6- und Omega-3-Fettsäuren – die wir prinzipiell beide benötigen – in einem ausgewogenen Verhältnis zueinander.

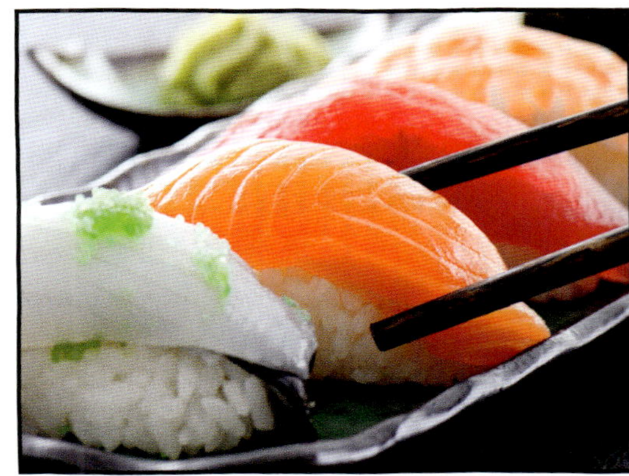

Fisch liefert wertvolle Fettsäuren.

Auch die traditionelle japanische Ernährung weist noch ein hervorragendes Verhältnis von 2 : 1 auf. Doch unsere westliche Nahrung weicht teilweise dramatisch von diesem Idealwert ab. Wir nehmen viel zu viele entzündungsfördernde Omega-6-Fettsäuren und viel zu wenige entzündungshemmende Omega-3-Fettsäuren zu uns. In der westlichen Welt beträgt das Verhältnis etwa 15 : 1. Und das ist gefährlich: Omega-6-Fettsäuren werden im Organismus zu entzündungsfördernden Botenstoffen umgebaut. Die Verschiebung des Quotienten zugunsten der entzündungsfördernden Fettsäuren versetzt den Körper in den Zustand einer chronischen Entzündung.

## ENTZÜNDUNGSFETTE SIND ÜBERALL

Die Hauptursache für diese Veränderungen ist der übermäßige Verzehr von Fleisch und die Verwendung der „falschen“ Pflanzenöle, die reichlich Omega-6-Fettsäuren liefern. So wurden Distel- oder Sonnenblumenöle und die aus diesen Ölen hergestellten Margarinen in der Vergangenheit für besonders gesund gehalten und der häufige Verzehr empfohlen – so häufig, dass derzeit von der Verwendung wieder abgeraten werden muss. Lassen Sie deshalb die Finger von diesen Pflanzenölen. Vor allem Distel-, Sonnenblumen- und Traubenkernöl enthalten über 100-(!)-mal mehr entzündungsfördernde Omega-6-Fettsäuren als entzündungshemmende Omega-3-Fettsäuren (siehe die Tabelle auf Seite 135).

Andere Öle, vor allem Lein-, Raps- und Hanföl, weisen ein hervorragendes Omega-6-zu-Omega-3-Fettsäure-Verhältnis auf und nehmen deshalb ihren Darm in Schutz. Hier dürfen Sie öfters mal zur Ölflasche greifen. Ebenso liefern fette Fische wie Lachs, Makrele, Thunfisch oder Hering das entzündungshemmende Gegenmittel zu den Omega-6-Fettsäuren.

Ein Mangel an wichtigen Omega-3-Fettsäuren wurde in der Vergangenheit auch mehrfach mit Depressionen in Verbindung gebracht. Der reichliche Verzehr der Omega-3-Fettsäuren hingegen hat durchaus positive Effekte auf die Psyche: Er wirkt sich günstig auf Stimmung, Verhalten und sogar die Persönlichkeit aus, wie eine Untersuchung der University of Pittsburgh School of Medicine zeigen konnte. Menschen mit einer hohen Konzentration der Fettsäuren im Blut waren ausgeglichener, optimistischer, gelassener und neigten weniger häufig zu Depressionen. Hingegen hatten Frauen, die nach der Entbindung unter Wochenbettdepressionen litten, einen deutlich niedrigeren Omega-3-Fettsäurespiegel im Blut als junge Mütter, die ihr Neugeborenes glücklich in die Arme schließen konnten.

Der tägliche Bedarf an Omega-3-Fettsäuren liegt bei 600 bis 1.000 Milligramm. Wenn Sie nicht mindestens ein- bis zweimal wöchentlich fettreiche Fische wie Lachs, Makrele oder Hering verzehren wollen oder regelmäßig die richtigen Pflanzenöle und Nüsse verwenden, können Sie Ihren Bedarf an dieser wichtigen Fettsäure auch durch Einnahme von Fischölkapseln decken. Eine gute, vegane Alternative zu den Nahrungsergänzungsmitteln ist es, täglich ein bis zwei Esslöffel Leinöl zu verzehren. Diese können Sie einfach pur zu sich nehmen oder in einen Smoothie oder ins Müsli mischen. Tipp: Leinöl am besten in kleinen Flaschen kaufen. Nach dem Öffnen wird es nämlich schnell bitter, wenn es nicht rasch aufgebraucht wird.

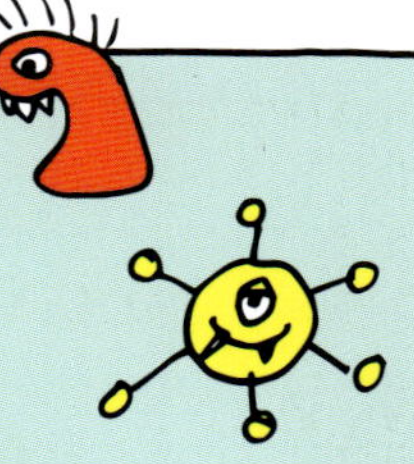

# FETTSÄUREN GEGEN ENTZÜNDUNGSSTRESS

**Fische mit hohem Gehalt an Omega-3-Fettsäuren:**

| *Fisch/100g* | *Omega-3-Fettsäure* |
|---|---|
| Makrele | 2.700 mg |
| Lachs | 1.800 mg |
| Hering | 1.700 mg |
| Thunfisch | 1.600 mg |
| Sardine | 1.300 mg |

**Omega-6- und Omega-3-Fettsäuren in Nüssen:**

| *Nüsse/100g* | *Omega-6-Fettsäure* | *Omega-3-Fettsäure* | *Verhältnis Omega-6 : Omega-3* |
|---|---|---|---|
| Leinsamen | 1.600 mg | 6.300 mg | 1 : 4 |
| Walnüsse | 10.000 mg | 2.500 mg | 4 : 1 |
| Macadamianüsse | 360 mg | 60 mg | 6 : 1 |
| Kastanien | 120 mg | 15 mg | 8 : 1 |
| Sesam | 6.000 mg | 100 mg | 60 : 1 |
| Kürbiskerne | 5.800 mg | 50 mg | 116 : 1 |
| Sonnenblumenkerne | 5.400 mg | 20 mg | 320 : 1 |
| Erdnüsse | 4.400 mg | 0,8 mg | 5.500 : 1 |
| Kokosnüsse | 100 mg | – | 100 : 0 |

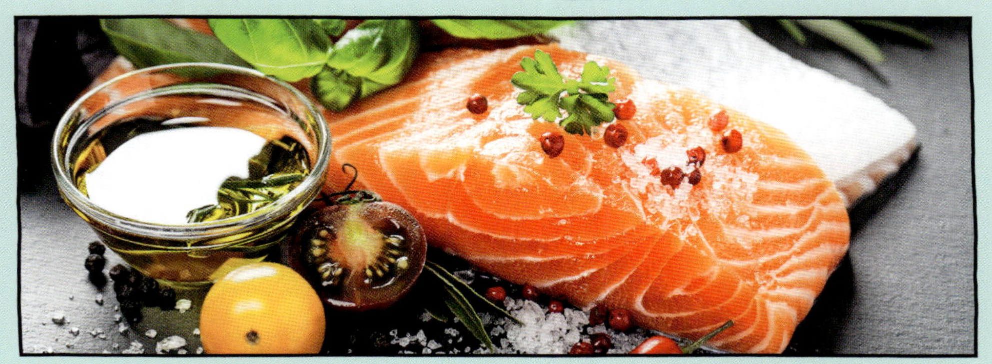

**Omega-6- und Omega-3-Fettsäuren in Pflanzenölen:**

| *Pflanzenöle/100 ml* | *Omega-6-Fettsäure* | *Omega-3-Fettsäure* | *Verhältnis Omega-6 : Omega-3* |
|---|---|---|---|
| Leinöl | 15.100 mg | 61.500 mg | 1 : 4 |
| Rapsöl | 20.400 mg | 9.300 mg | 2 : 1 |
| Hanföl | 60.300 mg | 20.200 mg | 3 : 1 |
| Walnussöl | 57.300 mg | 10.100 mg | 6 : 1 |
| Sojaöl | 49.500 mg | 7.000 mg | 7 : 1 |
| Weizenkeimöl | 54.200 mg | 7.100 mg | 8 : 1 |
| Olivenöl | 8.600 mg | 800 mg | 11 : 1 |
| Erdnussöl | 25.800 mg | 800 mg | 32 : 1 |
| Maiskeimöl | 54.300 mg | 1.000 mg | 54 : 1 |
| Sesamöl | 41.400 mg | 700 mg | 59 : 1 |
| Margarine, Linolsäure >50% | 41.100 mg | 500 mg | 82 : 1 |
| Sonnenblumenöl | 61.000 mg | 500 mg | 122 : 1 |
| Traubenkernöl | 69.200 mg | 500 mg | 138 : 1 |
| Distelöl | 73.900 mg | 500 mg | 148 : 1 |

Quelle: Modifiziert nach: Ernährungsinformationssystem der Uni Hohenheim, 2005

## DIE KEIMVIELFALT FÖRDERN

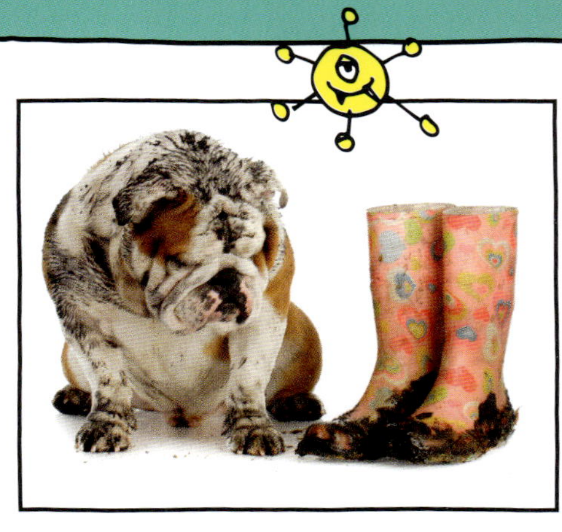

Hunde sorgen für gesunde Bakterienvielfalt im Haus.

Immer nur die gleichen Leute treffen? Das kann langweilig werden. Den Darmbewohnern geht es da ähnlich. Sie lieben Abwechslung und mögen es, in einer vielfältigen Multikulti-Wohngemeinschaft zu leben. Denn eine hohe Diversität der Darmkeime scheint einer der wichtigsten Schlüssel zu körperlicher und psychischer Gesundheit zu sein. Wer über ein vielfältiges Mikrobiom verfügt, kann Stress besser die Stirn bieten, hat ein geringeres Risiko für Depressionen und produziert mehr Glücksbotenstoffe. Um die Vielfalt im Darm zu erhalten und vielleicht auch noch zu erhöhen, sollten Sie Antibiotika nur nehmen, wenn diese wirklich notwendig sind. Übertriebe Hygiene schadet ebenfalls. Händewaschen ist okay, Desinfektionsmittel haben aber in einem Haushalt, in dem keine abwehrgeschwächten Bewohner leben, nichts zu suchen - weder in Putzmitteln noch in der Handseife. Erlauben Sie Ihren Kindern ruhig, sich mal richtig schmutzig zu machen, und Sie selber sollten ebenfalls keine Angst vor Staub und Dreck haben. Unser Körper benötigt die regelmäßige Auseinandersetzung mit Keimen, um das Immunsystem auf Trab zu halten. Je hygienischer die Umgebung ist, desto häufiger treten zum Beispiel Allergien oder Asthma auf. Unsere Darmbakterien freuen sich ebenfalls über ein bisschen Schmutz, denn der eine oder andere Keim, den wir durch eine nicht allzu hygienische Lebensweise aufnehmen, siedelt sich dann dauerhaft im Darm an und unterstützt die Keime vor Ort bei ihrer Arbeit.

Auch öfters mal zu lüften ist ein guter Plan, um die Keimvielfalt zu fördern. Der größte Teil der menschlichen Geschichte hat sich im Freien abgespielt. Unsere Vorfahren lebten mit und in der Natur – und dadurch auch mit und in einer Wolke aus Keimen. Mikroorganismen machen unglaubliche 70 Prozent der gesamten lebenden Materie, der sogenannten Biomasse, der Erde aus. Heute verbringen wir den größten Teil unseres Tages innerhalb von Gebäuden – ob in der Schule, im Büro, in der Fabrik oder in der Wohnung. Das bringt natürlich eine ganze Menge Vorteile für unser Leben mit sich, aber wir sperren auch die natürliche Keimwelt aus. Gebäude sind komplexe Ökosysteme, die Billionen von Mikroorganismen beherbergen. Doch die Zusammensetzung in Gebäuden unterscheidet sich deutlich von der im Freien. Die Keime stehen untereinander in Verbindung, aber auch wir nehmen die Bakterien in Gebäuden auf und geben selber Keime in die Raumluft ab. Jeder Mensch streut stündlich etwa eine Million Keime in seine Umgebung und gestaltet dadurch einen Teil des „Ökosystems Haus". Genauso wie im Darm sollte auch in einem Haus eine bakterielle Vielfalt herrschen. Das trägt sowohl zu unserer körperlichen als auch zu unserer psychischen Gesundheit bei, wie aktuelle Studien zeigen konnten.

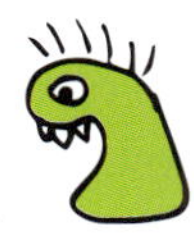

Doch wie schafft man ein abwechslungsreiches Mikrobenklima, in dem – wie im klassischen Westernfilm – die Guten gewinnen und die Schurkenkeime klein beigeben müssen? Ein erster Schritt wäre es, die Fenster öfters mal weit aufzureißen und Licht, Luft und Leben von draußen hineinzulassen. Untersuchungen konnten jetzt zeigen, dass bei häufigem Lüften Umweltbakterien mit dem Luftstrom ins Haus gelangen, die die Vielfalt der Mikroben innerhalb unsere vier Wände erhöhen. Diese Keime, die wir mit jedem Atemzug aufnehmen, tragen so zu einer Verbesserung unserer Gesundheit bei.

Lebt ein Hund im Haus, steigert das die Vielfalt der Bakterien in der Luft und auf Oberflächen enorm. „Igitt", sagen jetzt die Hygienefanatiker. „Juchhu", jubeln hingegen die Allergologen. Denn schon länger ist bekannt, dass Tiere im Haushalt das Risiko für Allergien der Hausbewohner deutlich senken. Je früher der Tierkontakt entsteht, desto besser. Denn für unser Immunsystem sind auch die harmlosen Tierkeime willkommene Sparringspartner.

## ZUM SCHLUSS NOCH MAL DAS WICHTIGSTE IN KÜRZE

* Ernährung ist das A und O für eine gesunde und vielfältige Darmflora – essen Sie abwechslungsreich und verzehren Sie so oft wie möglich prä- und probiotische Nahrungsmittel.
* Kochen Sie öfters selber und vermeiden Sie Zusatzstoffe wie Emulgatoren, Konservierungsmittel und künstliche Süßstoffe.
* Bewegen Sie sich regelmäßig. Das bringt die Darmkeime auf Trab, aber auch die körperliche Aktivität selbst führt zu einer vermehrten Ausschüttung von Glücksstoffen.
* Leben Sie „antientzündlich". Versuchen Sie, über Ihre Ernährung und den Lebensstil Entzündungen im Körper zu minimieren.
* Geben Sie Keimen eine Chance. Ein zu hygienisches, keimarmes Umfeld schadet der Gesundheit und dem psychischen Wohlbefinden.
* Setzen Sie probiotische Keime gezielt ein. Der Tabelle auf Seite 123 können Sie entnehmen, welche Keime bei Bedarf bei welchen Beschwerden helfen können.

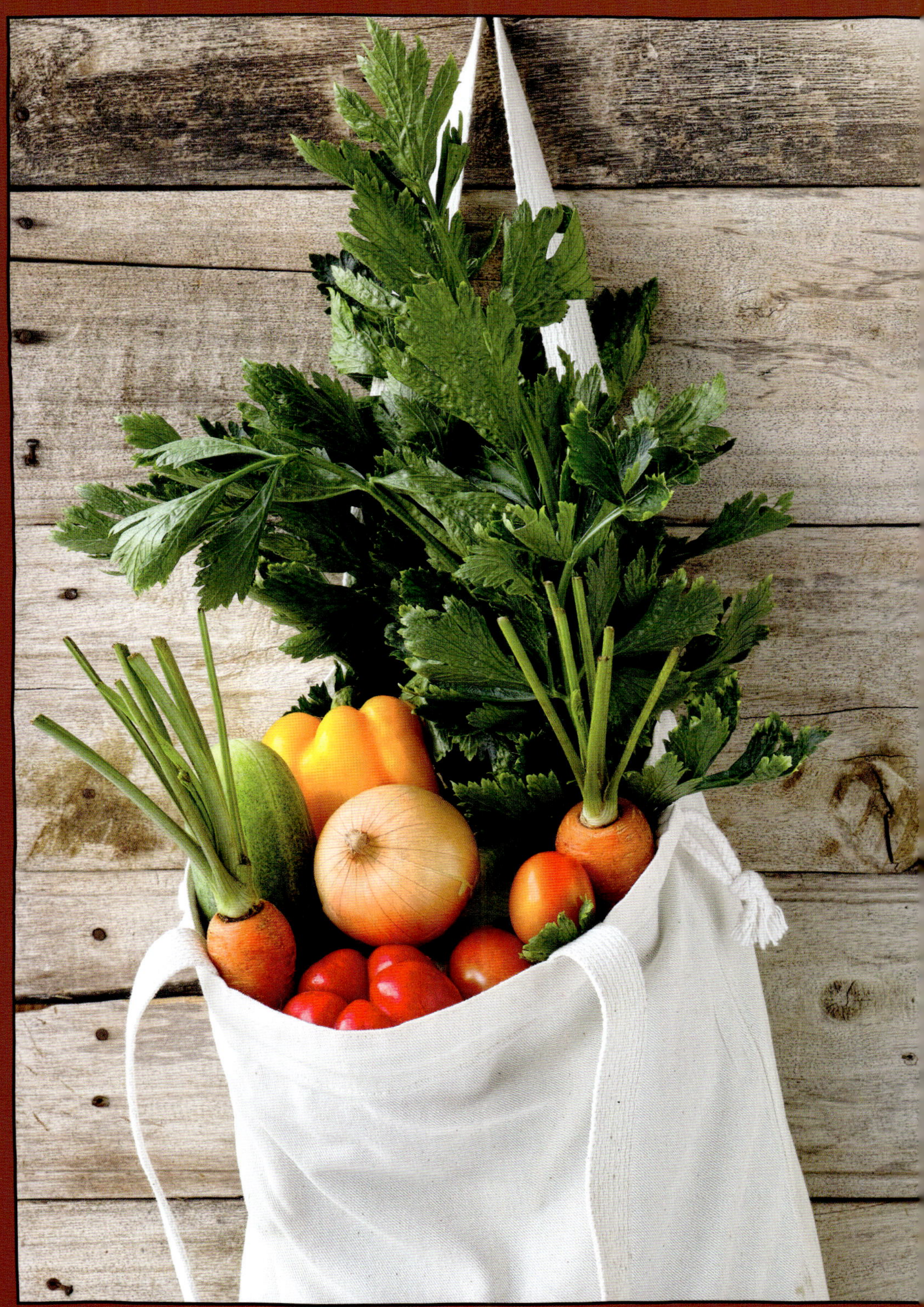

KAPITEL 9

# REZEPTE FÜR DIE GESUNDE DARMFLORA

**Hier finden Sie tolle kalte und warme Gerichte, die Sie ganz nach Belieben mittags oder abends essen können. Natürlich können Sie auch Ihre Gäste damit verwöhnen. Außerdem gibt es eine kleine Auswahl an Rezepten, die morgens schmecken.**

**Eines haben alle Gerichte gemeinsam: Sie bringen Ihren Darm auf Schwung, sind supergesund und machen richtig gute Laune. Lassen Sie sich einfach überraschen. Übrigens, es gibt auch einige Rezepte mit Madena Darmkur.**

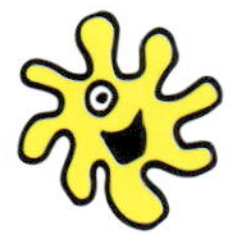

**Wer das nicht möchte, lässt sie einfach weg. Dadurch sinkt zwar der Ballaststoffgehalt, aber die Gerichte sind trotzdem super für die Darmflora!**

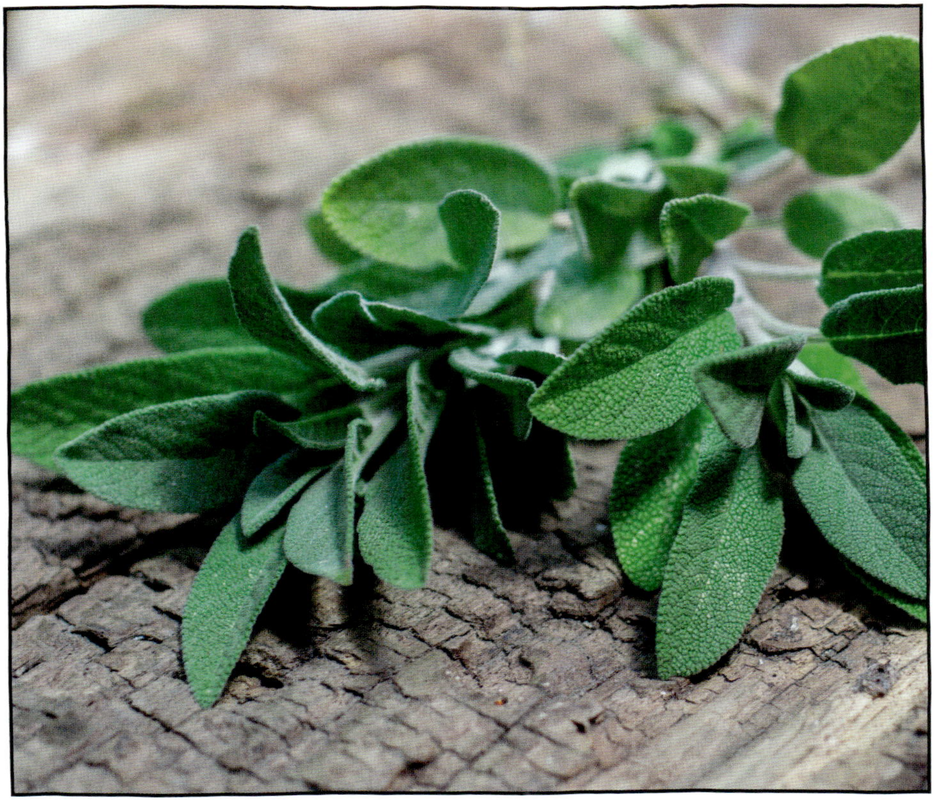

# SALBEIWÜRZIGE HÄHNCHEN-KEULEN MIT PAPRIKAKRAUT

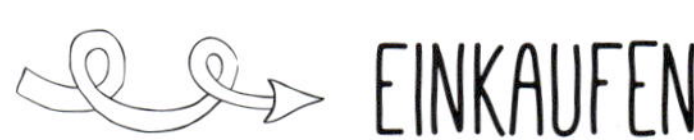

EINKAUFEN

**Zutaten für 2 Personen:**

*Für die Hähnchenkeulen:*

* 2 Hähnchenkeulen (à ca. 250 g)
* 2 Salbeiblättchen
* Salz
* Pfeffer

*Für das Kraut:*

* 1 Paprikaschote
* 1 Zwiebel
* 1 EL Rapsöl
* 400 g frisches mildes Sauerkraut
* 1 TL Paprikapulver
* 4 Wacholderbeeren
* 1 Lorbeerblatt
* 100 ml Gemüsebrühe
* Salz

*Für den Pastinakenstampf:*

* 300 g Pastinaken
* 200 g mehligkochende Kartoffeln
* Salz
* 100 ml heiße Milch
* 10 g Butter
* 2 EL gehackte Petersilie
* frisch geriebene Muskatnuss
* Pfeffer

**Zubereitung:**

1. Den Backofen auf 200°C vorheizen. Die Hähnchenkeulen waschen, trocken tupfen und die Haut vorsichtig lösen. Jeweils 1 Salbeiblatt unter die Haut schieben und wieder andrücken. Die Keulen mit Salz und Pfeffer würzen. In eine feuerfeste Auflaufform legen und im Ofen 40 bis 45 Minuten braten.
2. Die Paprikaschote putzen, waschen und würfeln. Die Zwiebel schälen, fein würfeln und im heißen Öl andünsten. Das Sauerkraut dazugeben und andünsten. Mit Paprikapulver bestäuben. Paprikawürfel, Wacholderbeeren, Lorbeerblatt und Brühe dazugeben und etwa 25 Minuten dünsten.
3. Die Pastinaken und die Kartoffeln schälen, waschen und in Würfel schneiden. In Salzwasser etwa 20 Minuten kochen. Abgießen, Kochwasser auffangen. Das Gemüse zerstampfen. Die Milch, etwas Kochwasser und die Butter dazugeben und unterrühren. Die Petersilie untermischen. Mit Salz, Muskatnuss und Pfeffer abschmecken.
4. Das Sauerkraut abschmecken. Mit den Hähnchenkeulen und dem Pastinakenstampf anrichten.

**Pro Person:** 610 kcal, 41 g Eiweiß, 33 g Fett, 33 g Kohlenhydrate, 9 g Ballaststoffe

# GESCHMORTES RINDFLEISCH MIT SCHALOTTEN UND PILZEN

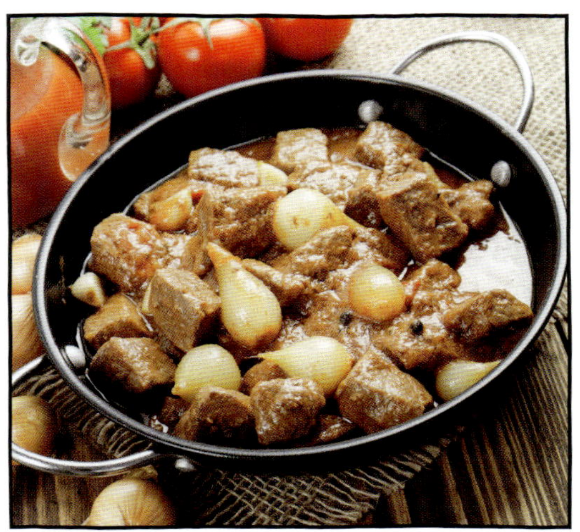

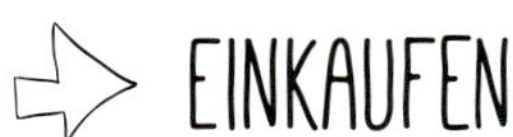

**Zutaten für 2 Personen:**

* 400 g Rindfleisch aus der Keule
* Salz
* Pfeffer
* 1 Möhre
* 1 Knoblauchzehe
* 1 EL Rapsöl
* ¼ ℓ Brühe
* 100 ml Rotwein
* 1 EL Tomatenpüree
* 2 Zweige Thymian
* 10 g Cranberrys
* 6 Schalotten
* 200 g Champignons
* 125 g Vollkornnudeln

**Zubereitung:**

1. Von dem Rindfleisch eventuell vorhandene Sehnen entfernen. Ringsherum mit Salz und Pfeffer würzen. Die Möhre putzen und fein würfeln. Die Knoblauchzehe schälen und fein hacken. Das Fleisch im heißen Öl anbraten. Die Möhren und den Knoblauch dazugeben und kurz mitbraten. Mit Brühe und Wein ablöschen. Das Tomatenpüree unterrühren. Den Thymian und die Cranberrys dazugeben und zugedeckt etwa 1 Stunde schmoren.
2. Die Schalotten schälen und je nach Größe halbieren oder ganz lassen. Die Champignons putzen und halbieren. Beides zum Fleisch geben und etwa 30 Minuten weiterschmoren.
3. Die Nudeln in Salzwasser nach Packungsanweisung bissfest kochen.
4. Das Fleisch herausnehmen, kurz ruhen lassen und in dünne Scheiben schneiden. Die Soße mit Salz und Pfeffer abschmecken. Die Nudeln abgießen und alles anrichten.

**Pro Person:** 620 kcal, 56 g Eiweiß, 17 g Fett, 52 g Kohlenhydrate, 12 g Ballaststoffe

# KABELJAU MIT FENCHEL-KARTOFFEL-GEMÜSE

**Zubereitung:**

1. Die Kartoffeln schälen, waschen und würfeln. Die Möhren putzen, waschen und in Stücke schneiden. Den Fenchel putzen, dabei das Grün aufbewahren, waschen und in Streifen schneiden. Die Zwiebel und die Knoblauchzehe schälen und würfeln.
2. Kartoffeln, Möhren und Fenchel im heißen Öl anbraten. Die Zwiebel und den Knoblauch dazugeben und kurz mitdünsten. Mit Salz, Pfeffer und Fenchelsamen würzen. Den Fischfond angießen und alles zugedeckt etwa 15 Minuten garen.
3. Die Pinienkerne in einer beschichteten Pfanne ohne Fett rösten. Die Kabeljaukoteletts waschen, trocken tupfen, auf das Gemüse legen und etwa 10 Minuten garen. Den Fisch herausnehmen. Fenchelgrün, Limettenschale und Petersilie unter das Gemüse mischen. Abschmecken. Den Fisch auf dem Gemüse anrichten und mit den Pinienkernen sowie den gehackten Mandeln bestreuen.

**Pro Person:** 610 kcal, 56 g Eiweiß, 25 g Fett, 39 g Kohlenhydrate, 11 g Ballaststoffe

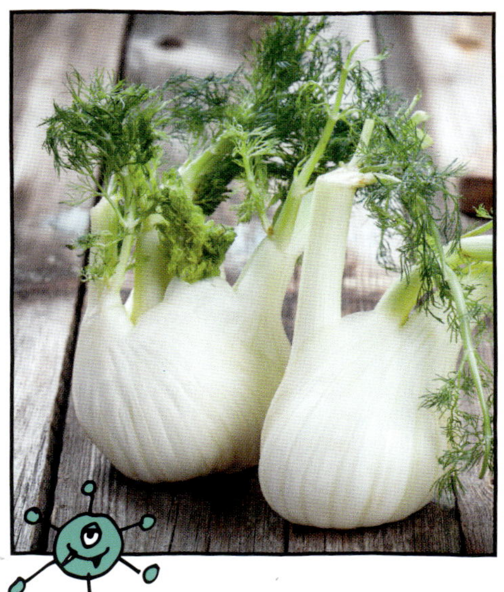

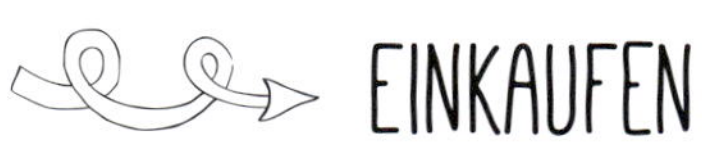


**Zutaten für 2 Personen:**

* 400 g festkochende Kartoffeln
* 200 g Möhren
* 1 Fenchelknolle
* 1 Zwiebel
* 1 Knoblauchzehe
* 2 EL Rapsöl
* Salz
* Pfeffer
* 1 TL Fenchelsamen
* ¼ ℓ Fischfond (aus dem Glas)
* 1 EL Pinienkerne
* 2 Kabeljaukoteletts (à ca. 250 g)
* abgeriebene Schale von ½ unbehandelten Limette
* 1 EL gehackte Petersilie
* 1 EL gehackte Mandeln

# LENGFISCHFILET MIT KRÄUTER-KRUSTE UND BORLOTTI-BOHNEN

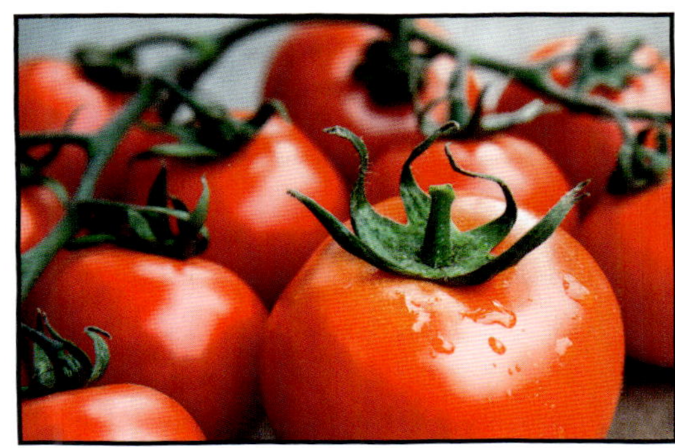

**Zubereitung:**

**1.** Die Bohnen über Nacht in kaltem Wasser einweichen.

**2.** Am nächsten Tag die Möhre putzen und würfeln. Den Staudensellerie putzen, waschen und in dünne Scheiben schneiden. Die Schalotte und den Knoblauch schälen und fein würfeln. Die Bohnen abgießen. Das vorbereitete Gemüse und den Rosmarin in 1 Esslöffel heißem Öl andünsten. Die Bohnen dazugeben und andünsten. So viel Wasser angießen, dass die Bohnen bedeckt sind. Etwa 50 Minuten garen.

**3.** Den Backofen auf 250 °C vorheizen. Das Lengfischfilet waschen, trocken tupfen und in 2 gleich große Stücke schneiden. Mit Salz und Pfeffer würzen. Das Brot würfeln und in einem elektrischen Zerkleinerer fein mahlen. Die Petersilie waschen, trocken tupfen und die Blättchen abzupfen. Den Bärlauch und die Petersilie fein hacken. Mit den Brotbröseln mischen. Die Butter und die Mandeln dazugeben und verkneten. Mit Salz und Pfeffer würzen.

**4.** Eine Auflaufform mit dem restlichen Öl bepinseln. Die Fischfilets hineinlegen. Die Bröselmasse darauf verteilen, etwas andrücken. Die Tomaten waschen, halbieren und dazugeben. Mit Salz und Pfeffer würzen. Im heißen Ofen 10 bis 15 Minuten garen. Die Bohnen abschmecken, mit dem Fisch und den Tomaten anrichten.

**Pro Person:** 580 kcal, 54 g Eiweiß, 26 g Fett, 32 g Kohlenhydrate, 16 g Ballaststoffe

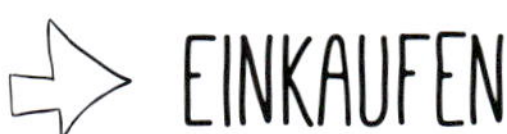


**Zutaten für 2 Personen:**

* 80 g getrocknete Borlotti oder weiße Bohnen
* 1 Möhre
* 2 Stangen Staudensellerie
* 1 Schalotte
* 1 Knoblauchzehe
* 1 EL gehackter Rosmarin
* 2 EL Rapsöl
* 400 g Lengfischfilet
* Salz
* Pfeffer
* 1 Scheibe Vollkorntoast
* ½ Bund Petersilie
* 4 Bärlauchblättchen
* 20 g weiche Butter
* 1 TL gemahlene Mandeln
* 250 g Tomaten

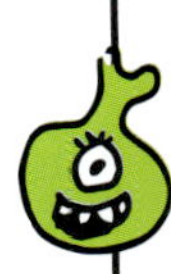

# EXOTISCHE HÜHNERSUPPE MIT GRÜNEM SPARGEL

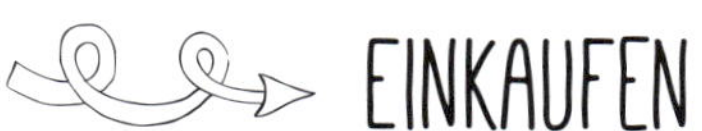


**Zutaten für 2 Personen:**

* 250 g grüner Spargel (oder Brokkoliröschen)
* Salz
* 60 g rote Linsen
* 300 g Hähnchenbrustfilet
* 1 Schalotte
* 1 Knoblauchzehe
* 1 kleines Stück Ingwer (10 g)
* 1 EL Rapsöl
* 1 TL rote Currypaste
* ½ ℓ Hühnerbrühe
* 200 ml ungesüßte Kokosmilch
* 50 g tiefgefrorene Erbsen
* Pfeffer
* abgeriebene Schale von ½ unbehandelten Limette
* 1 EL gehackter Koriander

**Zubereitung:**

1. Den Spargel im unteren Drittel schälen, die Enden abschneiden und den Spargel in Stücke schneiden. In gesalzenem Wasser 3 bis 4 Minuten garen. Herausnehmen. Die roten Linsen in gesalzenem Wasser nach Packungsanweisung kochen. Abgießen.
2. Das Hähnchenbrustfilet waschen, trocken tupfen und in kleine Stücke schneiden. Schalotte, Knoblauch und Ingwer schälen, fein würfeln und im heißen Öl andünsten. Die Currypaste hinzufügen und kurz anschwitzen. Mit der Brühe und der Kokosmilch ablöschen und aufkochen lassen. Das Fleisch dazugeben und 6 bis 8 Minuten garen.
3. Die Erbsen in die Suppe geben und aufkochen. Die Linsen und den Spargel hinzugeben. Mit Salz und Pfeffer abschmecken. Mit Limettenschale und Koriander bestreuen.

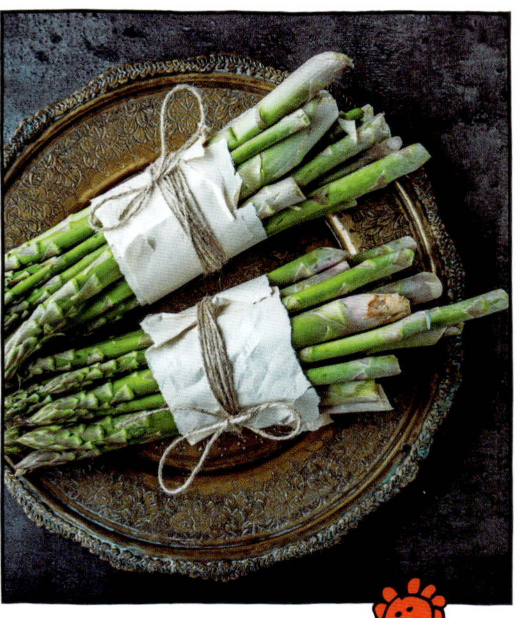

**Pro Person:** 560 kcal, 48 g Eiweiß, 30 g Fett, 25 g Kohlenhydrate, 5 g Ballaststoffe

# KARTOFFEL-SCHWARZWURZEL-SUPPE MIT KÜRBISKERNEN

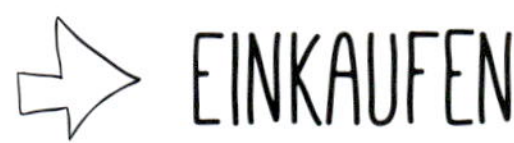


**Zutaten für 2 Personen:**

* 200 g mehligkochende Kartoffeln
* 300 g Schwarzwurzeln
* 1 Zwiebel
* 1 EL Rapsöl
* Chilipulver
* Salz
* ¾ ℓ Gemüsebrühe
* 2 EL Kürbiskerne
* 2 EL Sahne
* frisch geriebene Muskatnuss
* 1 EL Schnittlauchröllchen
* 1 EL Kürbiskernöl
* 2 Scheiben Dinkelbrot

**Zubereitung:**

1. Die Kartoffeln schälen, waschen und würfeln. Die Schwarzwurzeln unter fließendem Wasser abbürsten, schälen und in Scheiben schneiden. Die Zwiebel schälen, fein würfeln und im heißen Öl andünsten. Die Kartoffeln und die Schwarzwurzeln dazugeben, 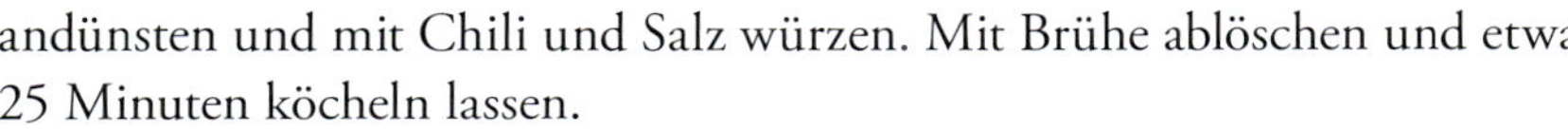 andünsten und mit Chili und Salz würzen. Mit Brühe ablöschen und etwa 25 Minuten köcheln lassen.
2. Die Kürbiskerne in einer beschichteten Pfanne leicht rösten. Beiseitestellen. 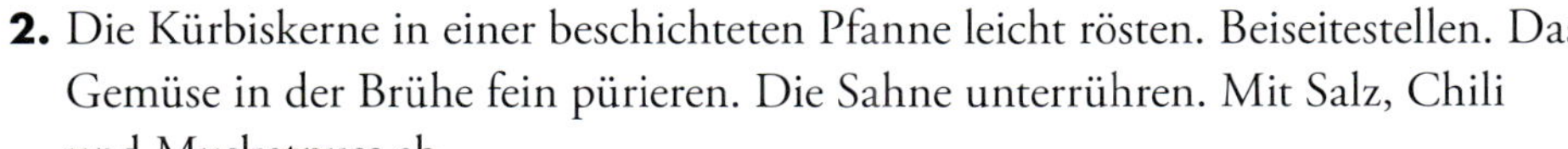 Das Gemüse in der Brühe fein pürieren. Die Sahne unterrühren. Mit Salz, Chili und Muskatnuss abschmecken. Mit den Kürbiskernen und Schnittlauch bestreuen. Das Kürbiskernöl darüberträufeln. Dazu das Brot essen.

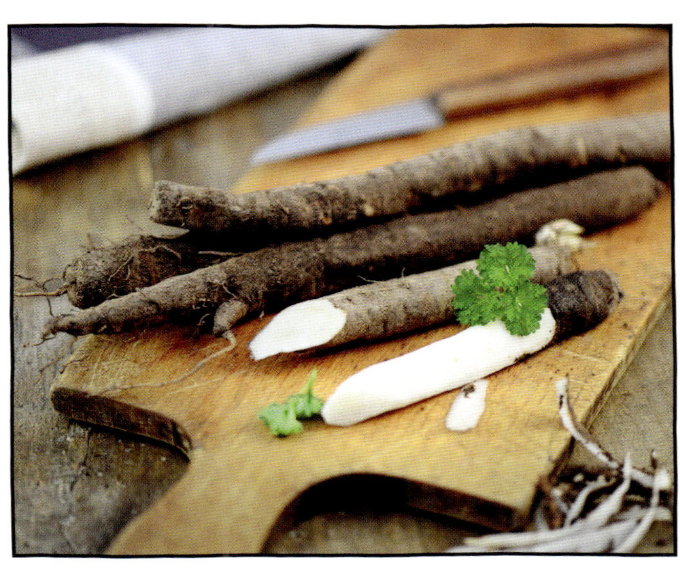

**Pro Person:** 480 kcal, 14 g Eiweiß, 30 g Fett, 36 g Kohlenhydrate, 24 g Ballaststoffe

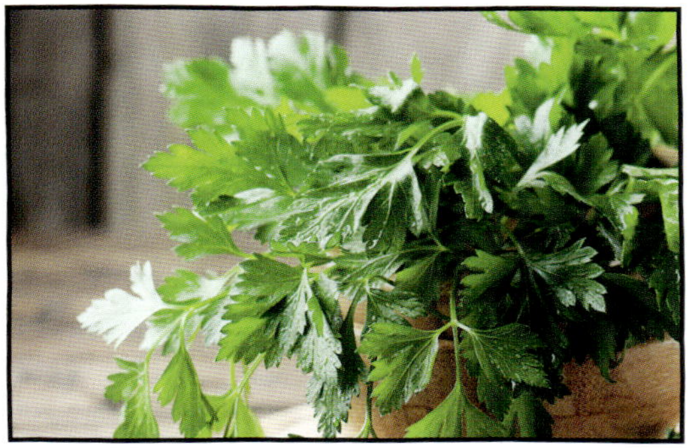

# SALTIMBOCCA MIT PETERSILIENSOSSE UND MANDELBOHNEN

**Zubereitung:**

1. Die Bohnen putzen, waschen und in Salzwasser 15 bis 20 Minuten kochen.
2. Die Putenschnitzel waschen, trocken tupfen und mit Salz und Pfeffer würzen. Jeweils mit Schinken, Bärlauch und Käse belegen, zusammenklappen und zustecken.
3. Das Öl erhitzen und die Saltimbocca darin von jeder Seite etwa 5 Minuten braten. Herausnehmen und in Alufolie wickeln. Den Bratensatz mit der Brühe ablöschen, aufkochen. Die Sahne und die Petersilie dazugeben. Die Soße mit Zitronensaft, Salz und Pfeffer abschmecken.
4. Die Tomaten waschen und würfeln. Die Schalotte schälen, fein würfeln und in der Butter andünsten. Die Bohnen abgießen und dazugeben. Die Tomaten und die Mandeln untermischen.
5. Die Saltimbocca aus der Folie nehmen, den entstandenen Fleischsaft in die Soße geben und alles anrichten.

**Pro Person:** 510 kcal, 51 g Eiweiß, 27 g Fett, 16 g Kohlenhydrate, 7 g Ballaststoffe

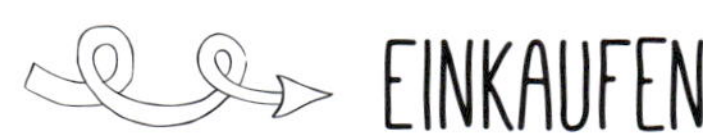

EINKAUFEN

**Zutaten für 2 Personen:**

* 500 g grüne Bohnen
* Salz
* 2 dünne Putenschnitzel (à 150 g)
* Salz
* Pfeffer
* 2 dünne Scheiben Rosmarinschinken (à 15 g)
* 2 Bärlauchblätter
* 2 dünne Scheiben Käse (zum Beispiel Appenzeller oder Gouda, à 10 g)
* 1 EL Rapsöl
* 200 ml Brühe
* 2 EL Sahne
* 3 EL gehackte Petersilie
* 1-2 EL Zitronensaft
* 100 g Kirschtomaten
* 1 Schalotte
* 1 EL Butter
* 1 EL gemahlene Mandeln

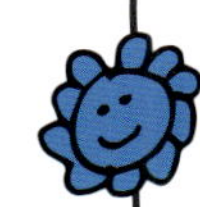

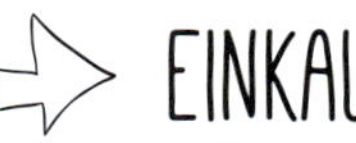

EINKAUFEN

**Zutaten für 2 Personen:**

* 300 g Lachsfilet
* 1 Knoblauchzehe
* 1 Stück Ingwer (10 g)
* 2 EL Zitronensaft
* 1 EL Sojasoße
* 100 g Vollkornreis
* Salz
* 250 g Pak Choi
* 400 g grüner Spargel (oder Möhren)
* 2 EL Rapsöl
* Pfeffer
* 1 TL Sesamsamen
* 1 EL gehackte Petersilie

# ASIATISCHES LACHSFILET MIT GRÜNEM SPARGEL

**Zubereitung:**

**1.** Das Lachsfilet waschen, trocken tupfen und in 2 Stücke schneiden. Den Knoblauch und den Ingwer schälen und fein hacken. Den Zitronensaft und die Sojasoße unterrühren und den Fisch damit bepinseln. 10 Minuten durchziehen lassen.

**2.** Den Reis in gesalzenem Wasser nach Packungsanweisung kochen.

**3.** Den Pak Choi putzen, waschen und in grobe Würfel schneiden. Den Spargel waschen, im unteren Drittel schälen, die Enden abschneiden und die Stangen in Stücke schneiden. Das Gemüse in 1 Esslöffel heißem Öl etwa 4 Minuten braten. Mit Salz und Pfeffer würzen.

**4.** Den Fisch in einer beschichteten Pfanne im restlichen heißen Öl von jeder Seite etwa 3 Minuten braten. Mit Sesam bestreuen.

**5.** Den Reis abgießen und die Petersilie untermischen. Mit dem Lachs und dem Gemüse anrichten.

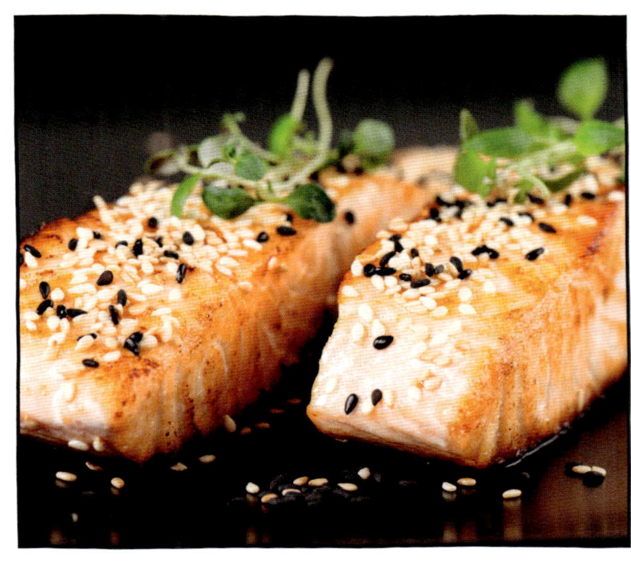

**Pro Person:** 630 kcal, 40 g Eiweiß, 33 g Fett, 43 g Kohlenhydrate, 6 g Ballaststoffe

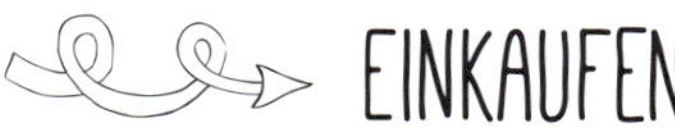
EINKAUFEN

**Zutaten für 2 Personen:**

* 250 g Kirschtomaten
* 1 Paprikaschote
* 2 Lauchzwiebeln
* 1 Dose Kichererbsen (240 g Abtropfgewicht)
* 3 EL gehackte Petersilie
* 1 EL gehackter Koriander
* 1 Knoblauchzehe
* Saft von ½ Zitrone
* 5 EL Gemüsebrühe
* 3 EL Rapsöl
* Salz
* Pfeffer
* 100 g Rucola
* 100 g Tofu
* 1 EL Sesamsamen

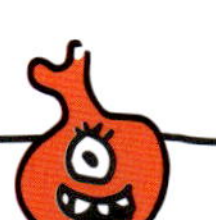

# KICHERERBSEN-SALAT MIT TOFU

**Zubereitung:**

1. Die Tomaten waschen und halbieren. Die Paprikaschote putzen, waschen und in Streifen schneiden. Die Lauchzwiebeln putzen, waschen und klein schneiden. Die Kichererbsen in ein Sieb abgießen, mit kaltem Wasser abspülen und gut abtropfen lassen. Die vorbereiteten Zutaten mischen. Die Kräuter unterheben.
2. Den Knoblauch schälen und fein hacken. Zitronensaft, Brühe, 2 Esslöffel Öl, Salz und Pfeffer verrühren, abschmecken und über den Salat geben.
3. Den Rucola verlesen, putzen, waschen und trocken schleudern. Anschließend unter den Salat heben.
4. Den Tofu in Würfel schneiden. Das restliche Öl in einer beschichteten Pfanne erhitzen und den Tofu darin etwa 4 Minuten braten. Den Sesam dazugeben und kurz mitrösten. Herausnehmen. Auf dem Salat anrichten.

**Pro Person:** 460 kcal, 22 g Eiweiß, 27 g Fett, 32 g Kohlenhydrate, 12 g Ballaststoffe

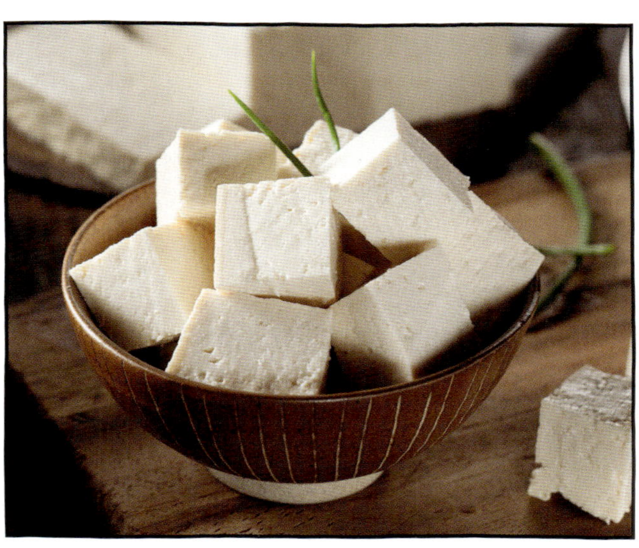

# LINSEN-SALAT MIT GEBRATENEN GARNELEN

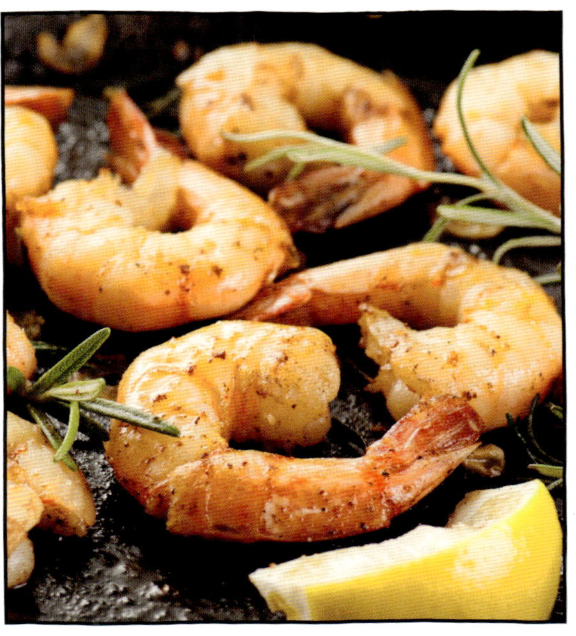

**Zubereitung:**

1. Die roten Linsen nach Packungsanweisung in Salzwasser garen. Abgießen, kalt abschrecken und gut abtropfen lassen.
2. Den Römersalat putzen, waschen und trocken schleudern. Den Salat klein schneiden. Die Lauchzwiebeln und die Möhre putzen, waschen und fein schneiden. Den Topinambur schälen und sehr fein schneiden. Alle vorbereiteten Zutaten mischen. Joghurt, Orangensaft, Curry, Salz und Pfeffer verrühren, abschmecken. Über den Salat geben.
3. Die Garnelen am Rücken entlang einschneiden und den Darm entfernen. Die Garnelen waschen, trocken tupfen und im heißen Öl etwa 3 Minuten braten. Herausnehmen und auf dem Salat anrichten.

**Pro Person:** 490 kcal, 41 g Eiweiß, 12 g Fett, 51 g Kohlenhydrate, 11 g Ballaststoffe

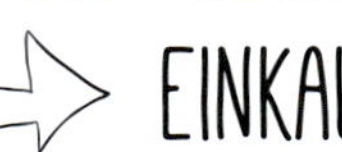

EINKAUFEN

**Zutaten für 2 Personen:**

* 150 g rote Linsen
* Salz
* 1 Mini-Römersalat
* 2 Lauchzwiebeln
* 1 Möhre
* 100 g Topinambur
* 200 g Vollmilchjoghurt
* 2 EL Orangensaft
* 1–2 TL Currypulver
* Salz
* Pfeffer
* 6 rohe Riesengarnelen (ohne Kopf und Schale, ca. 150 g)
* 1 EL Rapsöl

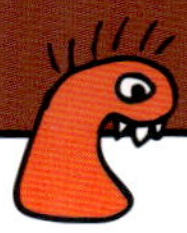

# SPARGELRISOTTO MIT BÄRLAUCH

**Zubereitung:**

1. Den Spargel waschen, schälen, in Stücke schneiden und in ¼ ℓ Salzwasser etwa 10 Minuten garen. Abgießen und das Kochwasser auffangen.
2. Die Schalotte und den Knoblauch schälen, fein hacken und im heißen Öl andünsten. Den Reis dazugeben und kurz mitdünsten. Mit dem Wein ablöschen und verdampfen lassen. Die Brühe und das Spargelwasser unter Rühren nach und nach dazugießen. Immer nur soviel Flüssigkeit dazugeben, dass der Reis etwas bedeckt ist. Sobald die Flüssigkeit aufgesogen ist, Flüssigkeit nachgießen. Das Risotto ist nach 30 bis 35 Minuten fertig. Es sollte noch etwas bissfest sein.

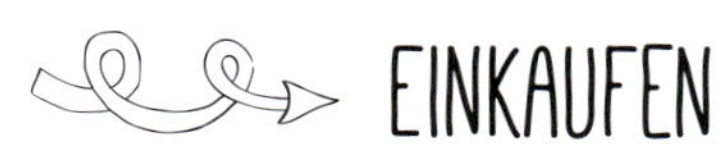

EINKAUFEN

**Zutaten für 2 Personen:**

* 500 g weißer Spargel
* Salz
* 1 Schalotte
* 1 Knoblauchzehe
* 1 EL Olivenöl
* 150 g Vollkornreis
* 5 EL Weißwein
* ca. ½ ℓ Gemüsebrühe
* 150 g Kirschtomaten
* 6 Bärlauchblätter
* 1 EL Butter
* 30 g Parmesan
* Pfeffer

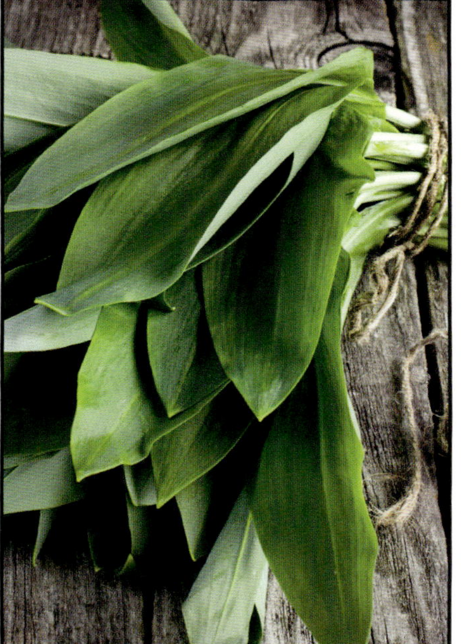

3. Die Tomaten waschen, würfeln und nach etwa 15 Minuten unter das Risotto mischen. Den Bärlauch fein hacken. Spargel, Bärlauch, Butter und Parmesankäse unterheben. Mit Salz und Pfeffer abschmecken.

**Pro Person:** 540 kcal, 16 g Eiweiß, 23 g Fett, 63 g Kohlenhydrate, 6 g Ballaststoffe

**Tipp:** Anstelle von Spargel und Tomaten kann das Risotto auch mit Fenchel zubereitet werden. Dafür 1 Fenchelknolle putzen, waschen und in Streifen hobeln. Den Fenchel im Öl mitdünsten und wie im Rezept beschrieben mitgaren. Dann den Bärlauch weglassen und durch das Fenchelgrün und 1 Esslöffel gehackte Petersilie ersetzen.

# PENNE MIT GEBRATENEN ZUCCHINI UND ARTISCHOCKEN

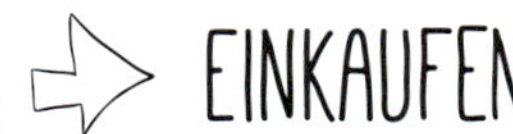


**Zutaten für 2 Personen:**
* 200 g Vollkorn-Penne
* Salz
* 1 Dose Artischocken (240 g Abtropfgewicht)
* 1 Lauchzwiebel
* 1 Knoblauchzehe
* 1 Zucchini (150 g)
* 2 EL Olivenöl
* Pfeffer
* 7 EL Gemüsebrühe
* 2 EL Sahne
* 30 g geriebener Parmesan

**Zubereitung:**

1. Die Nudeln nach Packungsanweisung in gesalzenem Wasser bissfest kochen.
2. Die Artischocken abtropfen lassen und klein schneiden. Die Lauchzwiebel putzen, waschen und fein schneiden. Die Knoblauchzehe abziehen und fein hacken. Die Zucchini putzen, waschen, in kleine Würfel schneiden und im heißen Öl anbraten. Lauchzwiebel, Knoblauch und Artischocken dazugeben und kurz mitbraten. Mit Salz und Pfeffer würzen. Die Brühe und die Sahne hinzufügen und etwa 5 Minuten dünsten.

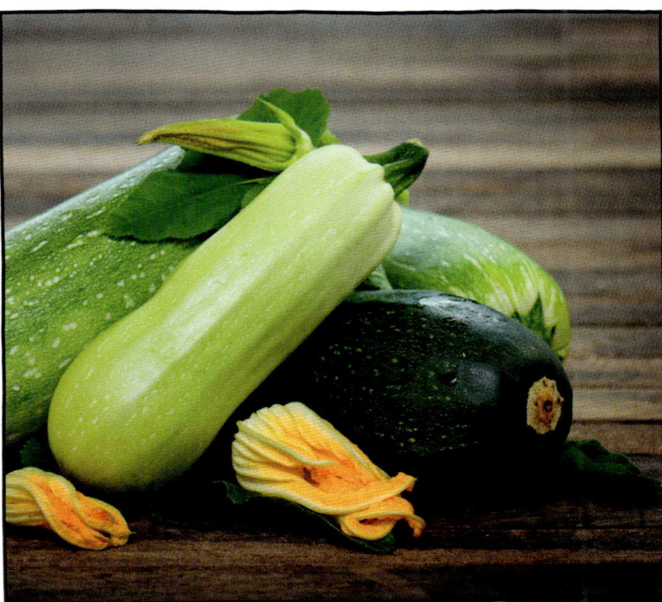

3. Die Nudeln abgießen, dabei etwas Kochwasser auffangen und tropfnass unter das Gemüse mischen. Abschmecken. Eventuell noch etwas Nudelwasser untermischen. Mit Käse bestreuen.

**Pro Person:** 550 kcal, 22 g Eiweiß, 21 g Fett, 66 g Kohlenhydrate, 24 g Ballaststoffe

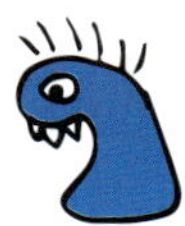

# KARTOFFELSALAT MIT ZWEIERLEI BOHNEN

**Zubereitung:**

**1.** Die Kartoffeln waschen und mit Schale etwa 20 Minuten garen. Die grünen Bohnen putzen, waschen und in gesalzenem Wasser etwa 15 Minuten kochen. Die Bohnen abgießen und abtropfen lassen. Die Kartoffeln abgießen, abdampfen und etwas abkühlen lassen. Pellen und in Scheiben schneiden.

**2.** Die weißen Bohnen abgießen, mit kaltem Wasser abspülen und gut abtropfen lassen. Die Zwiebel schälen und fein würfeln. Alle Zutaten mischen. Essig, Brühe, Salz, Pfeffer und Öl verrühren. Die Marinade über den Salat geben, gut vermischen und etwa 1 Stunde durchziehen lassen.

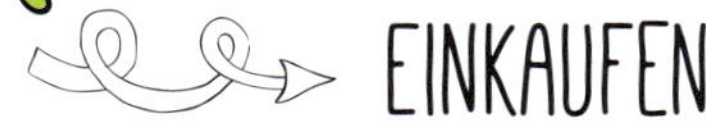


**Zutaten für 2 Personen:**

* 500 g festkochende Kartoffeln
* 250 g grüne Bohnen
* Salz
* 1 kleine Dose weiße Bohnen (240 g Abtropfgewicht)
* 1 rote Zwiebel
* 2-3 EL Weißweinessig
* 2-3 EL Gemüsebrühe
* Pfeffer
* 2 EL Rapsöl
* 2 EL gehackte Petersilie
* 40 g entsteinte schwarze Oliven
* 60 g Parmaschinken (in dünnen Scheiben)

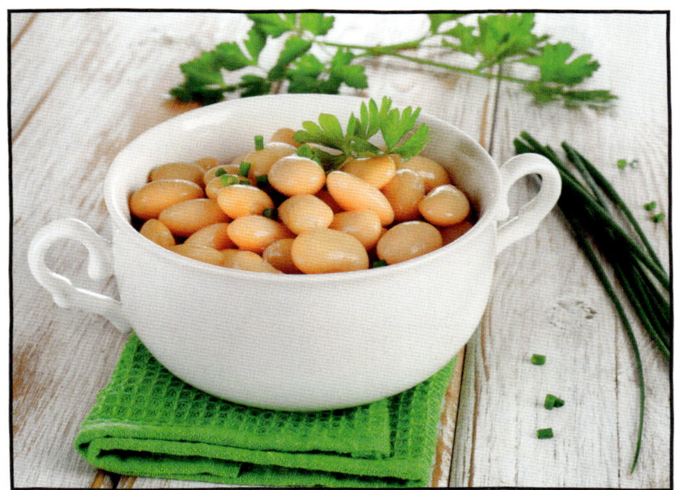

**3.** Die Petersilie und die Oliven unter den Salat mischen. Den Schinken in Streifen schneiden und zum Salat geben.

**Pro Person:** 530 kcal, 27 g Eiweiß, 20 g Fett, 60 g Kohlenhydrate, 10 g Ballaststoffe

# KARTOFFEL-GEMÜSE-OMELETT MIT RÄUCHERLACHS

**Zubereitung:**

1. Die Kartoffeln schälen, waschen und in hauchdünne Scheiben schneiden. Die Paprika putzen, waschen und in Streifen schneiden. Die Knoblauchzehe schälen und fein würfeln.
2. In einer beschichteten Pfanne 2 Esslöffel Öl erhitzen und die Kartoffeln darin etwa 10 Minuten braten, bis sie gar sind. Mit Salz und Pfeffer würzen. Herausnehmen. Die Paprika in dem Bratfett etwa 4 Minuten dünsten. Den Knoblauch und die Erbsen dazugeben und kurz mitdünsten. Herausnehmen.
3. Eier, Mineralwasser, Salz, Pfeffer und Thymian verquirlen. Das restliche Öl in der Pfanne erhitzen. Die Kartoffeln und das Gemüse dazugeben und die Ei-Kartoffel-Gemüse-Masse zugedeckt bei geringer Hitze etwa 15 Minuten stocken lassen. Das Omelett aus der Pfanne gleiten lassen und mit dem Lachs anrichten.

**Pro Person:** 570 kcal, 30 g Eiweiß, 31 g Fett, 39 g Kohlenhydrate, 6 g Ballaststoffe

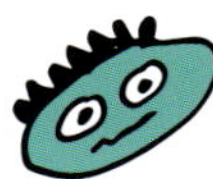

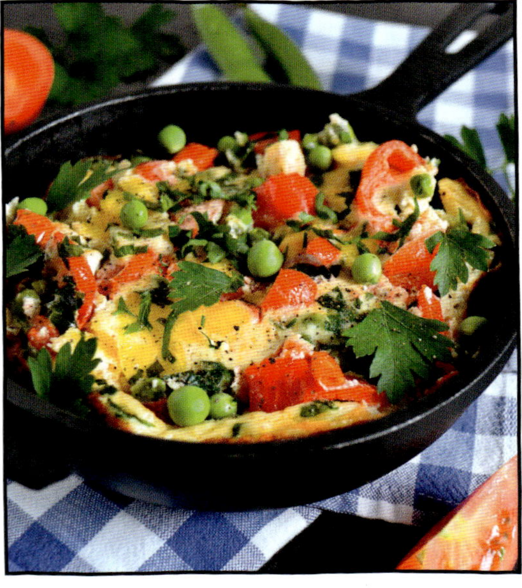

## EINKAUFEN

**Zutaten für 2 Personen:**

* 500 g festkochende Kartoffeln
* 1 Paprikaschote
* 1 Knoblauchzehe
* 3 EL Rapsöl
* Salz
* Pfeffer
* 75 g tiefgefrorene Erbsen
* 4 Eier
* 2 EL Mineralwasser
* 1 EL gehackter Thymian
* 4 Scheiben Räucherlachs (100 g)

# ÜBERBACKENES VOLLKORNBAGUETTE MIT ZIEGENKÄSE UND SPINAT

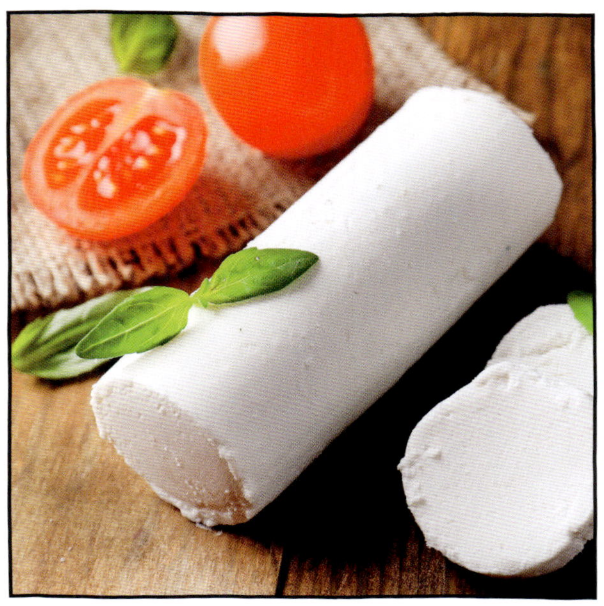

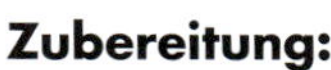

**Zubereitung:**

1. Den Spinat nach Packungsanweisung auftauen lassen, leicht ausdrücken und grob hacken. Die Schalotte und die Knoblauchzehe schälen, fein würfeln und im heißen Öl andünsten. Den Spinat dazugeben und kurz mitdünsten. Mit Salz und Pfeffer abschmecken. Die Zitronenschale untermischen.
2. Den Backofen auf 200° C vorheizen. Die Tomaten waschen und in Scheiben schneiden. Den Käse in dünne Scheiben schneiden.
3. Das Brot waagerecht durchschneiden. Die Hälften mit Spinat, Tomaten und Käse belegen. Auf ein Backblech setzen und auf der mittleren Schiene 6 bis 8 Minuten überbacken. Herausnehmen und mit den Walnüssen und den Chiasamen bestreuen.

**Pro Person:** 630 kcal, 31 g Eiweiß, 30 g Fett, 58 g Kohlenhydrate, 15 g Ballaststoffe

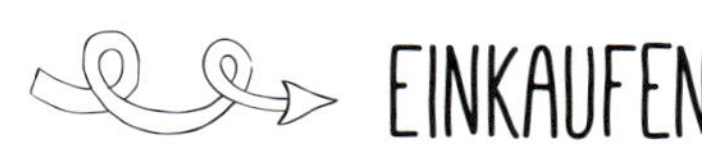


**Zutaten für 2 Personen:**

* 300 g tiefgefrorener Blattspinat
* 1 Schalotte
* 1 Knoblauchzehe
* 1 EL Olivenöl
* Salz
* Pfeffer
* 1 TL abgeriebene unbehandelte Zitronenschale
* 200 g Tomaten
* 100 g Ziegenkäserolle
* 1 Vollkornbaguette (250 g)
* 1 EL gehackte Walnüsse
* 1 TL Chiasamen

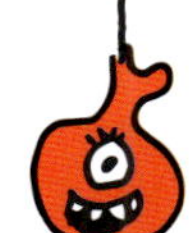

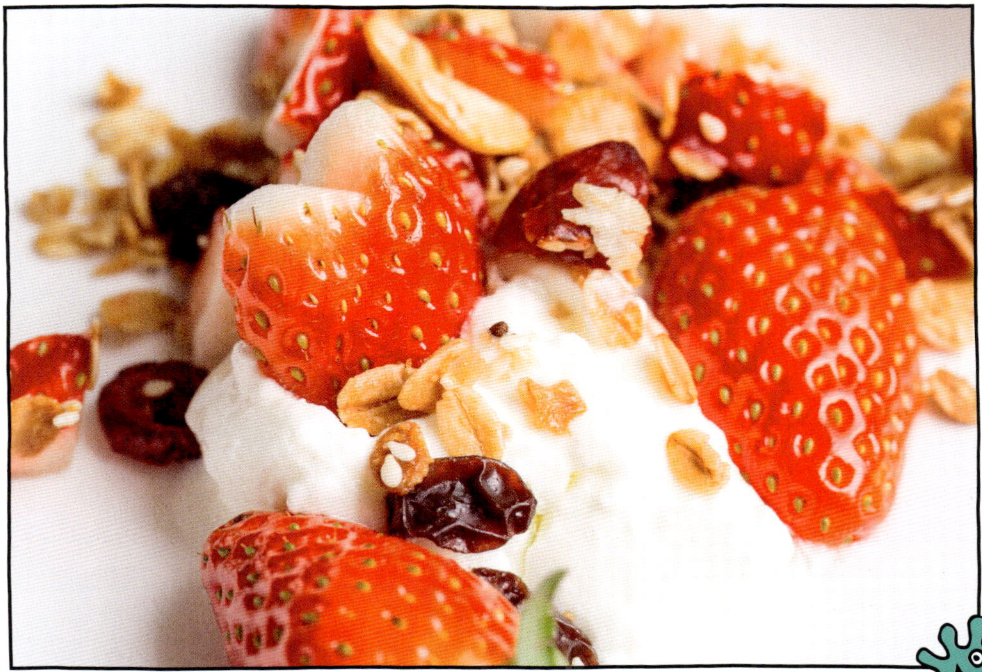

# MÜSLI MIT CRANBERRYS UND ERDBEEREN

**Zubereitung:**

1. Die Erdbeeren waschen, putzen, vierteln und auf 2 Schälchen verteilen. Die Cranberrys dazugeben. Die Walnüsse und die Schokolade grob hacken. Die Haferflocken zur Walnuss-Schokoladen-Mischung geben.
2. Joghurt, Quark und Madena verrühren. Auf die Erdbeeren verteilen. Die Haferflockenmischung darübergeben.

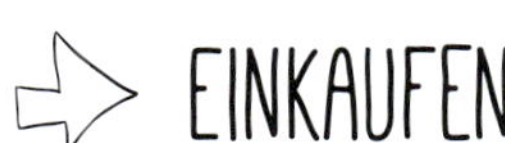


**Zutaten für 2 Personen:**

* 250 g Erdbeeren
* 20 g getrocknete Cranberrys
* 30 g Walnüsse
* 25 g Zartbitterschokolade
* 60 g Haferflocken
* 150 g Vollmilchjoghurt
* 150 g Magerquark
* 1 EL Madena Darmkur

**Pro Person:** 450 kcal, 22 g Eiweiß, 20 g Fett, 45 g Kohlenhydrate, 14 g Ballaststoffe

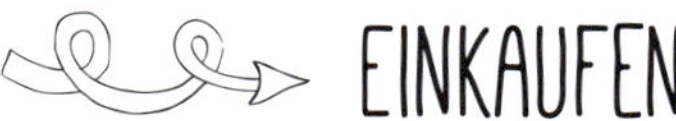
EINKAUFEN

**Zutaten für 2 Personen:**

* 300 g tiefgefrorene gemischte Beeren
* 30 g Haferflocken
* 1 TL Rapsöl
* 20 g getrocknete Cranberrys
* 500 g Kefir
* 1 EL Madena Darmkur
* 2 TL Ahornsirup

# BEEREN-SMOOTHIE MIT HAFERFLOCKEN

**Zubereitung:**

1. Die Beeren auftauen lassen. Die Haferflocken in einer beschichteten Pfanne im heißen Öl rösten. Beiseitestellen.
2. Sowohl die frischen Beeren als auch die Cranberrys mit dem Kefir in einen Rührbecher geben. Mit dem Stabmixer fein pürieren. Die Madena Darmkur sowie die Hälfte der Haferflocken dazugeben und unterschlagen. Mit Ahornsirup abschmecken. Mit den restlichen Haferflocken bestreuen.

**Pro Person:** 350 kcal, 12 g Eiweiß, 13 g Fett, 41 g Kohlenhydrate, 10 g Ballaststoffe

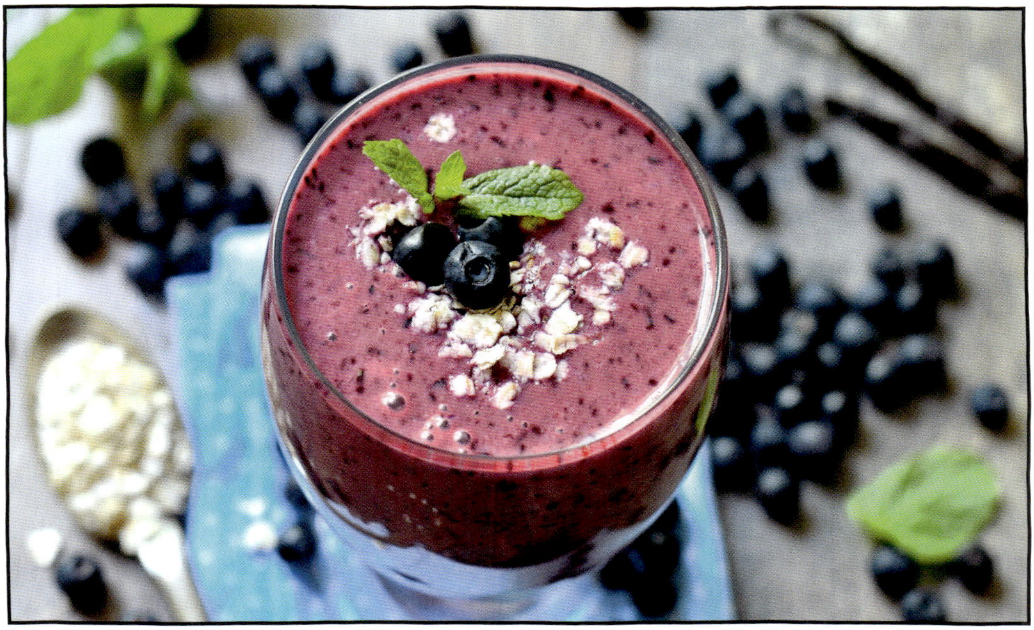

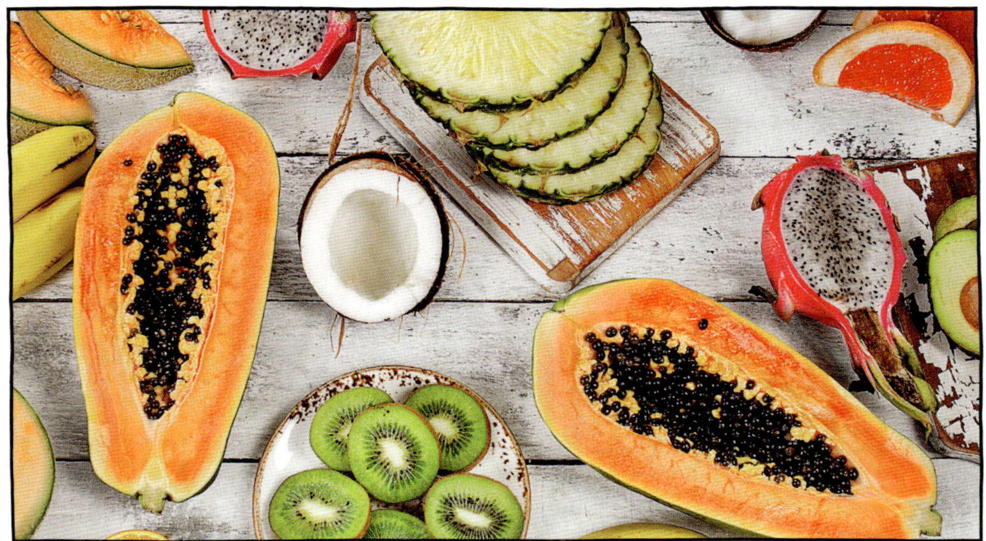

# EXOTISCHER OBSTSALAT MIT QUARKCREME

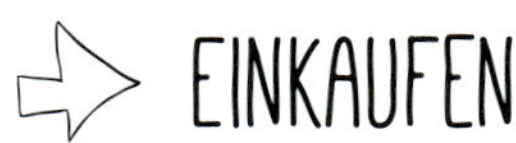


**Zutaten für 2 Personen:**

* 1 Papaya
* 2 Kiwis
* 1 leicht unreife Banane
* 250 g Ananasfruchtfleisch
* 2 EL Gojibeeren
* 150 g Magerquark
* 2 EL Schmand
* abgeriebene Schale und Saft von ½ unbehandelten Limette
* 1 EL Lecithingranulat
* 1 EL gehackte Haselnüsse
* 1 EL Kokosraspeln

**Zubereitung:**

1. Die Papaya halbieren, die Kerne entfernen und das Fruchtfleisch herauslösen. In Stücke schneiden. Die Kiwis schälen und in Scheiben schneiden. Die Banane pellen und in Scheiben schneiden. Das Ananasfruchtfleisch klein schneiden. Das Obst mischen. Die Gojibeeren dazugeben.
2. Quark, Schmand, Limettenschale und -saft sowie Lecithingranulat verrühren. Auf das Obst geben. Die Haselnüsse und die Kokosraspeln in einer beschichteten Pfanne ohne Fett rösten. Über die Creme streuen.

**Pro Person:** 510 kcal, 18 g Eiweiß, 20 g Fett, 60 g Kohlenhydrate, 14 g Ballaststoffe

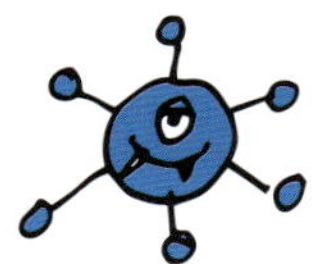

# DINKELBROT MIT AVOCADO-KÄSE-AUFSTRICH

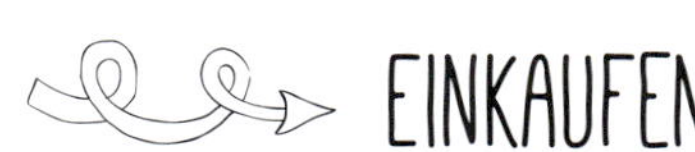


**Zutaten für 2 Personen:**

* 1 reife Avocado
* 1 EL Limettensaft
* 50 g Schafskäse
* 1 EL Vollmilchjoghurt
* 1 EL gehackter Thymian
* 1 Schalotte
* Salz
* Cayennepfeffer
* 150 g Tomaten
* 2 große Scheiben Dinkelbrot

**Zubereitung:**

1. Die Avocado halbieren, den Stein entfernen und die Hälften schälen. Das Fruchtfleisch zerdrücken und mit dem Limettensaft beträufeln. Avocadofruchtfleisch, Schafskäse und Joghurt in einen Rührbecher geben und pürieren. Den Thymian unterrühren. Die Schalotte schälen, fein würfeln und untermischen. Mit Salz und Cayennepfeffer abschmecken.
2. Die Tomaten waschen und in Spalten schneiden. Die Brötchen halbieren und den Aufstrich daraufgeben. Mit den Tomaten belegen.

**Pro Person:** 360 kcal, 14 g Eiweiß, 19 g Fett, 35 g Kohlenhydrate, 7 g Ballaststoffe

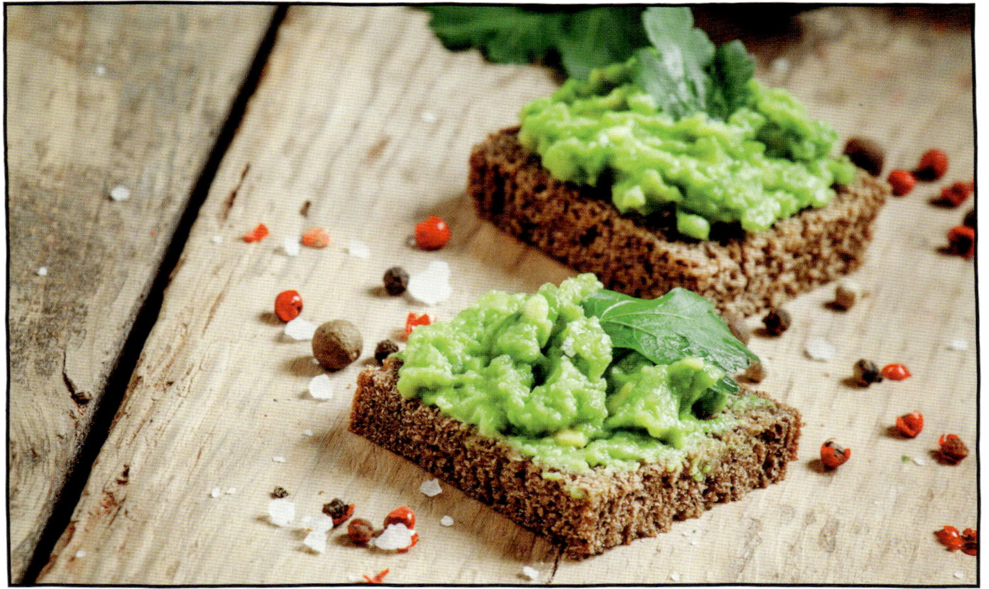

# VOLLKORNBRÖTCHEN MIT RÜHREI UND LACHS

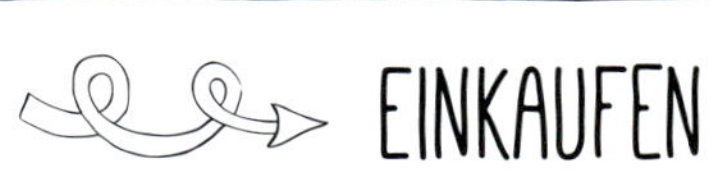


**Zutaten für 2 Personen:**

* 250 g Kirschtomaten
* 1 Paprikaschote
* 50 g Endiviensalat
* 3 Vollkornbrötchen
* 3 Scheiben Räucherlachs (à 20 g)
* 3 Eier
* 3 EL Mineralwasser
* Salz
* Pfeffer
* 1 TL Butter
* 1 EL Schnittlauch

**Zubereitung:**

1. Die Tomaten waschen und vierteln. Die Paprikaschote putzen, waschen und in Streifen schneiden. Den Endiviensalat waschen, trocken tupfen und in Streifen schneiden. Die Brötchen halbieren und den Salat darauf verteilen. Die Lachsscheiben halbieren.
2. Eier, Mineralwasser, Salz und Pfeffer verquirlen. Die Butter in einer beschichteten Pfanne erhitzen. Die Eiermasse hineingeben und ein Rührei zubereiten. Mit dem Schnittlauch bestreuen. Das Rührei auf die Brötchenhälften verteilen und den Lachs daraufgeben. Das Gemüse dazu essen.

**Pro Person:** 430 kcal, 26 g Eiweiß, 15 g Fett, 47 g Kohlenhydrate, 12 g Ballaststoffe

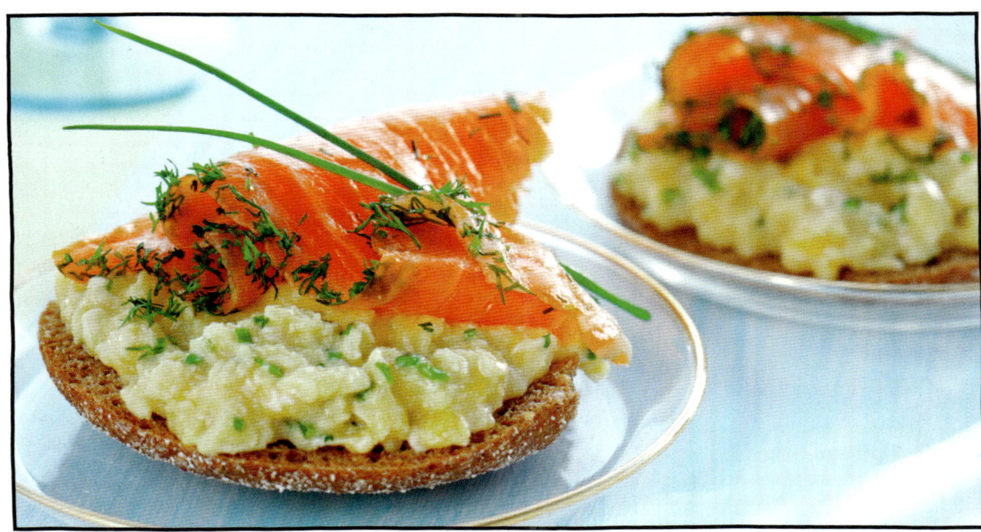

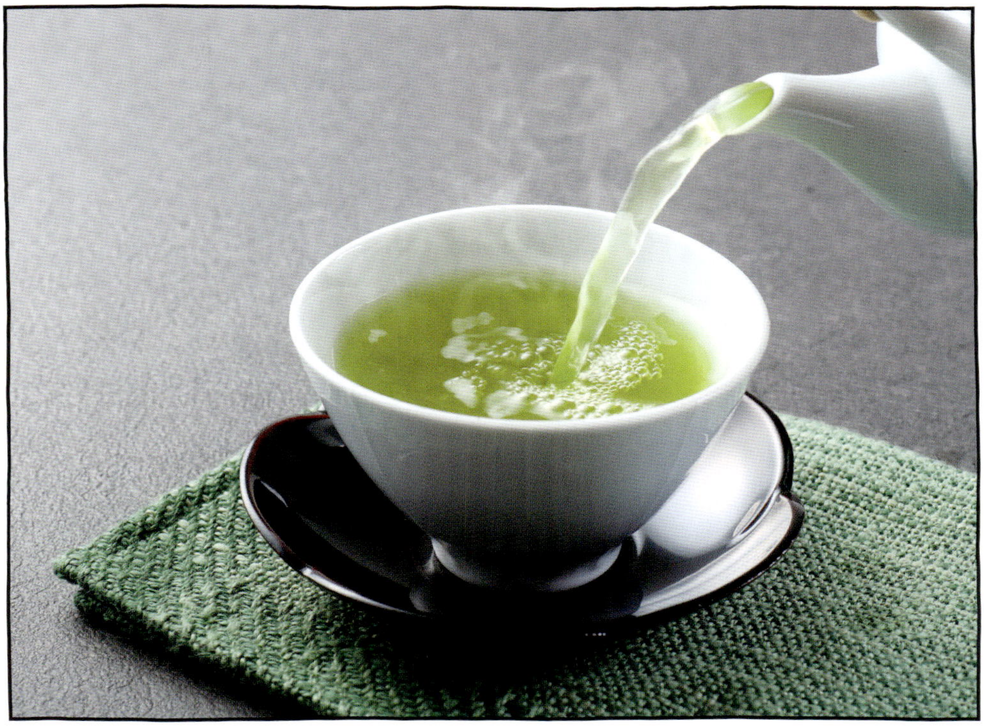

# GRÜNER-TEE-DRINK MIT INGWER UND ORANGE

**Zubereitung:**

1. Den Ingwer schälen und in das Wasser geben. Langsam aufkochen. Die Teeblätter in ein Teesieb hineingeben und mit dem kochenden Ingwerwasser übergießen. Etwa 5 Minuten ziehen lassen.
2. Das Sieb herausnehmen und den Tee mit dem Orangensaft abschmecken. Schmeckt warm und kalt.

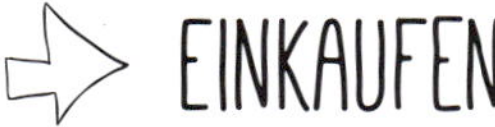


**Zutaten für 2 Personen:**

* 1 Stück Ingwer (20 g)
* ½ ℓ Wasser
* 4 gehäufte TL grüne Teeblätter
* 50 ml Orangensaft

**Pro Person:** 10 kcal, 0 g Eiweiß, 0 g Fett, 2 g Kohlenhydrate, 0 g Ballaststoffe

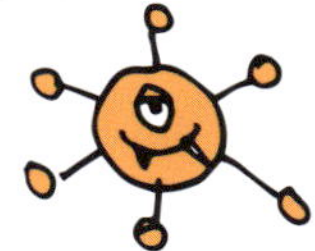

# WAS MAN SONST NOCH WISSEN MUSS

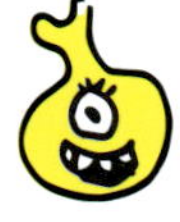

## WAS SOLLTE ICH TESTEN LASSEN?

Vor allem bei chronischen Erkrankungen (Allergien, Autoimmunerkrankungen, Darmproblemen, Depressionen etc.) kann es sinnvoll sein, einen Stuhltest durchzuführen. Anhand der Ergebnisse lassen sich dann konkrete Empfehlungen ableiten.

**Darmflora-Status**

Diese Untersuchung wird zum Nachweis einer gestörten Darmflora durchgeführt. Es werden normalerweise die wichtigsten Bakterienstämme und deren Verhältnis zueinander sowie Pilze und pH-Wert des Stuhls bestimmt. Anhand der Analyse kann man erkennen, welche Bakteriengruppen reduziert und welche im Darm überrepräsentiert sind. Oft ist bei dieser Untersuchung auch die Kontrolle der Darmbarriere mit dem Marker alpha-1-Antitrypsin enthalten.

**Darmbarriere**

Die Darmbarriere hat zahlreiche wichtige Funktionen für unsere Gesundheit und kann, wenn sie geschwächt ist, bei Depressionen, psychischen Problemen, Entzündungen, Allergien und Übergewicht eine Rolle spielen. Ist die Darmbarriere gestört, spricht man von einem „leaky-gut-Syndrom“ (Syndrom des „löchrigen“ Darms). Mit dem Wert „Alpha-1-Antitrypsin“ lässt sich überprüfen, ob die natürliche Darmbarriere gestört ist. Ist die Konzentration von Alpha-1-Antitrypsin im Stuhl erhöht, spricht das für eine stärkere Durchlässigkeit des Darms. Wenn dieser Wert erhöht ist, dann kann man mit dem Marker Zonulin noch weitere Informationen zum Zustand der Darmbarriere erhalten.

**Schleimhautschützende Keime**

Hierzu zählen die Keime „Faecalbacterium prausnitzii“ und „Akkermansia muciniphilia“. Beide sind wichtige Leitkeime für eine gesunde Darmflora und eine intakte Darmbarriere. Bei Übergewicht, Allergien, Neurodermitis, entzündlichen Darmerkrankungen, Autoimmunerkrankungen und Entzündungen sind diese Keime oft stark reduziert. Diese wichtigen Schutzbakterien kann man nicht mit

Hilfe von Nahrungsergänzungsmitteln zuführen, sondern nur indirekt über eine gute Mischung an präbiotischen Ballaststoffen fördern.

**Übergewichtsindex**
Hier wird das Verhältnis der beiden Hauptgruppen der Darmbakterien zueinander bestimmt. Das Ergebnis gibt Aufschluss über das Übergewichtsrisiko (Bacteroidetes-/Firmicutes-Ratio). Je höher die Gruppe der
Bacteroidetes und je geringer die der Firmicutes, desto günstiger scheint sich die Darmflora auf das Gewicht auszuwirken.

## WIE KANN ICH MEINE DARMFLORA UNTERSUCHEN LASSEN?

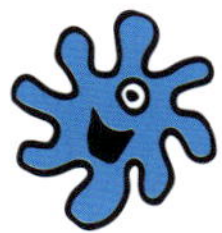

Es gibt bestimmte mikrobiologische Labore, die sich auf die Untersuchung der Darmflora spezialisiert haben. Am besten ist es, eine Stuhlprobe über den Hausarzt an ein solches Labor verschicken zu lassen. Nicht jeder Arzt arbeitet mit einem speziellen mikrobiologischen Labor zusammen. Die Untersuchungen werden in der Regel nicht von den gesetzlichen Krankenkassen übernommen.
Neu sind Darmflora-Selbsttests für zu Hause. Diese kann man online bestellen und die Stuhlprobe dann selbst entnehmen und zurück senden. Die Probe wird von einem renommierten und erfahrenen mikrobiologischen Labor ausgewertet. Das Ergebnis kann man nach wenigen Tagen zusammen mit umfangreichen Empfehlungen online einsehen.

Darmtests werden unter anderem angeboten von der Firma „for you eHealth“
www.foryouehealth.de/selbsttests/darmtest.html
www.foryouehealth.de

## NAHRUNGSERGÄNZUNGSMITTEL FÜR EINEN GESUNDEN DARM

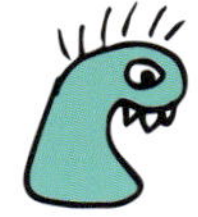

Der Markt der Nahrungsergänzungsmittel für eine gesunde Darmflora ist inzwischen riesig groß und es ist für den Laien schwer zu unterscheiden, welches wirkungsvoll und welches zum Beispiel zu niedrig dosiert ist. Deshalb hier ein bisschen Hilfestellung bei der Auswahl eines passenden Produktes.

* Wählen Sie ein Synbiotikum. Dieses enthält eine Bakterienkombination sowie präbiotische Ballaststoffe (z.B. Inulin, resistente Stärke, Pektin oder Galaktoologosaccaride). Reine Probiotika können manchmal sinnvoll sein, Experten sehen aber die Kombination aus probiotischen Bakterien und präbiotischen Ballaststoffen als besonders wirkungsvoll an.
* Das Produkt sollte mindestens 5 unterschiedliche Keimstämme, gerne auch mehr enthalten. Die Gesamtkeimzahl pro Tagesdosis sollte nicht unter 10 Mrd. Keimen bzw. kbE (das bedeutet „Kolonie bildende Einheiten) liegen
* Präparate ohne präbiotische Ballaststoffe sind meistens wirkungsärmer. Ein gutes Produkt sollte zwei oder mehr Präbiotika enthalten, da nur so verschiedene Keimstämme gefördert werden können
* Zahlreiche Keime (Bacteroidetes, Akkermansia, Faecalbakterium) sind NICHT als probiotische Nahrungsergänzung erhältlich. Sie können nur mit Hilfe präbiotischer Ballaststoffe unterstützt werden.
* Auch Polyphenole, also Pflanzenextrakte fördern eine gesunde Darmflora. Auch diese können die Effektivität eines Nahrungsergänzungsmittels für den Darm weiter steigern.

**Ich selber habe aufgrund wissenschaftlicher Erkenntnisse und umfangreicher Recherche mehrere Präparate für eine gesunde Darmflora entwickelt**

### for you Darmflora komplex

Das Produkt „for you Darmflora komplex" enthält drei wirkungsvolle Präbiotika (resistente Stärke, Galaktooligosaccaride, Akazienfasern), die zahlreiche Bakterienstämme im Darm unterstützen. Da „for you darmflora komplex" kein Inulin enthält, kann es auch bei Fruktoseintoleranz problemlos angewendet werden. Die zehn hochdosierten Bakterienstämme (Gesamtkeimzahl pro Tagesdosis rund 30 Mrd. kbE) ergänzen sich gegenseitig und haben laut Studien unter anderem positive Effekte auf die Abwehrkräfte, den Stresshormonspiegel und die Figur. Daneben könne sie sich günstig auf Darmprobleme wie Reizdarmsyndrom, die Psyche sowie den Hautzustand auswirken. Zusätzlich sind in dem Synbiotikum noch Traubenkernextrakte (OPC) enthalten. Diese Polyphenole geben der Darmflora einen zusätzlichen Impuls. Gleichzeitig schützen sie vor freien Radikalen und können dadurch Entzündungen lindern.

## Madena Darmkur

Die Madena Darmkur enthält drei unterschiedliche Präbiotika (Inulin, Pektin, resistente Stärke) sowie 6 probiotische Bakterienstämme. Die Kur eignet sich (aufgrund eigener Studien und Erfahrungsberichte) besonders gut zur Unterstützung der Gewichtsreduktion (Einnahme mindestens 4 Monate, am besten in Kombination mit dem „schlank mit Darm-das 6-Wochen-Programm“ - in der Kombination werden recht schnell dauerhafte Erfolge erzielt.) Außerdem zum Aufbau der Darmflora nach Antibiotikatherapie (mindestens 1 Monat), zur Behandlung von Pollenallergien (Beginn etwa 3 Monate vor Start des Pollenflugs und während der Zeit des Pollenflugs) - dadurch deutliche Reduktion des Medikamentenverbrauchs, deutliche Besserung der Symptome während der Allergiesaison und bei Darmproblemen, auch Colitis ulcerosa (Besserung des Durchfalls, weniger Schübe).

## Madena Darmkur forte

Die Madena Darmkur forte enthält kein Inulin und kann deshalb auch bei Fructoseintoleranz ohne Probleme eingenommen werden. Außerdem ist sie ideal bei Lactoseintoleranz, also Milchzuckerunverträglichkeit. Die enthaltenen Milchsäurebakterien zusammen mit der resistenten Stärke bessern die Verdauung des Milchzuckers und reduzieren die Beschwerden. Außerdem eignet sie sich ebenfalls zum Aufbau der Darmflora nach Antibiotikatherapie.

## Online Ernährungscoaching

Wenn Sie noch etwas mehr Unterstützung auf dem Weg zu einer gesunden und darmfreundlichen Ernährung benötigen, dann kann ich Ihnen das Online-Ernährungscoaching „Gesund mit Darm“ empfehlen.
In „Gesund mit Darm“ bekommen Sie mit Hilfe von Lernvideos, Rezepten und Co. zehn Wochen lang noch zusätzliche Informationen über die Darmgesundheit und werden auf dem Weg zu einer gesünderen Ernährung bekleidet. Das Coaching kostet 69 Euro, wird aber durch viele gesetzliche Krankenkassen mit bis zu 100% bezuschusst. Fragen Sie einfach bei Ihrer Krankenkasse nach, ob die Kursgebühren komplett oder anteilig übernommen werden.
Das Coaching finden Sie auf der Seite www.hausmed.de

Hier kommen Sie zum Darmcoaching **www.hausmed.de/darm/**

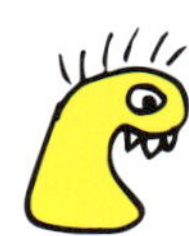

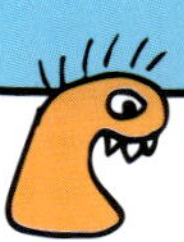

## LITERATUR


* Aho-Ritter, A. (2015): Multiple Sklerose: Der Kot ist aus dem Lot. DocCheck-Newsletter, 26. Oktober 2015. http://news.doccheck.com/de/105585/multiple-sklerose-der-kot-ist-aus-dem-lot/
* Alcock, J., Maley, C. C., Aktipis, C. A. (2014): Is eating behavior manipulated by the gastrointestinal microbiota? Evolutionary pressures and potential mechanisms. BioEssays 36 (10): 940–949
* Altenberg, L.G., Lewis, J.D., Wu, G.D. (2012): Food and the gut microbiota in inflammatory bowel diseases: a critical connection. Current opinion in gastroenterology, 28 (4), 314–320
* Anhê, F. F., Roy, D., Pilon, G. et al. (2015): A polyphenol-rich cranberry extract protects from diet – induced obesity, insulin resistance and intestinal inflammation in association with increased Akkermansia spp. population in the gut microbiota of mice. Gut 64 (6): 872–883
* Bailey, M. T., Dowd, S. E., Galley, J. D., Hufnagle, A. R., Allen, R. G., Lyte, M. (2011): Exposure to a social stressor alters the structure of the intestinal microbiota: implications for stressor-induced immunomodulation. Brain Behav Immun 25 (3): 397–407
* Bailey, M. T., Dowd, S. E., Parry, N. M., Galley, J. D., Schauer, D. B., Lyte, M. (2010): Stressor exposure disrupts commensal microbial populations in the intestines and leads to increased colonization by Citrobacter rodentium. Infect Immun 78 (4): 1509–1519
* Batterham, R. L., Cohen, M. A., Ellis, S. M. et al. (2003): Inhibition of Food Intake in Obese Subjects by Peptide YY3–36. N Engl J Med 349: 941–948
* Berk, M., Williams, L. J., Jacka, F.N. (2013): So depression is an inflammatory disease, but where does the inflammation come from? BMC medicine 11 (1): 1–16
* Bercik, P., Park, A. J., Sinclair, D. et al. (2011): The anxiolytic effect of Bifidobacterium longum NCC3001 involves vagal pathways for gut-brain communication. Neurogastroenterol Motil 23 (12): 1132–1139
* Bercik, P., Verdu, E. F., Foster, J. A. et al. (2010): Chronic gastrointestinal inflammation induces anxiety-like behavior and alters central nervous system biochemistry in mice. Gastroenterology 139: 2102–2112.e1
* Biedermann, L., Zeitz, J., Mwinyi, J. et al. (2013): Smoking Cessation Induces Profound Changes in the Composition of the Intestinal Microbiota in Humans. PLoS ONE 8 (3): e59260
* Blech, J. (2012): Die Vertreibung der Besiedler. Spiegel online, 17.09.2012

* Borre, Y. E., O'Keeffe, G. W., Clarke, G. et al. (2014): Microbiota and neurodevelopmental windows: implications for brain disorders. Trends Mol Med 20 (9): 509–518
* Braniste, V., Al-Asmakh, M., Kowal, C. et al. (2014): The gut microbiota influences blood-brain barrier permeability in mice. Sci Transl Med 19; 6 (263): 263ra158
* Bravo, J. A., Forsythe, P., Chew, M. V. et al. (2011): Ingestion of Lactobacillus strain regulates emotional behavior and central GABA receptor expression in a mouse via the vagus nerve. Proc Natl Acad Sci U S A 20; 108 (38): 16050–16055
* Burger, K. (2014): Macht der Darm uns glücklich? Spektrum.de URL: www.spektrum.de/news/macht-der-darm-uns-gluecklich/1310381
* Cani, P. D., Possemiers, S., Van de Wiele, T. et al. (2009) Changes in gut microbiota control inflammation in obese mice through a mechanism involving GLP-2-driven improvement of gut permeability. Gut 58 (8): 1091–1103
* Cani, P. D., Lecourt, E., Dewulf, E. M. et al. (2009): Gut microbiota fermentation of prebiotics increases satietogenic and incretin gut peptide production with consequences for appetite sensation and glucose response after a meal. Am J Clin Nutr 90 (5): 1236–1243
* Carpenter, S. (2012): That gut feeling. Monitor on Psychology, 43; 8: 50
* Caesar, R., Tremaroli, V., Kovatcheva-Datchary, P. et al. (2015): Crosstalk between Gut Microbiota and Dietary Lipids Aggravates WAT Inflammation through TLR Signaling. Cell Metabolism 22: 658–668
* Charisius H. Unberührt. SZ 20.04.2015, S. 16
* Chassaing, B., Koren, O., Goodrich, J. K. et al. (2015): Dietary emulsifiers impact the mouse gut microbiota promoting colitis and metabolic syndrome. Nature 519 (7541): 92–96
* Christian, L. M., Galley, J. D., Hade, E. M., et al. (2015): Gut microbiome composition is associated with temperament during early childhood. Brain Behav Immun 45: 118–127
* Clarke, G., Stilling, R. M., Kennedy, P. J. et al. (2014): Minireview: gut microbiota: the neglected endocrine organ. Mol Endocrinol 28: 1221–1238
* Clarke, G., Grenham, S., Scully, P. et al. (2013): The microbiome-gut-brain axis during early life regulates the hippocampal serotonergic system in a sex-dependent manner. Mol Psychiatry 18 (6): 666–673
* Catassi, C., Elli, L., Bonaz, B. et al. (2015): Diagnosis of Non-Celiac Gluten Sensitivity (NCGS): The Salerno Experts' Criteria. Nutrients 2015, 7 (6), 4966–4977
* Chatkin, R., Chatkin, J. M. (2007): Smoking and changes in body weight: can physiopathology and genetics explain this association? J Bras Pneumol, 33, 712–719

* Cordell, B., McCarthy, J. (2013): A Case Study of Gut Fermentation Syndrome (Auto-Brewery) with Saccharomyces cerevisiae as the Causative Organism. Int J Clin Med 4 (7): 309–312
* Cryan, J. F., Dinan, T. G. (2012): Mind-altering microorganisms: the impact of the gut microbiota on brain and behaviour. Nat Rev Neurosci 13: 701–712
* Dantzer, R., O'Connor, J. C., Freund, G. G., et al. (2008): From inflammation to sickness and depression: when the immune system subjugates the brain. Nat Rev Neurosci 9 (1): 46–56
* De Filippo, C. et al. (2010): Impact of diet in shaping gut microbiota revealed by a comparative study in children from Europe and rural Africa. Proc. Natl Acad. Sci. USA 107, 14691–14696
* Delzenne, N. M., Neyrinck, A. M., Cani, P. D. (2011); Modulation of the gut microbiota by nutrients with prebiotic properties: consequences for host health in the context of obesity and metabolic syndrome. Microb Cell Fact 10 (Suppl 1): S10
* Delzenne, N. M., Cani, P. D. (2011): Interaction Between Obesity and the Gut Microbiota: Relevance in Nutrition. Annual Review of Nutrition 31: 15–31
* Denina, I., Semjonovs, P., Fomina, A., et al. (2014): The influence of stevia glycosides on the growth of Lactobacillus reuteri strains. Letters Applied Microbiology, 58 (3): 278–284
* Dewulf, E. M., Cani, P. D., Neyrinck, A. M. et al. (2011): Inulin-type fructans with prebiotic properties counteract GPR43 overexpression and PPARy-related adipogenesis in the white adipose tissue of high-fat diet-fed mice. J Nutr Biochem 22 (8): 712–722
* Desbonnet, L., Garrett, L., Clarke, G. (2010): Effects of the probiotic Bifidobacterium infantis in the maternal separation model of depression. Neuroscience 170 (4): 1179–1188
* Desbonnet, L., Garrett, L., Clarke, G. et al. (2008): The probiotic Bifidobacteria infantis: An assessment of potential antidepressant properties in the rat. J Psychiatr Res 43: 164–174
* Dethlefsen, L., Relman, D. A. (2011) Incomplete recovery and individualized responses of the human distal gut microbiota to repeated antibiotic perturbation. Proc. Natl Acad. Sci. USA 108, 4554–4561
* Dinan, T.G., Cryan, J. F. (2013): Melancholic microbes: a link between gut microbiota and depression? Neurogastroenterol Motil 25 (9): 713–719
* Dönges J.: Paläo-Diät. Uns fehlen die richtigen Darmbakterien. 25.03.2015; URL: http://www.spektrum.de/news/uns-fehlen-die-richtigen-darmbakterien/1339471

* Dominguez-Bello, M. G., Costello, E. K., Contreras, M. et al. (2010): Delivery mode shapes the acquisition and structure of the initial microbiota across multiple body habitats in newborns. Proc Natl Acad Sci U S A. 107 (26): 11971–11975
* Dunn, R. R., Fierer, N., Henley, J. B. et al. (2013): Home life: factors structuring the bacterial diversity found within and between homes. PLoS ONE 8: e64133
* Erny, D., Hrabê de Angelis, A. L., Jaitin, D. et al. (2015): Host microbiota constantly control maturation and function of microglia in the CNS. Nat Neurosci 18 (7): 965–977
* Everard, A., Belzer, C., Geurts, L., et al. (2013): Cross-talk between Akkermansia muciniphila and intestinal epithelium controls diet-induced obesity. Proceedings of the National Academy of Sciences 110 (22): 9066–9071
* Faghfoori, Z., Navai, L., Shakerhosseini, R. (2011): Effects of an oral supplementation of germinated barley foodstuff on serum tumour necrosis factor-alpha, interleukin-6 and -8 in patients with ulcerative colitis. Annals of clinical biochemistry, 48 (Pt3), 233–237
* Feldmeier, H.: Die Macht der Bakterien. NZZ 13.09.2012; URL: http://www.nzz.ch/wissen/wissenschaft/die-macht-der-bakterien-1.17595014
* Flowers, S. A., Ellingrod, V. L. (2015): The Microbiome in Mental Health: Potential Contribution of Gut Microbiota in Disease and Pharmacotherapy Management. Pharmacotherapy 35 (10): 910–916
* Fujimura, K. E., Johnson, C. C., Ownby, D. R. et al. (2010): Man's best friend? The effect of pet ownership on house dust microbial communities. The Journal of Allergy and Clinical Immunology 126: 410–412.e413
* Galecka, M., Szachta, P., Bartnicka, A. et al. (2013): Faecalibacterium prausnitzii and Crohn's Disease – is There any Connection? Pol J Microbiol. 62 (1): 91–95
* Gangwisch, J. E., Hale, L., Garcia, L. et al. (2015): High glycemic index diet as a risk factor for depression: analyses from the Women's Health Initiative. Am J Clin Nutr, Juni 2015 doi: 10.3945/ajcn.114.103846
* Gessner, C. (2014): Stress reizt Darm – Reizdarm vom Stress? Medical Tribune; URL: http://www.medical-tribune.de/medizin/news-aus-der-industrie/artikeldetail/stress-reizt-darm-reizdarm-vom-stress.html
* Ghazi, H. F., Sutan, R., Idris, I. B. et al. (2014): Nutrition and Children's Intelligence Quotient (Iq): Review. Ann Nutr Disord & Ther 1 (1): 1005
* Gniechwitz, D., Reichardt, N., Blaut, M. et al. (2007); Dietary Fiber from Coffee Beverage: Degradation by Human Fecal Microbiota. J Agric Food Chem 55 (17) 6989–6996
* Groth, J (2015): Meine Moleküle – Deine Moleküle: Von der molekularen Individualität, Kindle Edition; URL: http://www.meine-molekuele.de/der-programmierte-zelltod-apoptose/

* Guo, X., Park, Y., Freedman, N. D., Sinha, R., Hollenbeck, A. R., Blair, A. et al. (2014): Sweetened Beverages, Coffee, and Tea and Depression Risk among Older US Adults. PLoS ONE 9 (4): e94715
* Guslandi, M. (2011): Efficacy of a symbiotic product during clinical relapse of ulcerative colitis. Journal of Clinical Gastroenterology, 45 (5), 475–476
* Havstad, S., Wegienka, G., Zoratti, E. M. et al. (2011): Effect of prenatal indoor pet exposure on the trajectory of total IgE levels in early childhood. J Allergy Clin Immunol 128 (4): 880–885.e4
* Hayek, N. (2013): Chocolate, gut microbiota, and human health. Front. Pharmacol http: //journal.frontiersin.org/article/10.3389/fphar.2013.00011/full
* Heijtza, R. D., Wang, S. G., Anuar, F. et al. (2011): Normal gut microbiota modulates brain development and behavior. Proc Natl Acad Sci U S A 108 (7): 3047–3052.
* Heyn, G. (2006): Immunsystem im Darm. Sensible Festung gegen Angreifer. Pharmazeutische Zeitung 5; URL: http://www.pharmazeutische-zeitung.de/index.php?id=653
* Hoisington, A. J., Brenner, L. A., Kerry, A. (2015): The microbiome of the built environment and mental health. Microbiome. 3: 60. Published online 17.12.2015; doi: 10.1186/s40168-015-0127-0
* Hsiao, E. Y.; McBride, S. W.; Hsien, S. et al. (2013): Microbiota Modulate Behavioral and Physiological Abnormalities Associated with Neurodevelopmental Disorders. Cell 155 (7): 1451–1463
* Imhann, F., Bonder, M. J., Vich Vila, A. et al. (2015): Proton pump inhibitors affect the gut microbiome. Gut. Published Online First 09.12.2015, doi: 10.1136/gutjnl-2015-310376
* Jalanka, J., Salonen, A., Salojärvi, J. et al. (2015): Effects of bowel cleansing on the intestinal microbiota. Gut 64: 1562–1568
* Jimenez, E., Marin, M.L., Rodriguez, J. M. et al. (2008): Is meconium from healthy newborns actually sterile? Research in Microbiology 159: 187–193
* Jin, J. S., Touyama, M., Hisada, T., Benno, Y. (2012): Effects of green tea consumption on human fecal microbiota with special reference to Bifidobacterium species. Microbiol Immunol 56 (11): 729–739
* Kalliomaki, M. et al. (2003): Probiotics and prevention of atopic disease: 4-year follow-up of a randomised placebo-controlled trial. Lancet 361(9372): 1869–1871
* Kantele, A., Lääveri, T., Mero, S. et al. (2015): Antimicrobials Increase Travelers' Risk of Colonization by Extended-Spectrum Betalactamase-Producing Enterobacteriaceae. Clin Infect Dis 60: 837
* Kembel, S. W., Jones, E., Kline, J. et al. (2012): Architectural design influences the diversity and structure of the built environment microbiome. ISME J 6 (8): 1469–1479

* Klarer, M., Arnold, M., Günther, L. (2014): Gut Vagal Afferents Differentially Modulate Innate Anxiety and Learned Fear. J Neurosci 34 (21): 7067–7076
* Kountouras, J., Tsolaki, M., Boziki, M. et al. (2007): Association between Helicobacter pylori infection and mild cognitive impairment. Eur J Neurol 14 (9): 976–982
* Kountouras J., Gavalas E., Zavos C. et al. (2007): Alzheimer's disease and Helicobacter pylori infection: defective immune regulation and apoptosis as proposed common links. Med Hypotheses 68: 378–388
* Krishnadas, R., Cavanagh, J. (2012): Depression: an inflammatory illness? J Neurol Neurosurg Psychiatry 83 (5): 495-502
* Ley, R. E. et al. (2008): Evolution of mammals and their gut microbes. Science 320, 1647–1651
* Macfarlane, S., Macfarlane, G. T. (2003): Regulation of short-chain fatty acid production. Proc. Nutr. Soc. 62 (1): 67–72
* Maes, M., Kubera, M., Leunis, J.C. (2008): The gut-brain barrier in major depression: intestinal mucosal dysfunction with an increased translocation of LPS from gram negative enterobacteria (leaky gut) plays a role in the inflammatory pathophysiology of depression. Neuro Endocrinol Lett 29 (1): 117–124
* Maes, M., Kubera, M., Leunis, J.C. (2012): Increased IgA and IgM responses against gut commensals in chronic depression: further evidence for increased bacterial translocation or leaky gut. J Affect Disord 141: 55–62.
* Maes, M., Kubera, M., Leunis J.-C. et al. (2013): In depression, bacterial translocation may drive inflammatory responses, oxidative and nitrosative stress (O&NS), and autoimmune responses directed against O&NS-damaged neoepitopes. Acta Psychiatrica Scandinavica 127 (5): 344–354
* Magnusson, K. R., Hauck, L., Jeffrey, B. L. et al. (2015): Relationships between diet-related changes in the gut microbiome and cognitive flexibility. Neuroscience, 300: 128–140
* Marcos, A., Wärnberg, J., Nova, E. et al. (2004): The effect of milk fermented by yogurt cultures plus Lactobacillus casei DN-114001 on the immune response of subjects under academic examination stress. Eur J Nutr 43 (6): 381–389
* Mayer, E. A. (2011): Gut feelings: the emerging biology of gut-brain communication. Nat Rev Neurosci. 12: 453–466
* McConkey, G. A., Martin, H. L., Bristow G. C. et al. (2013): Toxoplasma gondii infection and behaviour – location, location, location? J Exp Biol 216, 113–119
* Meadow, J. F., Altrichter, A. E., Bateman, A. C., et al. (2015): Humans differ in their personal microbial cloud. PeerJ 3: e1258

* Merga, Y., Campbell, B. J., Rhodes, J. M. (2014): Mucosal barrier, bacteria and inflammatory bowel disease: possibilities for therapy. Dig Dis 32 (4): 475–483
* Messaoudi, M., Lalonde, R., Violle, N. et al. (2011): Assessment of psychotropic-like properties of a probiotic formulation (Lactobacillus helveticus R0052 and Bifidobacterium longum R0175) in rats and human subjects. Br J Nutr 105 (5): 755–764
* Miyake, S., Kim, S., Suda, W. et al. (2015): Dysbiosis in the Gut Microbiota of Patients with Multiple Sclerosis, with a Striking Depletion of Species Belonging to Clostridia XIVa and IV Clusters. PLoS ONE 10 (9): e0137429
* Möhle, L., Mattei, D., Heimesaat, M. M., et al. (2016): Ly6Chi Monocytes Provide a Link between Antibiotic-Induced Changes in Gut Microbiota and Adult Hippocampal Neurogenesis. Cell Reports 15, 1–12
* Moyer, J. Wm.: Even uncontacted Amazon tribe harbors bacteria resistant to antibiotics, study finds. Washington Post, 20.042015; URL: http://www.washingtonpost.com/news/morning-mix/wp/2015/04/20/even-uncontacted-amazon-tribe-harbor-bacteria-resistant-to-antibiotics-study-finds/
* Neufeld, K. M., Kang, N., Bienenstock, J. et al. (2011): Reduced anxiety-like behavior and central neurochemical change in germ-free mice. Neurogastroenterol Motil 23: 3
* Neufeld, K.-A., Kang, N., Bienenstock, J. et al. (2011): Effects of intestinal microbiota on anxiety-like behavior. Commun Integr Biol 4 (4): 492–494
* Ohnmacht, C., Park, J.-H., Cording, S. et al. (2015): The microbiota regulates type 2 immunity through RORγt+ T cells. Science, Onlineveröffentlichung 9.07.2015
* O'Keefe, S. J., Li, J. V., Lahti, L. et al. (2015): Fat, fibre and cancer risk in African Americans and rural Africans. Nat Commun 28;6: 6342
* Osterkamp, J. (2012): Toxoplasmose – mörderischer Schmarotzer. Spektrum 03.07.2012; www.spektrum.de/news/moerderischer-schmarotzer/1156259
* Pan-Montojo, F., Schwarz, M., Winkler, C. et al. (2012): Environmental toxins trigger PD-like progression via increased alpha-synuclein release from enteric neurons in mice. Scientific reports 2: 898
* Pärtty, A., Kalliomäki, M., Wacklin, P. et al. (2015): A possible link between early probiotic intervention and the risk of neuropsychiatric disorders later in childhood: a randomized trial. Pediatric Research 77: 823–828
* Pimentel, M., Lembo, A., Chey, W. D. (2011): Rifaximin Therapy for Patients with Irritable Bowel Syndrome without Constipation. N Engl J Med 364: 22–32
* Poutahidis, T., Kearney, S. M., Levkovich, T., et al. (2013): Microbial symbionts accelerate wound healing via the neuropeptide hormone oxytocin. PLoS One. 8 (10): e78898

* Qian, J., Hospodsky, D., Yamamoto, N. et al. (2012): Size-resolved emission rates of airborne bacteria and fungi in an occupied classroom. Indoor Air 22 (4): 339–351
* Queipo-Ortuño, M. I., Boto-Ordóñez, M., Murri, M. et al. (2012): Influence of red wine polyphenols and ethanol on the gut microbiota ecology and biochemical biomarkers. Am. J. Clin. Nutr. 95, 1323–1334
* Rastmanesh, R. (2011): High polyphenol, low probiotic diet for weight loss because of intestinal microbiota interaction. Chem Biol Interact 15;189 (1–2): 1–8
* Rakoff-Nahoum, S., Paglino, J., Eslami-Varzaneh, F. et al. (2004): Recognition of commensal microflora by toll-like receptors is required for intestinal homeostasis. Cell 118, 229–241
* Reber, S. O., Siebler, P. H., Donner, N. C. et al. (2016): Immunization with a heat-killed preparation of the environmental bacterium Mycobacterium vaccae promotes stress resilience in mice. PNAS online 13.4.2016 URL: http://www.pnas.org/content/early/2016/05/11/1600324113.abstract
* Remely, M., Hippe, B., Geretschlaeger, I. et al. (2015): Increased gut microbiota diversity and abundance of Faecalibacterium prausnitzii and Akkermansia after fasting: a pilot study. Wien Klin Wochenschr. 127 (9–10): 394–398
* Rettner, R. (2014): Gut Feeling? Probiotics May Ease Anxiety and Depression. Livescience; URL: www.livescience.com/49248-gut-bacteria-mental-health.html
* Rhee, S. H., Pothoulakis, C., Mayer, E. A. (2009): Principles and clinical implications of the brain-gut-enteric microbiota axis. Nat Rev Gastroenterol Hepatol 6: 306–314
* Riccio, P., Rossano, R. (2015): Nutrition Facts in Multiple Sclerosis. ASN Neuro 18; 7 (1)
* Schaal, S., Kunsch, K., Kunsch S. (2015): Der Mensch in Zahlen: Eine Datensammlung in Tabellen mit über 20.000 Einzelwerten. Springer Spektrum, Wiesbaden
* Scheperjans, F. Aho, V., Pereira, P. A. B. et al. (2015): Gut microbiota are related to Parkinson's disease and clinical phenotype. Movement Disorders 30 (3): 50–358
* Seto, C. T., Jeraldo, P., Orenstein, R. et al. (2014): Prolonged use of a proton pump inhibitor reduces microbial diversity: implications for Clostridium difficile susceptibility. Microbiome 2 (1): 42
* Shreiner, A., Huffnagle, G. B., Noverr, M. C. (2008): The "Microflora Hypothesis" of allergic disease. Adv Exp Med Biol 635, 113–134
* Siragusa, S., De Angelis, M., Di Cagno, R., et al. (2007); Synthesis of y-Aminobutyric Acid by Lactic Acid Bacteria Isolated from a Variety of Italian Cheeses. Appl Environ Microbiol 73 (22): 7283–7290
* Smith, P. A. (2015): The tantalizing links between gut microbes and the brain. Nature 526, 312–314
* Smith, C. J., Emge, J. R., Berzins, K. (2014): Probiotics normalize the gut-brain-microbiota axis in immunodeficient mice. Am J Physiol Gastrointest Liver Physiol 307 (8): G 793–802.

* Smithers, L.G., Golley, R. K., Mittinty, M. N. et al. (2013): Dietary patterns at 6, 15 and 24 months of age are associated with IQ at 8 years of age. Eur J Epidemiol. 27: 525–535
* So, P.-W., Yu, W.-S., Kuo, Y.-T., Wasserfall, C. et al. (2007): Impact of Resistant Starch on Body Fat Patterning and Central Appetite Regulation. PLoS ONE 2 (12): e1309
* Steed, H., Macfarlane, G. T., Blackett, K. L. et al. (2011): Clinical trial: The microbiological and immunological effects of symbiotic consumption – a randomized double-blind placebo-controlles study in active Crohn´s disease. Alimentary pharmacology & therapeutics, 32 (7), 872–883
* Stothart, M. R., Bobbie, C. B., Schulte-Hostedde, A. I. et al. (2016): Stress and the microbiome: linking glucocorticoids to bacterial community dynamics in wild red squirrels. Biol Lett 12 20150875
* Stremmel, W., Merle, U., Zahn, A. et al. (2005): Retarded release phosphatidylcholine benefits patients with chronic active ulcerative colitis. GUT 54: 966–971
* Sudo, N., Chida, Y., Aiba, Y. et al. (2004): Postnatal microbial colonization programs the hypothalamic-pituitary-adrenal system for stress response in mice. Physiol 558 (Pt 1): 263–275
* Swidsinski, A., Ung, V., Sydora, B.C. et al. (2009): Bacterial overgrowth and inflammation of small intestine after carboxymethylcellulose ingestion in genetically susceptible mice. Inflamm Bowel Dis 15 (3): 359–364
* Tahiri, M., Tressol, J. C., Arnaud, J. et al. (2003): Effect of short-chain fructooligosaccharides on intestinal calcium absorption and calcium status in post menopausal women: a stable-isotope study. Am J Clin Nutr 77: 449–457
* Tedelind, S., Westberg, F., Kjerrulf, M. et al. (2007): Anti-inflammatory properties of the short-chain fatty acids acetate and propionate: a study with relevance to inflammatory bowel disease. World J. Gastroenterol. 13, 2826–2832
* Thacker, J. D., Artlett, C. M. (2012) The law of unintended consequences and antibiotics. Open J Immunol 2 (2): 59-64
* The Human Microbiome Project Consortium (2012): Structure, function and diversity of the healthy human microbiome. Nature 486, 207–214
* Thuny, F., Richet, H., Casalta, J. P. et al. (2010): Vancomycin treatment of infective endocarditis is linked with recently acquired obesity. PLoS One 10; 5 (2): e9074
* Tillisch, K., Labus, J., Kilpatrick, L. et al. (2013): Consumption of fermented milk product with probiotic modulates brain activity. Gastroenterology 144 (7): 1394–1401, 1401.e1–4
* Trasande, L., Blustein, J., Liu, M. et al. (2013): Infant antibiotic exposures and early-life body mass. International Journal of Obesity 37, 16–23

* Tzounis, X., Rodriguez-Mateos, A., Vulevic, J. et al. (2011): Prebiotic evaluation of cocoa-derived flavanols in healthy humans by using a randomized, controlled, double-blind, crossover intervention study. Am. J. Clin. Nutr. 93, 62–72
* Universität Bonn (2006): Studie: Geschirrspüler sind hygienischer als Handspülen; URL http://www.analytik-news.de/Presse/2006/379.html
* Vandeputte, D., Falony, G., Vieira-Silva, S. et al. (2015): Stool consistency is strongly associated with gut microbiota richness and composition, enterotypes and bacterial growth rates, Gut; URL: http://gut.bmj.com/content/early/2015/06/11/gutjnl-2015-309618.full
* Van Oudenhove, L., McKie, S., Lassman, D. et al. (2011): Fatty acid-induced gut-brain signaling attenuates neural and behavioral effects of sad emotion in humans. J Clin Invest 121 (8): 3094–3099
* Wang, Z., Tang, W. H., Buffa, J. A. et al. (2014): Prognostic value of choline and betaine depends on intestinal microbiota-generated metabolite trimethylamine-N-oxide. European Heart Journal 35 (14): 904–910
* Wong, R. K., Yang, C., Song, G. H. et al. (2015): Melatonin regulation as a possible mechanism for probiotic (VSL#3) in irritable bowel syndrome: a randomized double-blinded placebo study. Dig Dis Sci 60 (1): 186–194
* Wopereis, H., Oozeer, R., Knipping, K. et al. (2014): The first thousand days - intestinal microbiology of early life: establishing a symbiosis. Pediatr Allergy Immunol 25 (5): 428–438.
* Yu, C. G., Huang, Q. (2013): Recent progress on the role of gut microbiota in the pathogenesis of inflammatory bowel disease. Journal of digestive diseases, 14 (10), 513–517
* Zareie, M., Johnson-Henry, K., Jury, J. et al. (2006): Probiotics prevent bacterial translocation and improve intestinal barrier function in rats following chronic psychological stress. Gut 55: 1553–1560
* Zhang, X., Zhao, Y., Zhang, M., Pang, X., Xu, J., Liping, Xaoh et al. (2012): Structural Changes of Gut Microbiota during Berberine-Mediated Prevention of Obesity and Insulin Resistance in High-Fat Diet-Fed Rats. PLoS ONE 7 (8): e42529
* Zhernakova, A., Kurilshikov, A., Bonder, M. J. et al. (2016): Population-based metagenomics analysis reveals markers for gut microbiome composition and diversity. Science 352 (6285): 565–569


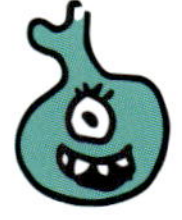

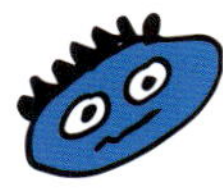

# REGISTER

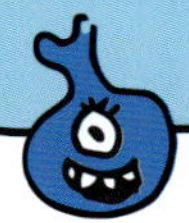

## HINWEISE



## BILDNACHWEIS

Axt-Gadermann, Michaela: 60, 76; Fischer, Andreas: 42, 43, 62, 90; fotolia: 18 (Sebastian Kaulitzki), 32/33 (Robert Kneschke), 86/87 (kei907), 88 (detailblick-foto), 109 (Ekaterina Pokrovsky), 120 (the_lightwriter), 130 (davis), 146 (Printemps), 158 (bit24); istockphoto: 10/11 (vitapix), 12 (BraunS), 20/21 (Vernon Wiley), 22 (praetorianphoto), 23 (DGLimages), 34 (Hung_Chung_Chih), 46/47 (ShotShare), 54 (Louis-Paul St-Onge), 56/57 (sextoacto), 63 (Neustockimages), 71 (Juanmonino), 74 (Martinan), 77 (champja), 80 (Jessica Key), 106/107 (gerenme), 110 (Stieglitz), 113 (NightAndDayImages), 115 (SilviaJansen), 118 (Olha_Afanasieva), 126 (zeljkosantrac), 135 (klenova), 138/139 (enviromantic); Picture Alliance: 27 (dpa); Shutterstock: 41 (Vladitto), 49 (Nikkytok), 66/67 (T. L. Furrer), 68 (YuryImaging), 73 (Billion Photos), 95 (Mandy Godbehear), 99 (Dudarev Mikhail), 102 (angellodeco), 132 u. (hlphoto), 136 (WilleeCole Photography), 140 (Viktory Panchenko), 142 (minadezhda ), 143 (Ekaterina Kondratova ), 144 (Juta), 145 (Marian Weyo), 147 (Oxana Denezhkina), 148 (Nanisimova), 149 (Brent Hofacker), 150 (hlphoto), 151 (Anna Shepulova), 152 (pilipphoto), 153 (bitt24), 154 (zefirchik06), 155 (Africa Studio), 156 (Jaxja), 157 (Liliya Kandrashevich), 159 (5PH), 160 (sarsmis),161 (taa22); Südwest Verlag: 132 o. (Antje Plewinski); Zeichenpool: U1.

Die Originalausgabe erschien 2016 unter dem Titel *Schlau mit Darm. Glücklich und vital durch ein gesundes Darmhirn* beim Südwest Verlag.



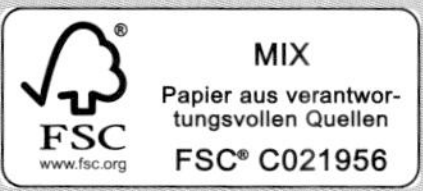


Penguin Random House Verlagsgruppe FSC® N001967

2. Auflage



Der Wilhelm Heyne Verlag, München, ist ein Verlag der Penguin Random House Verlagsgruppe GmbH, Neumarkter Straße 28, 81673 München

Redaktion und Rezepte: Regina Rautenberg
Umschlaggestaltung: *Zeichenpool, München
Gestaltung und Satz: Christoph Dirkes, mediathletic bild + design, Neuenkirchen, www.mediathletic.com
Druck: Alcione, Lavis
Printed in Italy
ISBN: 978-3-453-60507-7

www.heyne.de

# DAS 10-PUNKTE-PROGRAMM

## für eine Revitalisierung der Leber

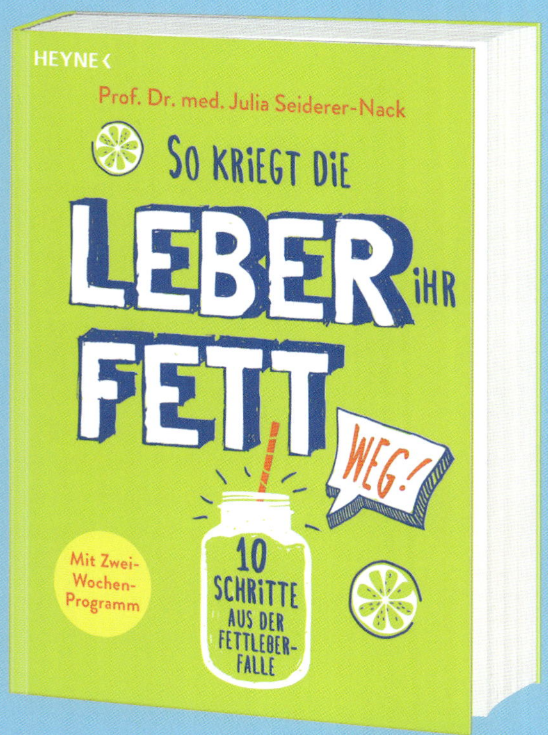


€ 12,– [D] · ISBN 978-3-453-60508-4

Bereits jeder vierte Erwachsene ist von der Volkskrankheit Fettleber betroffen – mit gefährlichen Auswirkungen auf den gesamten Organismus: Leberzirrhose, Leberkrebs, Diabetes und Herzkreislauferkrankungen können folgen. Doch die Leber kann sich mit der richtigen Ernährung und einem gesunden Lebensstil wieder regenerieren! Lebergesunde Rezeptideen und ein 10-Punkte-Programm halten unser wichtigstes Stoffwechselorgan gesund und verhelfen ihm zu alter Frische.

Leseprobe unter heyne.de

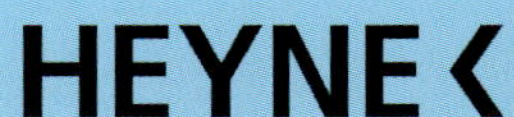

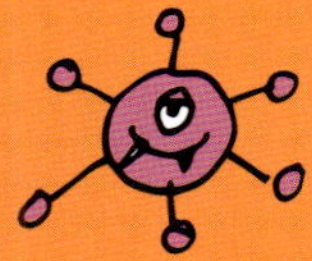
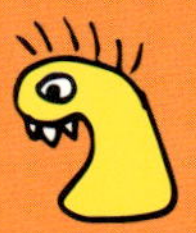
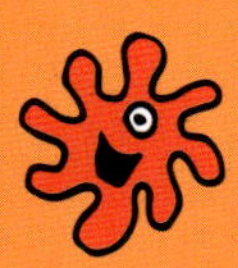